M. Dena Gardiner

Grundlagen der Übungstherapie

in Krankengymnastik und Rehabilitation

Übersetzt von Erika Staehle-Hiersemann

2., durchgesehene Auflage

182 Abbildungen

Georg Thieme Verlag Stuttgart 1974

Titel der Originalausgabe: The Principles of Exercise Therapy
3rd edition 1966

M. Dena Gardiner, F. C. S. P.
Diploma of Bedford Physical Training College,
Teacher of the Chartered Society of Physiotherapy,
formerly Deputy Principal of the London Hospital
School of Physiotherapy

Übersetzerin:
Erika Staehle-Hiersemann, Stuttgart 40, Nordheimer Str. 4[1]

1. Auflage 1968

Satz und Druck: Druckhaus Dörr, Inhaber Adam Götz, Ludwigsburg

Vorwort zur deutschen Ausgabe

Mit großem Vergnügen habe ich gehört, daß dieses Jahr die 3. Ausgabe der „Principles of Exercise Therapy“ von Fräulein E. HIERSEMANN ins Deutsche übersetzt werden würde.

Ich bin vielen deutschen Krankengymnastinnen in England, den Vereinigten Staaten, der Schweiz und Südafrika begegnet und habe gern mit ihnen gearbeitet.

Ich hoffe aufrichtig, daß deutschsprechende Studenten in der ganzen Welt während ihrer Ausbildung aus diesem Buch Nutzen ziehen werden.

London, im Frühjahr 1968 M. DENA GARDINER

Inhaltsverzeichnis

TEIL IV

TEIL I

Mechanische Voraussetzungen

Die Grundlagen der Mechanik, die in der Übungstherapie verwendet werden, sind hier genau erklärt, um Gewähr zu leisten, daß sie richtig verstanden und angewandt werden.

Kraft

Kraft ändert den Ruhezustand eines Körpers oder seine gleichförmige Bewegung in einer geraden Linie.

Zusammensetzung von Kräften

Die Einwirkung einer Kraft auf einen Körper wird näher bestimmt durch –

(I) die Richtung der Kraft; diese kann durch die Richtung eines Pfeiles dargestellt werden,

(II) die Größe der Kraft; diese kann durch die Länge des Pfeiles dargestellt werden.

Das Ende eines Pfeiles, der eine Kraft darstellt, kann als Angriffspunkt dieser Kraft angenommen werden.

Eine einzelne Kraft, die auf einen Körper einwirkt, der sich frei bewegen kann, verursacht Bewegung in Richtung der Kraft (Abb. 1).

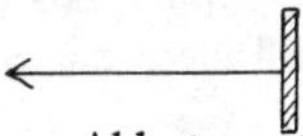

Abb. 1

a. Zwei Kräfte, die in dieselbe Richtung wirken und an einem gemeinsamen Punkt angreifen, sind gleichbedeutend mit einer einzelnen Kraft, die in dieser Richtung wirkt und deren Größe gleich der Summe der Größen der einzelnen Kräfte ist.

b. Zwei gleiche Kräfte, die an einem gemeinsamen Punkt angreifen, aber in entgegengesetzte Richtungen wirken, ergeben einen Zustand des Gleichgewichts.

c. Zwei ungleiche Kräfte, die an einem gemeinsamen Punkt angreifen und in entgegengesetzte Richtungen wirken, erzielen Bewegung in

Richtung der größeren Kraft. Die Größe der Kraft, die diese Bewegung verursacht, ist gleich der Differenz zwischen den Größen der zwei ungleichen Kräfte, die einander entgegenwirken (Abb. 2). Vieles

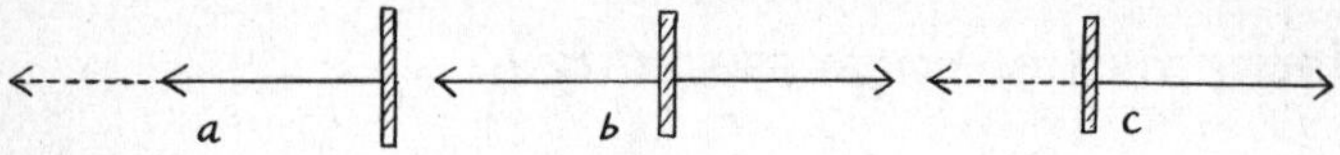

Abb. 2

bei der Arbeit der Krankengymnastin bringt die Anwendung von Kräften mit sich, um den Kräften der Muskelarbeit und der Schwerkraft, die auf den menschlichen Körper einwirken, Widerstand zu leisten, sie auszugleichen oder sie zu erhöhen.

Zuweilen ist es nicht praktikabel, Kraft in einer bestimmten Richtung anzuwenden, und unter diesen Umständen können zwei Kräfte, die in einem Winkel zueinander wirken, vereinigt werden, um die gewünschte Wirkung zu verursachen.

Wenn zwei Kräfte, durch die Linien AB und AC dargestellt, in A angreifen, so stellt die Diagonale AX des Parallelogramms ABCX die Kraft dar, der sie entsprechen (Abb. 3). Ein Beispiel hierfür ergibt

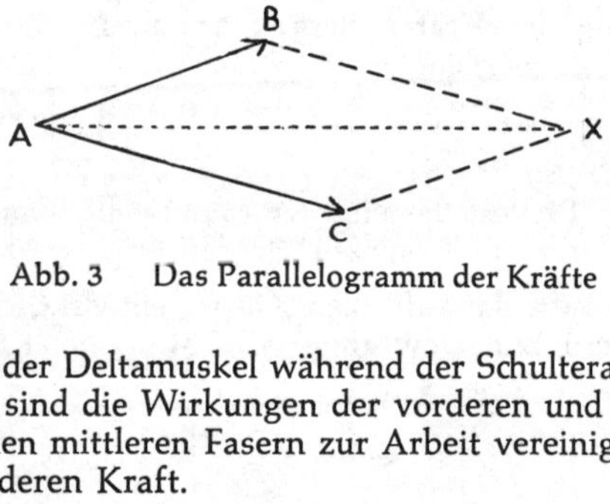

Abb. 3 Das Parallelogramm der Kräfte

sich, wenn sich der Deltamuskel während der Schulterabduktion kontrahiert. Dabei sind die Wirkungen der vorderen und hinteren Muskelfasern mit den mittleren Fasern zur Arbeit vereinigt und erhöhen so beträchtlich deren Kraft.

Spannung

Spannung erklärt man als ein System von Kräften, die dazu neigen, Teile eines Körpers zu trennen, verbunden mit gleichen und entgegengesetzten Kräften, die die Teile zusammenhalten. Sie wird in Kilogramm und Dyn gemessen.

In der Physiologie werden die Begriffe *Spannung* und *Kraft* gleichbedeutend gebraucht, z. B. ist intramuskuläre Spannung die Kraft der Muskelkontraktion. Die *Kraft* eines Muskels ist seine Fähigkeit, Spannung zu erzeugen.

Mechanik der Stellung

Schwerkraft

Schwerkraft ist die Kraft, durch die alle Körper zur Erde hingezogen werden. NEWTON schloß aus Versuchen und Beobachtungen, daß zwischen allen stofflichen Gegenständen eine Anziehungskraft besteht und daß die Größe dieser Anziehung direkt proportional zu der Masse eines jeden Körpers ist und umgekehrt proportional zu dem Quadrat der Entfernung zwischen ihnen. Die Schwerkraftanziehung der Erde auf jeden Körper ist zum Erdmittelpunkt gerichtet.

Die Schwerkraft wirkt ständig auf den menschlichen Körper ein, und wenn ihr nicht entgegengewirkt wird, so fällt er zu Boden. Die Auswirkungen der Schwere können ausgeglichen werden, wenn eine ihr gleiche und entgegenwirkende Kraft angewandt wird, z. B. die Unterstützung einer Behandlungsbank, der Auftrieb des Wassers oder eine statische Muskelkontraktion. Wenn jedoch der Schwere durch eine Kraft, die größer ist, entgegengearbeitet wird, so tritt Bewegung in Richtung dieser Kraft ein.

Zum Beispiel: (Abb. 4)

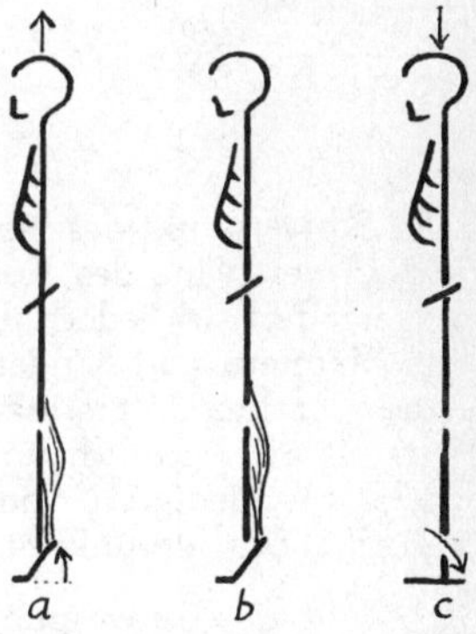

Abb. 4

a. Aus dem Stand können die Fersen durch die Anspannung der Wadenmuskulatur, die gegen den Widerstand der Schwere arbeitet, vom Boden gehoben werden, vorausgesetzt die Kraft ihrer Kontraktion übertrifft die Schwerkraft.

b. Die Fersen bleiben solange gehoben, wie die Kraft der Muskelkontraktion der Kraft der Schwere gleich ist.

c. Die Fersen senken sich durch die Wirkung der Schwere zu Boden, wenn sich die Muskeln entspannen.

Bewegung tritt in Gelenken als Ergebnis der Schwerkraft oder der Muskelkraft auf. Jede kann die Wirkung der anderen steuern. In aufrechter Haltung wird das Gleichgewicht durch die ergänzende Kontraktion vieler Muskeln, sog. Anti-Schwere-Muskeln, erhalten. Dagegen kann wahre Entspannung nur unter Bedingungen auftreten, unter denen die Muskeln nicht mehr gegen die Wirkung der Schwerkraft arbeiten müssen.

Schwerpunkt

Der Schwerpunkt eines unbeweglichen Körpers ist der Punkt, durch den die Erdanziehung tatsächlich einwirkt, d. h. es ist der Punkt, durch den die Schwerelinie läuft, wie auch immer die Lage des Körpers sein mag. Ein formfester Körper hält sich im Gleichgewicht, wenn er nur im Schwerpunkt unterstützt wird.

a. Ein gleichförmiger Stab hält sich genau an dem Punkt seiner Halbierung im Gleichgewicht.

b. Den Schwerpunkt eines unregelmäßigen Stücks Pappe kann man herausfinden, indem man es hintereinander an mindestens zwei Punkten seines Randes aufhängt und auf dem Pappstück die Linie markiert, die ein Lot angibt, wenn letzteres am Aufhängungspunkt jeder der Lagen befestigt ist. Der Schnittpunkt der beiden Linien ist der Schwerpunkt (Abb. 5c). Er muß nicht unbedingt innerhalb des Körpers liegen, wie im Falle eines Ringes oder eines Bumerangs.

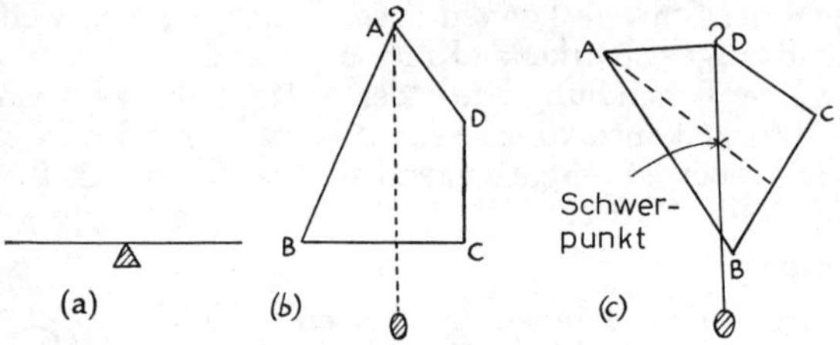

Abb. 5

Der Schwerpunkt des menschlichen Körpers in anatomischer Hinsicht soll in der Nähe des Körpers des zweiten Sakralwirbels sein. Seine Lage ändert sich jedoch je nach dem anatomischen Bau des Einzelnen. Bei Männern und Kindern liegt er höher als durchschnittlich bei der Frau. Direkte Unterstützung im Schwerpunkt des menschlichen Körpers ist offensichtlich unmöglich, und die genaue Lage des Schwerpunkts ist lediglich von Interesse beim Schätzen der Entfernung zwischen Schwerpunkt und Unterstützung.

Die Lage des Schwerpunkts verändert sich mit jeder der vielen und mannigfaltigen Haltungen, die der Körper einnimmt.

Schwerelinie

Die Schwerelinie ist eine senkrechte Linie durch den Schwerpunkt.

Wenn der Mensch steht, so geht die Schwerelinie durch den Körper des zweiten Sakralwirbels, durch den Scheitel und einen Punkt zwischen den Füßen, auf gleicher Ebene mit der queren Achse der Tarsalgelenke. Die Beziehung des Körpers zu dieser Linie unterliegt beträchtlichen Abwandlungen je nach den einzelnen Unterschieden in Haltung und anatomischem Bau. Man schätzt, daß bei guter Haltung im Durchschnitt die Schwerelinie durch den Scheitelpunkt des Zervikal- und Lumbalabschnittes und vor dem Scheitelpunkt der thorakalen Wirbel hindurchgeht. Das äußere Ohr und die Schulterhöhe sind in derselben frontalen Ebene und liegen lateral zu der Schwerelinie. Die Querachse des Kniegelenks und der oberen Sprunggelenke liegen hinter der Schwerelinie.

Unterstützungsfläche

Die Unterstützungsfläche, angewandt auf einen formfesten Körper, ist die Fläche, durch die er unterstützt wird. Im Falle eines Würfels ist die Größe der Fläche, auf der er liegt, die Größe der Unterstützungsfläche. Dagegen kann als tatsächliche Unterstützungsfläche eines Stuhles die Fläche angesehen werden, die von den Linien, die die Beine verbinden, umgrenzt wird (Abb. 6).

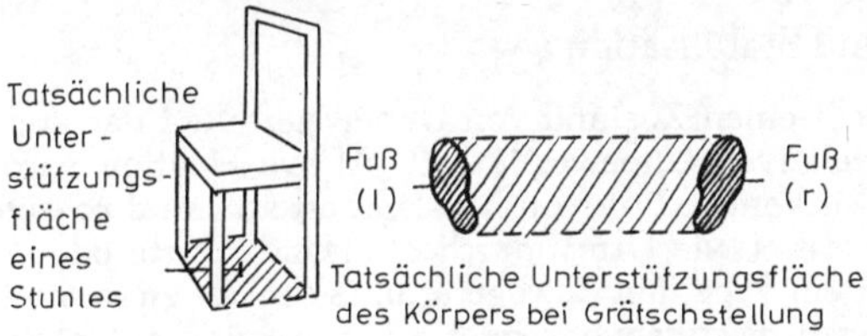

Abb. 6

In liegender Stellung bildet die dorsale Seite des ganzen Körpers die Unterstützungsfläche; in Grätschstellung ist es eine Fläche von Fußlänge und der Entfernung zwischen den Fußaußenrändern (Abb. 6).

Gleichgewicht

Gleichgewicht ergibt sich, wenn die Kräfte, die auf einen Körper einwirken, vollkommen ausgeglichen sind und der Körper in Ruhe bleibt.

Stabiles Gleichgewicht. Wenn die Kräfte, die auf einen ruhenden Körper einwirken, dazu neigen, ihn zu seiner ursprünglichen Lage zurückzuführen, nachdem er verlagert worden ist, dann sagt man, der Körper ist in stabilem Gleichgewicht. Der Zustand des Gleichgewichts ist am stabilsten, wenn der Schwerpunkt so tief wie möglich liegt und die Schwerelinie in die Nähe des Zentrums einer ausgedehnten Unterstützungsfläche fällt. Er wird zunehmend weniger stabil, wenn der Schwerpunkt gehoben wird und die Schwerelinie näher zum Rand der Unterstützungsfläche hin fällt.

Labiles Gleichgewicht. Wenn einem Körper eine anfängliche Verlagerung gegeben wird und die Kräfte, die auf ihn einwirken, diese anfängliche Verlagerung vergrößern, wie gering letztere auch sein mag, dann ist der Körper in labilem Gleichgewicht. Ein Schwerpunkt, der so hoch wie möglich liegt und eine kleine Unterstützungsfläche ergeben ein *verhältnismäßig* labiles Gleichgewicht, weil selbst sehr kleine Verlagerungen der Anlaß sind, daß die Schwerelinie außerhalb der Unterstützungsfläche fällt; der Körper fällt um.

Indifferentes Gleichgewicht. Wenn trotz Verlagerung eines Körpers die Höhe und Lage seines Schwerpunkts im Verhältnis zur Unterstützungsfläche gleich bleibt, so ist der Körper in indifferentem Gleichgewicht, wie zum Beispiel, wenn ein Ball auf einer ebenen Fläche rollt.

Die Stabilität des menschlichen Körpers ist in liegender Stellung am größten. Er wird zunehmend weniger stabil, wenn der Schwerpunkt gehoben wird und die Unterstützungsfläche verkleinert wird, wie in sitzenden und stehenden Stellungen.

Fixation und Stabilisation

Fixation stellt einen Zustand von Unbeweglichkeit dar und Stabilität den einer relativen Unbeweglichkeit. Aktive Fixation wird gewöhnlich durch Mitkontraktion von Muskeln erreicht und passive Fixation durch Hilfsmittel wie Druck durch die Hand, Gurte oder Sandsäcke. Fixation ist ein Weg, um Bewegung in Gelenken zu verhindern, z. B. um Stellungen beizubehalten oder um Bewegung auf bestimmte Gelenke zu beschränken. Sie wird angewandt, um die Leistungsfähigkeit von Muskeln zu verbessern, indem man ihren Ursprung fixiert oder um Bewegung beim passiven Bewegen oder bei Manipulationen zu lokalisieren.

Eine geeignete Grundlage für Bewegungen wird durch Stabilisation der Gebiete, die nicht an der Bewegung teilnehmen sollen, erreicht. Einige Berichtigungen der Stellung dieser Bereiche können während der Bewegung notwendig werden, um die Leistung zu erhöhen oder um das Gleichgewicht zu erhalten.

Brüche, Gelenkverletzungen und Krankheiten, die langfristige Ruhigstellung von Gelenken erfordern, brauchen gewöhnlich eine Fixation durch mechanische Mittel wie Schienung, Zug oder operative Maßnahmen, z. B. Spanplastik oder Platte.

Mechanik der Bewegung

Achsen und Ebenen

Eine Achse ist eine Linie, *um* welche eine Bewegung stattfindet, und eine Ebene ist eine Fläche, die im rechten Winkel zu ihr liegt und *in* welcher die Bewegung stattfindet. Die Begriffe werden gebraucht, um die Beschreibung von Bewegung oder Richtung zu erleichtern. Soweit es Achsen und Ebenen von Gelenkbewegungen betrifft, so sind sie in bezug auf den Körper in seiner anatomischen Lage beschrieben.

a. **Eine sagittale Achse** liegt parallel zur sagittalen Schädelnaht, d. h. in ventral – dorsaler Richtung, wie ein Pfeil einen Mann im Angriff oder auf der Flucht durchbohren würde. Bewegung um diese Achse findet in *frontaler Ebene* statt (Abb. 7 u. 8).

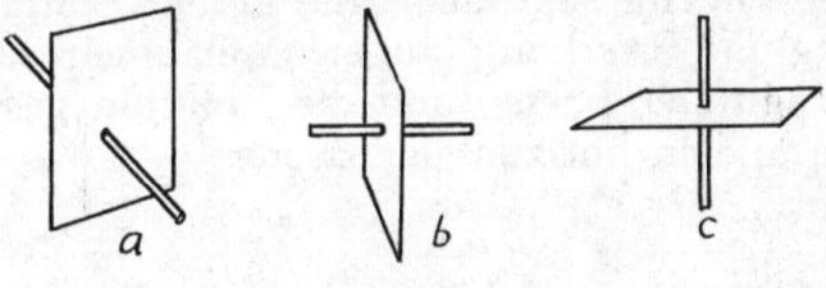

Abb. 7

b. **Eine frontale oder transversale Achse** liegt parallel zur transversalen Schädelnaht. Sie ist auch horizontal und im rechten Winkel zur sagittalen Achse. Bewegung um eine frontale Achse geschieht in *sagittaler Ebene* (Abb. 7 u. 8).

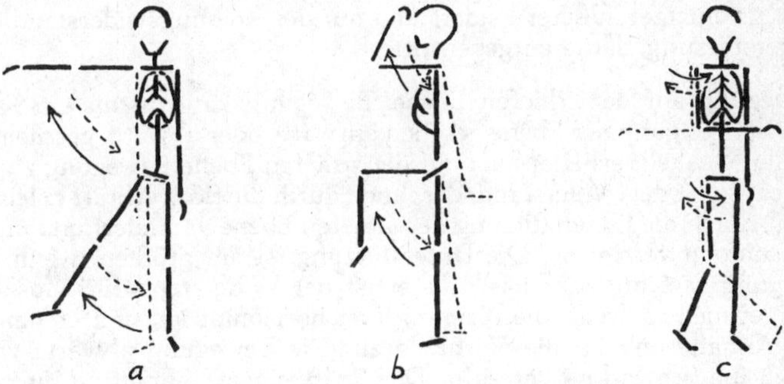

Abb. 8 a) Bewegung um eine sagittale Achse und in einer fontalen Ebene

b) Bewegung um eine frontale Achse und in einer sagittalen Ebene

c) Bewegung um eine senkrechte Achse und in einer horizontalen Ebene

c. **Eine vertikale Achse** liegt parallel zur Schwerelinie; Bewegung um sie geschieht in horizontaler Ebene (Abb. 7 u. 8).

Die Zeiger einer Uhr, die sich um ihren zentralen Punkt und über das Zifferblatt bewegen, oder ein Bleistift, durch ein Blatt Papier gestoßen und gedreht, um die drei Achsen darzustellen, sind geeignete Beispiele, um Achsen und Ebenen darzustellen.

Bewegungen des Körpers finden in Gelenken statt. Daher laufen Achsen durch Gelenke. Der Teil, der bewegt wird, liegt in der Ebene, die in rechten Winkeln zu der Achse der Bewegung liegt. Obwohl es herkömmlich und oft angebracht ist, die Art und Richtung von Körperbewegungen in bezug auf diese Achsen und Ebenen anzugeben, so sind normale funktionelle Bewegungen keinesfalls so einfach.

Abduktion und Adduktion (außer im Daumen) und seitbeugende Bewegungen sollen um eine sagittale Achse und in frontaler Ebene stattfinden. Beugung und Streckung (außer im Daumen) um eine frontale Achse und in sagittaler Ebene, und die Rotation geschieht um eine vertikale Achse und in horizontaler Ebene.

Ebene der Bewegung und Schwerkraft

Bewegung in horizontaler Ebene. Bewegung auf einer horizontalen Ebene wird nicht von der Schwerkraft betroffen und wird daher als „schwerelos" angesehen. Schwache Muskeln, die unfähig sind, Bewegung gegen die Schwere auszuführen, erreichen dies oft, wenn der Körperteil, der bewegt wird, horizontal unterstützt wird und wenn ihm als einziger äußerer Widerstand nur der Reibungswiderstand der Unterstützungsfläche entgegentritt.

Bewegung auf der schiefen Ebene. Bewegung kann in diesem Falle von der Neigung der Ebene gesehen aufwärts oder abwärts geschehen. Wenn Muskeln arbeiten, um auf der schiefen Ebene Bewegung zu erzielen, so ist der Widerstand, der ihnen durch die Schwerkraft geleistet wird, durch die Unterstützung der schiefen Ebene verändert und unter Umständen verringert. Die Unterstützung ist am größten, wenn die Neigung fast horizontal ist; daher ist der Widerstand für Muskeln am geringsten, wenn die Neigung fast horizontal ist, und er nimmt bei Annäherung an die Vertikale zu. Die Bewegung abwärts wird durch die Schwerkraft erreicht. Der Kräfteeinsatz nimmt zu, um die Bewegung abwärts zu verhindern, wenn sich die Neigung der Vertikalen nähert und die Unterstützung durch die Ebene geringer wird.

Bewegung in vertikaler Ebene. Aufwärtsbewegung wird durch eine Kraft wie die Muskelkontraktion, die die Schwerkraft überwindet, hervorgerufen. Abwärtsbewegung erfolgt durch die Schwerkraft und tritt in einem bestimmten Tempo auf, das durch Muskelarbeit abgeändert und kontrolliert werden kann.

Tempo

Tempo ist lediglich das Maß, in dem sich der Körper bewegt, ohne Berücksichtigung der Richtung, d. h. ein Wagen hat z. B. ein Tempo von 60 km pro Stunde. Das Tempo ist konstant, wenn der Wagen in jeder Sekunde dieselbe Strecke zurücklegt; aber wenn er in einer Kurve verlangsamt und dann auf gerader Strecke wieder die Geschwindigkeit erhöht, um die verlorene Zeit gutzumachen, dann ist sein Tempo variabel; jedoch kann die Durchschnittsgeschwindigkeit für eine gegebene Zeit errechnet werden.

Tempo bei entspannten passiven Bewegungen

Das Tempo, in dem eine passive Bewegung ausgeführt wird, muß langsam und konstant sein, sodaß die Entspannung beibehalten werden kann.

Tempo bei aktiven Übungen

Natürliches Tempo. Für jede Übung gibt es eine natürliche Geschwindigkeit, die sich in gewissem Ausmaß bei jedem Einzelnen ändert. Im allgemeinen ist dies die Geschwindigkeit, in der Übungen ausgeführt werden sollten. Die Wirkung vieler Übungen kann jedoch durch eine Änderung der Geschwindigkeit in der Ausführung geändert werden.

Herabgesetztes Tempo. Übungen, langsamer ausgeführt, verlangen größere Muskelanstrengung und mehr Kontrolle. Abnahme der Geschwindigkeit bei wiederholten Bewegungen sichert Zeit für endgradige Bewegungen.

Erhöhtes Tempo. Schnelle Bewegung erfordert auch starke Muskelanstrengung, aber es wird Schwung gewonnen; das kann helfen, den Spielraum der Gelenkbewegung zu vergrößern, vorausgesetzt, daß die Richtung nicht geändert wird, ehe die Bewegungsgrenze erreicht ist. Schnell ausgeführte Übungen sind anregend, führen aber häufig zu ungenauen oder „Scheinbewegungen"; endgradige Bewegung wird selten erreicht.

Geschwindigkeit

Der Begriff der Geschwindigkeit enthält nicht nur den Grad der Bewegung, sondern auch die *Richtung*, z. B. ein Flugzeug fliegt 800 km pro Stunde in *östlicher Richtung*. Eine Veränderung entweder in Tempo oder in der Richtung würde die Geschwindigkeit ändern.

Arbeit

Arbeit wird als Ergebnis von Kraft mal Weg, über welche die Kraft wirkt, erklärt. Sie wird in Meterkilogramm oder Erg gemessen.

Energie

Energie ist die *Fähigkeit* eines Körpers, Arbeit zu leisten. *Potentielle Energie* ist die Fähigkeit eines Körpers, auf Grund seiner Stellung oder Lage Arbeit zu leisten. Die Fähigkeit eines Körpers, Arbeit auf Grund seiner Geschwindigkeit zu leisten, wird *kinetische Energie* genannt.

Stärke

Stärke ist der *Grad* der Arbeitsleistung oder der Grad des Energieverbrauchs. Sie wird in Meterkilogramm pro Sekunde oder Erg pro Sekunde gemessen.

Beschleunigung

Beschleunigung ist der Grad der Änderung der Geschwindigkeit. Eine Beschleunigung verursacht eine Erhöhung der Geschwindigkeit, eine Verlangsamung oder Verzögerung eine Abnahme derselben.

Bewegung unter Schwerkraft. Galileo Galilei ließ schwere Körper vom schiefen Turm von Pisa fallen und stellte die Tatsache fest, daß alle Körper, unabhängig von ihrem Gewicht, derselben gleichförmigen Beschleunigung unterworfen sind, wenn sie frei unter Einwirkung der Schwerkraft fallen.

Schwungkraft

Die Schwungkraft eines Körpers ist die Menge der Bewegung, die er besitzt; sie wird als das Ergebnis von Masse und Geschwindigkeit dargestellt. Die Kraft, die für die Schwungkraft verantwortlich ist, erzeugt Bewegung langsam in einem relativ schweren Körper und schneller in einem leichteren Körper.

Trägheit

Trägheit ist der Widerstand jeden Körpers gegen eine Veränderung seines Ruhezustandes oder seiner Bewegung. Ein Körper in Ruhe neigt dazu, unbegrenzt in Ruhe zu bleiben, während ein Körper in Bewegung dazu neigt, sich in konstantem Tempo und in gerader Linie weiter zu bewegen, wenn nicht eine Kraft auf ihn einwirkt. Trägheit kann als *umgekehrt wirkende Kraft* eines Körpers bezeichnet werden.

Eine Eisenbahnlore in einem Güterhof beansprucht beträchtliche Kraft, um in Bewegung gesetzt zu werden, aber einmal in Bewegung, fährt sie so lange, bis eine andere Kraft, wie der Zusammenstoß mit den Puffern einer anderen Lore, sie behindert. Wenn ein Mann auf der ersten Lore stünde, so würde er im Augenblick des Zusammenpralls nach vorne geworfen, da sich sein Körper infolge der Trägheit weiterhin bewegen würde (Abb. 9).

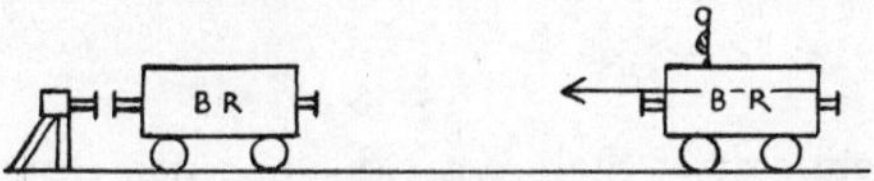

Abb. 9

Ist die Trägheit einmal überwunden und eine Bewegung eingeleitet, so ist es sparsamer, sich wie bei gut koordinierten Schwimmstößen oder Laufarbeit weiter fortzubewegen, um plötzlichen Kraftverbrauch zu vermeiden, der nötig wäre, um die Trägheit beim Halten, Starten oder bei Tempoänderung zu überwinden. Schwache Muskeln können unfähig sein, genügend Kraft aufzuwenden, um die Trägheit zu überwinden. Jedoch können sie mit Unterstützung im richtigen Augenblick Bewegung oder Kontrolle einer Bewegung erzielen.

Reibung

Reibung ist die Kraft, die eine Bewegung hemmt, wenn eine Fläche über eine andere gleitet. Sie kann ausreichen eine Bewegung ganz zu verhindern, wie z. B. im Falle von rauhen Oberflächen oder Stoffen wie Gummi, wenn sie miteinander in Berührung sind. Der Reibungswiderstand, der während einer Bewegung besteht (dynamische Reibung), ist etwas geringer als die sog. Anfangsreibung, die besteht, wenn Bewegung gerade einsetzt. Dynamische Reibung kann während der Bewegung einer Extremität, die durch eine ebene Fläche unterstützt ist, weiter verringert werden, wenn man eine polierte Fläche verwendet, auf der die Extremität gleiten kann. Der Gebrauch von Puder oder Öl auf der Unterstützungsfläche verringert weiter die Reibung und macht die Bewegung leichter. Aufhängung des Körperteiles, der bewegt wird, scheidet eigentlich jeglichen Reibungswiderstand aus.

Einfache Geräte, Pendel und Elastizität

Ein Gerät ist eine Vorrichtung, die es einer angewandten Kraft ermöglicht, einen gegebenen Widerstand zu überwinden. Der Gebrauch eines Gerätes erlaubt es gewöhnlich der angewandten Kraftgröße, geringer zu sein als der Widerstand, den sie überwindet. Oder, wenn dies nicht so ist, dann ermöglicht das Gerät, daß die Kraft wirkungsvoller angewandt wird.

Hebel und Flaschenzüge sind Beispiele von einfachen Geräten, die im täglichen Leben allgemein gebräuchlich sind und deren Prinzipien man sich für die Erzeugung von Bewegung des menschlichen Körpers zunutze macht.

Hebel

Ein Hebel ist ein starrer Stab, der sich um einen festen Punkt, genannt *Drehpunkt* (D), bewegen kann. Arbeit wird geleistet, wenn eine Kraft (K), auf einen Punkt des Hebels ausgeübt, auf eine andere Kraft oder Last (L) einwirkt, die an einem zweiten Punkt des Hebels angreift. Die direkte Linie vom Drehpunkt zur Kraft (K) kann als *Kraftarm* und die vom Drehpunkt zur Last (L) als *Lastarm* bezeichnet werden. Im menschlichen Körper wird der Hebel von einem Knochen dargestellt, der zur Bewegung um einen Drehpunkt, nämlich die sich gegeneinander bewegenden Gelenkoberflächen, fähig ist. Die Kraftanstrengung, die den Hebel bedient, wird von der Muskelkontraktion, die auf die Ansatzstelle am Knochen wirkt, geliefert, während die Last entweder im Schwerpunkt des bewegten Körperteiles liegt oder im Gegenstand, der gehoben werden soll.

Es gibt drei Ordnungen oder Sorten von Hebeln, von denen jeder durch die relative Lage von Drehpunkt, Kraft und Last gekennzeichnet ist.

Hebel 1. Ordnung. Der Drehpunkt befindet sich zwischen Kraft und Last; er kann in der Mitte liegen oder entweder nach der Kraft oder Last zu. Daher können der Kraft- und der Lastarm gleich lang sein oder der eine länger als der andere sein (Abb. 10).

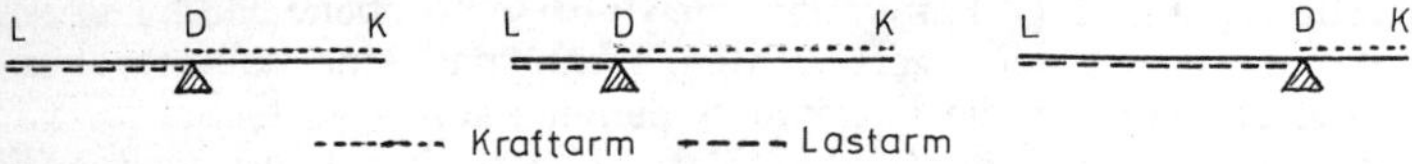

Abb. 10 Hebel 1. Ordnung

Hebel 2. Ordnung. Die Last befindet sich zwischen dem Drehpunkt und der Kraft, daher muß der Kraftarm immer den Lastarm übertreffen (Abb. 11).

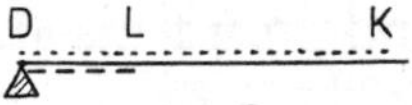

Abb. 11 Hebel 2. Ordnung

Hebel 3. Ordnung. Die Kraft befindet sich zwischen dem Drehpunkt und der Last; der Lastarm muß daher den Kraftarm übertreffen (Abb. 12).

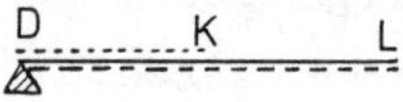

Abb. 12 Hebel 3. Ordnung

Mechanischer Wirkungsgrad. Die Wirksamkeit einer Kraft im Verhältnis zu einem Hebel hängt von zwei Faktoren ab, nämlich der in (L) oder (K) ausgeübten Kraft und ihrer direkten Entfernung vom Drehpunkt (Lastarm oder Kraftarm). Das Produkt dieser zwei Faktoren ist als Kraftmoment (oder Drehmoment) bekannt. Wenn Last- und Kraftarm von gleicher Länge sind, dann ist eine Kraft von der Größe der Last nötig, um diese zu heben. Ein Nutzeffekt wird nicht erzielt, aber das Gerät ist nützlich, um Lasten zu wiegen, wie zum Beispiel bei der gewöhnlichen Waage (Abb. 13).

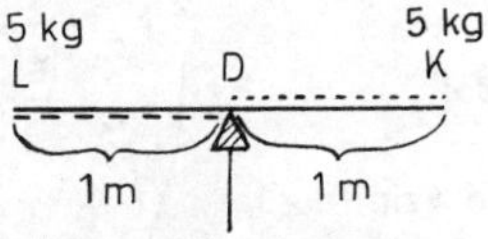

Abb. 13 Gleichgewichtszustand

Wenn jedoch die Länge des Kraftarms die des Lastarms übertrifft, so ist weniger Kraft nötig, um ein gleiches Ergebnis zu erzielen; also wird durch den Gebrauch des Hebels ein Vorteil erzielt. Dies ist als mechanischer Wirkungsgrad bekannt. Er tritt auf bei Hebeln 1. Ordnung, wenn der Drehpunkt näher zur Last als zur Kraft liegt und bei allen Hebeln 2. Ordnung. Niemals tritt er bei Hebeln 3. Ordnung auf.

Der mechanische Wirkungsgrad ist das Verhältnis von Last zu Kraft und wird folgendermaßen ausgedrückt (Abb. 14);

$$MW = \frac{L}{K}$$

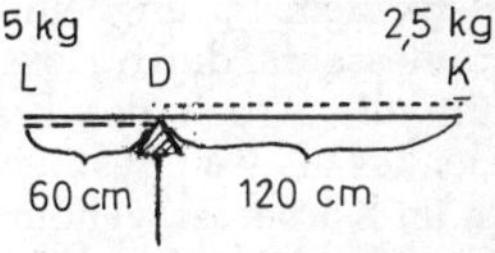

Abb. 14 Mechanischer Wirkungsgrad

Drehmoment $5 \times 60 = 300$ cm kg. $2{,}5 \times 120 = 300$ cm kg.

$$MW = \frac{5}{2{,}5} = 2$$

Umgekehrt tritt ein Zustand von mechanischem Verlust auf in Fällen, in denen der Lastarm den Kraftarm übertrifft, wie in Hebeln 1. Ordnung, wenn der Drehpunkt näher zur Kraft als zur Last liegt und in allen Hebeln 3. Ordnung.

Hebel des menschlichen Körpers

Man findet Beispiele aller drei Hebelordnungen am menschlichen Körper, aber die der 3. Ordnung kommen am häufigsten vor.

Hebel 1. Ordnung. Das Merkmal dieser Ordnung ist Stabilität. Ein Zustand von Gleichgewicht kann entweder mit oder ohne mechanischem Wirkungsgrad erreicht werden. Ein Beispiel für diese Hebelart stellt sich beim Kopfnicken dar; der Schädel stellt den Hebel dar, die Atlantookzipital-Gelenke den Drehpunkt, die Last liegt vorne im Gesichtsteil, und die Kraft wird durch die Kontraktion der hinteren Nackenmuskeln geliefert, angreifend in ihrem Ansatzpunkt am Hinterhauptsbein (Abb. 15). Ein weiteres Beispiel ist das Kippen des Beckens über die Hüftgelenke als Drehpunkt (Abb. 15).

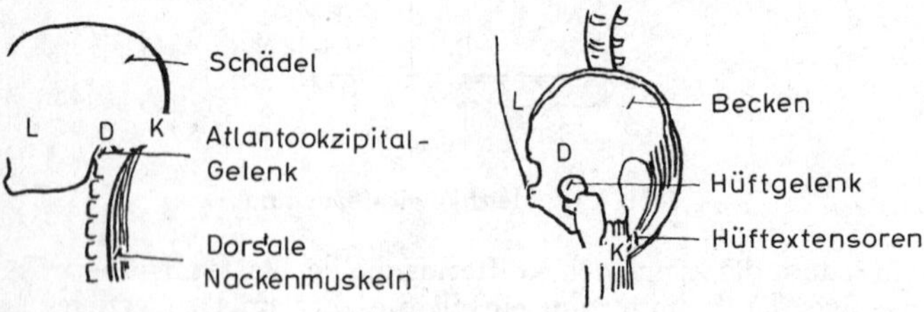

Abb. 15

Hebel 2. Ordnung. Dies ist der Hebel der Kraft, bei dem immer ein mechanischer Vorteil herrschen muß. Ein Beispiel in den unteren Gliedmaßen stellt sich beim Heben der Fersen zum Zehenstand dar. Die Fußwurzel- und Mittelfußknochen werden durch Muskelarbeit stabilisiert, um einen Hebel zu bilden; der Drehpunkt ist im Zehengrundgelenk, und die Last des Körpers wird durch das obere Sprunggelenk dem Sprungbein mitgeteilt. Die Kraft greift am Ansatz der Achillessehne durch Kontraktion der Wadenmuskulatur an. Am Arm kann die Arbeit des Brachioradialis beim Beugen des Ellenbogengelenkes als weiteres Beispiel für einen Hebel, der relativ ungewöhnlich im Körper ist, genommen werden (Abb. 16).

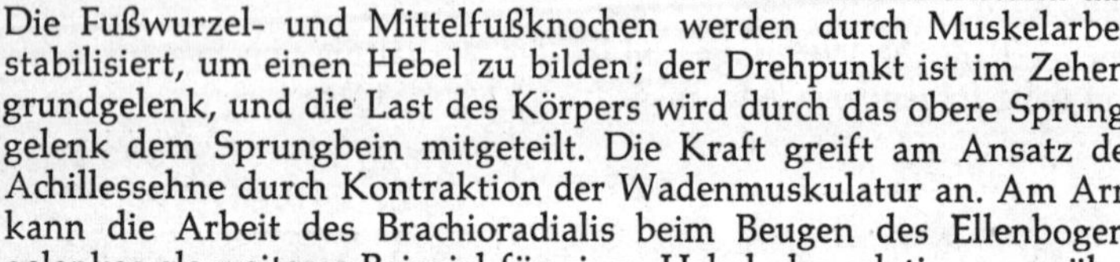

Abb. 16

Hebel 3. Ordnung. Im menschlichen Körper sind mehr Beispiele von Hebeln 3. Ordnung als von jeder anderen Art. Dieser Hebel, bei dem immer ein mechanischer Nachteil auftritt, ist der Hebel der Geschwindigkeit. Der Nutzeffekt, der durch Tempo und Bewegungsausmaß gewonnen wird, übertrifft den Verlust an mechanischem Wirkungsgrad. Sowohl in den Tagen des Urmenschen als auch heute haben sich oft Tempo und Bewegungsausmaß als größeren Vorzug als die Kraft erwiesen.

Wenn der Hebel der Unterarm ist, der Drehpunkt das Ellenbogengelenk und wenn die Kraft durch die Kontraktion des Brachialis in seinem Ansatz geliefert wird, die Last ein Gegenstand in der Hand ist, dann sieht man daran, daß eine geringe Muskelkontraktion in eine weit ausgedehntere und schnellere Bewegung der Hand übertragen wird. Die Arbeit der ischiokruralen Muskulatur bei der Kniebeugung ist ein weiteres Beispiel (Abb. 17).

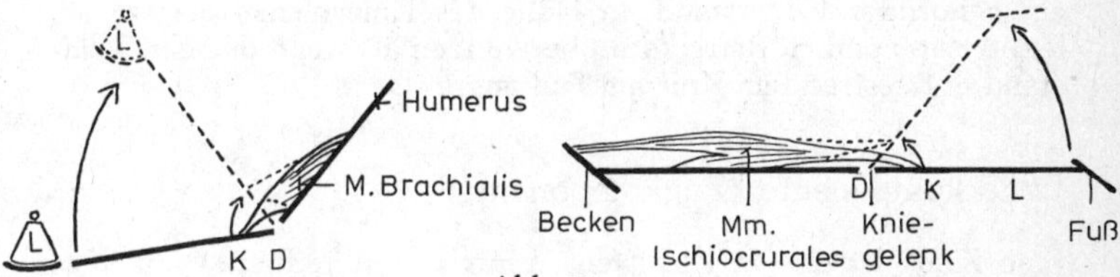

Abb. 17

Hebel zu Hause und bei der Arbeit. Viele Beispiele für Hebel findet man beim Gebrauch von gewöhnlichen Werkzeugen und Haushaltsgeräten. Eine Schaukel, eine Zange und eine Brechstange über einen Block als Drehpunkt gelegt, sind alles Hebel 1. Ordnung, wogegen eine Schere ein Doppelhebel dieser Art mit gemeinsamem Drehpunkt ist. Der Gebrauch einer beladenen Schubkarre ist typisch für einen Hebel 2. Ordnung, und es lohnt sich zu sagen, daß jede Tür dadurch leichter zu öffnen ist, daß die Klinke so weit als möglich von den Angeln angebracht ist. Ein Hebel 3. Ordnung tritt auf, wenn ein Mann eine lange Leiter mit dem Fußende gegen die Mauer anhebt und aufstellt, oder beim Gebrauch einer Zuckerzange oder Pinzette, die Doppelhebel dieser Ordnung sind.

Hebel in der Krankengymnastik. Ein System von Hebeln ist das Mittel, durch das der menschliche Körper Bewegung und Spannkraft erzeugt.

Die Kenntnis der Hebelgesetze ist demnach für das Verständnis einer Methode zur Steigerung der Muskelkräftigung nötig. So wie die Muskelkraft zunimmt, so muß auch der Widerstand oder die Last, die überwunden werden muß, zunehmen, bis keine Steigerung mehr möglich oder wünschenswert ist. Da die Muskelansätze, die den Kraftfaktor bilden, sich an festen Punkten im Verhältnis zu den Gelenken befinden, so sind die einzig veränderlichen Faktoren die Last und ihre direkte Entfernung vom Drehpunkt. Zusätzlicher Widerstand gegen die Muskelarbeit kann daher entweder durch ein höheres Gewicht der Last, die überwunden werden soll, oder durch Verlängerung des Lastarmes gegeben werden. Letzteres wird gewöhnlich als Vergrößerung der Hebelkraft bezeichnet.

Vergrößerung der Hebelkraft betrifft die Lage des Angriffspunktes einer gegebenen Last. Zum Beispiel: Die Abduktion des Armes im Schultergelenk mit gebeugtem Ellenbogen verkleinert die Hebelkraft, und relativ schwache Muskeln können die Bewegung ausführen, während bei gestrecktem Ellenbogen und erhöhter Hebelkraft eine kräftigere Kontraktion erforderlich ist. Dies kann im Falle einer Deltaparese gezeigt werden, wenn der Patient sitzt und der Schultergürtel fixiert ist. Gleichermaßen wird die Lage eines äußeren Widerstandes, sei er manuell oder mechanisch, die Muskelanstrengung vorschreiben, die zu seiner Überwindung verlangt wird. Zum Beispiel: ein genormter Widerstand, in Höhe des Kniegelenks gesetzt, wird leichter von den Hüftstreckern überwunden als wenn derselbe Widerstand mit gestrecktem Knie am Fuß angreift.

Druckkomponente (Zugkomponente)

Eine Kraft ist am wirksamsten, wenn sie im rechten Winkel zum Hebel angreift.

Mechanische Leistungsfähigkeit eines Muskels. Mechanisch gesehen ist der Zug dann am leistungsfähigsten, wenn der Muskel in einem rechten Winkel am Knochen angreift. Diese Leistungsfähigkeit nimmt bei verkleinertem Zugwinkel ab, weil die Kraft teilweise dazu verwandt wird, den Knochen mit dem Muskelansatz gegen das Gelenk, das den Drehpunkt darstellt, zu ziehen. Diese Annäherung der Gelenkflächen hat eine stabilisierende Wirkung auf das Gelenk; diese ist am größten, wenn die Richtung des Muskelzuges längs verläuft, d. h. in der Längsachse des Knochen, an dem der Muskel ansetzt. Die mechanische Leistungsfähigkeit des Muskelzuges wird auch dann verringert, wenn der Ansatzwinkel größer als der rechte Winkel ist. In diesem Falle wird das Gelenk weniger stabil, sobald der Winkel zunimmt (Abb. 18).

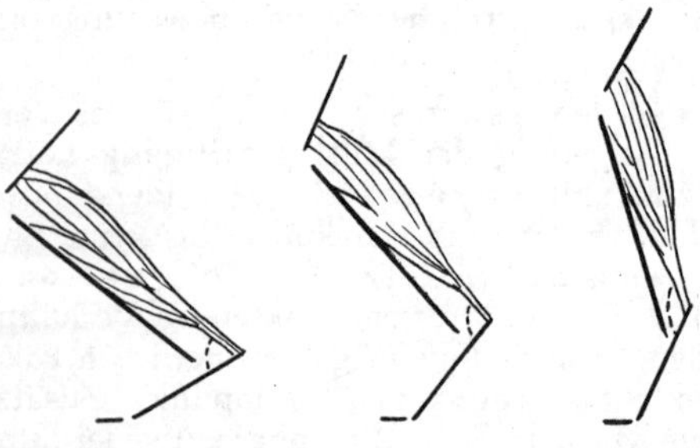

Abb. 18 Die Muskellänge ist in jedem Fall die gleiche. Welcher Fuß gewinnt maximale Leistungsfähigkeit aus dem Zug, und welches Fußgelenk ist das stabilste?

Leistungsfähigkeit eines Widerstandes. Der anhaltende Zug einer Kraft, die Widerstand leistet, wird auch am größten in einem rechten Winkel zum Hebel sein und nimmt ab, wenn der Zugwinkel spitz oder stumpf wird.

Eine Kraft, die der Bewegung eines Körperteiles Widerstand leistet, kann mittels einer Schlinge oder durch die Hand der Krankengymnastin angreifen. Die Wirkung dieser widerstandsgebenden Kraft ist am größten, wenn sie im rechten Winkel zum sich bewegenden Körperteil gegeben wird. Während der Bewegung wird, da sich der Zugwinkel zwangsläufig ändert, der Widerstand im rechten Winkel in dem Bereich gegeben, in dem die größte Kraft erforderlich ist. Das fällt gewöhnlich mit dem Bereich zusammen, in dem der Zug der arbeitenden Muskeln am wirksamsten ist (Abb. 19).

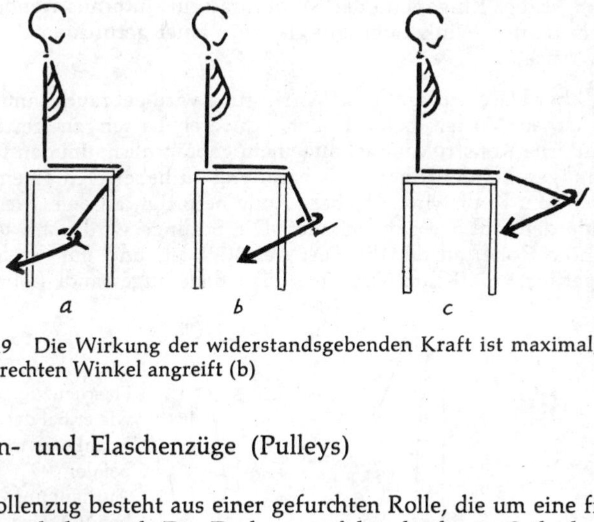

Abb. 19 Die Wirkung der widerstandsgebenden Kraft ist maximal, wenn sie im rechten Winkel angreift (b)

Rollen- und Flaschenzüge (Pulleys)

Ein Rollenzug besteht aus einer gefurchten Rolle, die um eine fixierte Achse gedreht wird. Die Drehung erfolgt durch ein Seil, das über diese Rolle läuft. Die Achse wird durch einen Rahmen oder ein Gestell gehalten; der ganze Aufbau kann entweder als fester oder beweglicher Rollenzug benutzt werden.

Fixierter Rollenzug. Er wird verwandt, um die Richtung einer Kraft zu ändern und um zu ermöglichen, daß der Zug oder Widerstand in jedem beliebigen Winkel angreifen kann. Der Rollenzug wird an einem passenden Träger befestigt und das Seil, das um die Rolle läuft, wird an einem Ende mit der Last verbunden, und am anderen Ende wird die Kraft angewandt (Abb. 20).

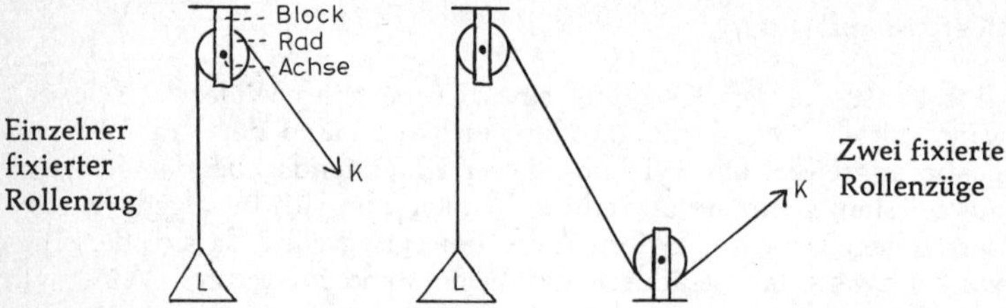

Abb. 20

Etwas dem System des fixierten Rollenzuges ähnliches wird von einigen Muskeln benutzt, um ihnen einen vorteilhafteren Ansatzwinkel zu geben, z. B. ziehen der M. digastricus und der M. omohyoideus um fibröse Ringe, und der M. obturatorius internus wendet sich in einem rechten Winkel um und gleitet in einer gefurchten Rinne zu seinem Ansatz.

Beweglicher Flaschenzug. Diese Vorrichtung wird gebraucht, um einen mechanischen Vorteil beim Heben schwerer Lasten zu gewinnen. Eine einfache Konstruktion ist allgemein gebräuchlich, um den Rumpf für Übungen bei der Schlingenbehandlung zu heben. An einem Träger über dem Kopf wird die obere Rolle befestigt, an dem wiederum ein Ende der Schlinge sich befindet. Die Schlinge wird dann um die bewegliche Rolle, an der die Last befestigt ist, und um die fixierte Rolle geführt; die Kraft wird am freien Ende angewandt (Abb. 21).

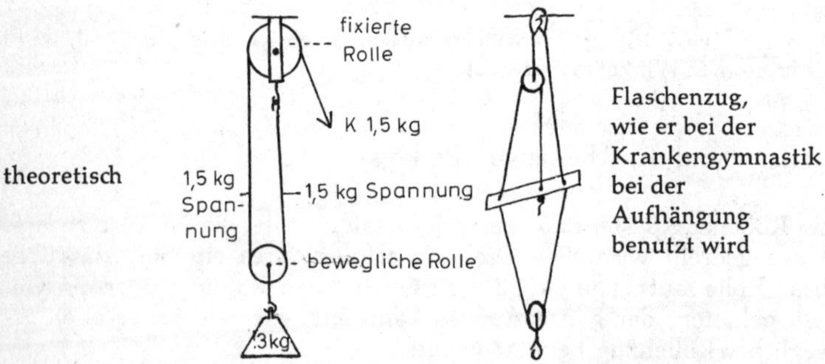

Abb. 21 Kombination von fixierten und beweglichen Rollenzügen

Wenn wir die Reibung unbeachtet lassen, so ist die Spannung in allen Teilen der Schlinge die gleiche. Wenn dann die Last (L) 3 kg beträgt, ist die Spannung, die in jeder der beiden unterstützenden Schlingen herrscht, je 1,5 kg, und die erforderliche Kraft (K) ist 1,5 kg. Dies kann so dargestellt werden:

$$\text{Mechanischer Wirkungsgrad} = \frac{L}{K} = \frac{3\,\text{kg}}{1{,}5\,\text{kg}} = 2$$

Wenn doppelte Flaschenzüge benutzt werden, so kann die erforderliche Kraft noch einmal um die Hälfte verringert werden.

Pendel

Genau definiert ist ein einfaches Pendel ein Gegenstand, an einem Faden aufgehängt, der sich frei hin und her bewegt (Abb. 22).

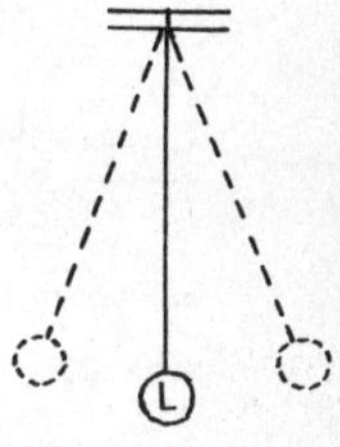

Ein einfaches Pendel

Abb. 22

Wenn das Pendel in Ruhe ist, so ist der Faden (oder das Seil) senkrecht, aber wenn der Gegenstand (oder das Gewicht) nach einer Seite gezogen und dann losgelassen wird, schwingt das Pendel hin und her. Ein vollständiger Schwung in jeder Richtung wird eine Schwingung genannt, und die Ausdehnung nach jeder Seite von der Vertikalen ist die Amplitude.

Um das Pendel in Bewegung zu setzen, ist eine Kraft nötig. Dann aber geht die Schwingung weiter, bis sie entweder plötzlich durch eine entgegentretende Kraft oder allmählich durch den Luftwiderstand z. B. zum Stillstand gebracht wird. Die Zeit, die eine Schwingung braucht, wird durch die Länge des Pendels und die Beschleunigung auf Grund der Schwerkraft bestimmt.

Pendelbewegung. Pendelbewegungen am menschlichen Körper kommen hauptsächlich in der Schulter und im Hüftgelenk bei entspannten Muskeln vor, und wenn die Extremität distal des Gelenkes locker hin und her schwingt. Eine Muskelkontraktion wird gebraucht, um die Bewegung einzuleiten und um die Amplitude der Schwingung zu erhalten, aber sie ist minimal verglichen mit derjenigen, die für die Ausübung der gleichen Bewegung in schnellerem oder geringerem Tempo als dem des Pendelschwungs nötig ist.

Zum Beispiel wird das Bein bei langsamem mühelosen Gang durch einen Pendelschwung aus dem Hüftgelenk heraus vorwärtsgebracht, und dieselbe Art der Bewegung tritt in gewissem Grad im Knie auf. Schwungübungen der Arme in natürlichem Tempo können auch in Fällen von ausgeprägten Muskelschwächen ohne Ermüdung ausgeführt werden, wenn langsame oder schnelle Bewegung unmöglich ist.

Bewegung in „lotrechter" Aufhängung. Ein Körperteil, der von Schlingen unterstützt von einem Punkt senkrecht über dem Gelenk, das bewegt wird, hängt, ist in lotrechter Aufhängung, d. h. der Aufhängungspunkt ist senkrecht über der Bewegungsachse. Wenn die Muskulatur entspannt ist, so bleibt der Körper in Ruhe, mit dem Gelenk in Mittelstellung. Wenn eine Bewegung eingeleitet wird, so schwingt der entsprechende Körperteil frei aus dieser Ruhelage nach jeder Seite in einer horizontalen Ebene.

Der Bogen der Bewegung formt ein Segment auf der Grundlinie eines Kegels, von dem der Radius der Länge des Körperabschnitts entspricht und dessen Höhe gleich der senkrechten Entfernung zwischen Gelenk und Aufhängungspunkt ist (Abb. 23).

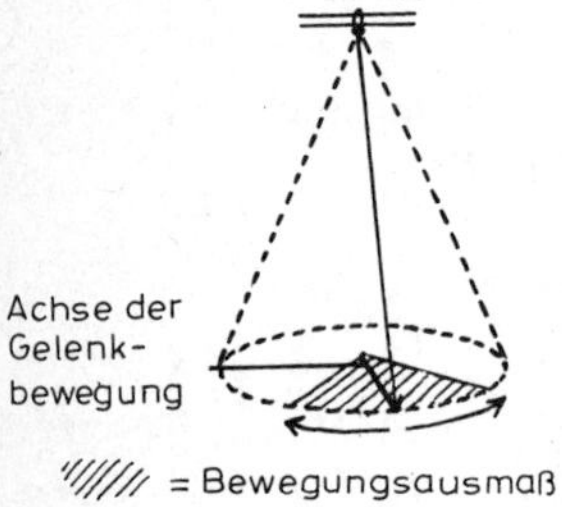

Abb. 23

Der Vorteil dieser Art Aufhängung liegt darin, daß der Körperabschnitt bei einem ausgedehnten Bewegungsausmaß voll unterstützt bleiben kann. Diese Unterstützung, die den Körper schwerelos und daher gewichtlos macht, hilft der Entspannung bei passiver Bewegung und enthebt die Krankengymnastin von der Notwendigkeit, einen Körperteil zu unterstützen, der schwer sein kann. Somit bekommt sie ihre Hände für eine genauere Ausführung der Bewegung frei. Rhythmische aktive Bewegung in Aufhängung bei geeignetem Tempo ist im Charakter pendelnd, und die Muskelarbeit zu ihrer Aufrechterhaltung ist gering, die Wirkung fördert wechselseitige Entspannung und erhöht die Durchblutung in dem Bereich des bewegten Gelenkes.

Bewegung in „pendelnder" Aufhängung. Diese Art Aufhängung stellt lediglich eine laterale oder mediale Verschiebung des Aufhängungspunktes aus der Lage dar, die er in lotrechter Aufhängung einnimmt. Unter diesen Verhältnissen bleibt die Extremität nicht mehr in Mittelstellung des Gelenkes, sondern fällt in eine neue Ruhelage, die zu der senkrechten Ebene hin liegt, die den neuen Aufhängepunkt und das in Frage kommende Gelenk enthält (Abb. 24). Bewegung nach jeder Seite aus dieser Ruhelage verursacht eine Hebung des Schwerpunktes der Extremität und macht Pendelbewegungen möglich. Dabei wird die Muskelarbeit, die zur Bewegung aus der Ruhestellung nötig ist, im Verhältnis vermehrt; es ist jedoch keine Arbeit für die Umkehrbewegung nötig.

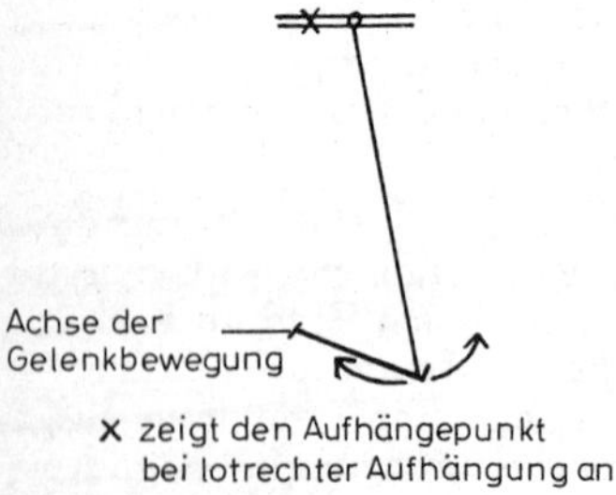

Abb. 24

Die Wirkung dieser Aufhängungsart auf Bewegung aus der Ruhelage ist ähnlich der auf einer schiefen Ebene, die den Körperabschnitt während der Bewegung unterstützt. Doch weicht sie von ihr darin ab, daß in pendelnder Aufhängung die Reibung eigentlich ausgeschaltet ist. Für Demonstrationszwecke stellt die Bewegung der unteren Extremität im Hüftgelenk ein passendes Beispiel dar. Aufhängung der Extremität von einem Punkt senkrecht über dem Hüftgelenk (lotrechte Aufhängung) läßt sie in gerader Linie mit dem Rumpf ruhen, und die Bewegung in Ab- oder Adduktion findet in horizontaler Ebene statt. Wenn der Aufhängungspunkt nach medial verschoben wird (pendelnde Aufhängung), so ruht das Bein in Adduktion, und die Bewegung in Abduktion erfordert Anstrengung und ist mit etwas Beugung verbunden, da der Schwerpunkt des Beines aus der Ruhelage gehoben wird. Wird das Bein dann losgelassen, so fällt es passiv in Adduktion zurück.

Elastizität

Elastizität ist die Eigenschaft eines Körpers, die ihn seine ursprüngliche Form zurückgewinnen läßt, nachdem er durch die Anwendung einer Kraft verformt wurde. Letztere ist als *Belastung* bekannt, während die Menge (z. B. die Änderung der Länge *pro Längeneinheit*), die das Ausmaß der Änderung in Größe und Form mißt, *Kraftaufwand* genannt wird.

Das Gesetz von Hooke stellt fest:

Der Kraftaufwand ist proportional zu der Belastung, die ihn hervorruft (solange der Kraftaufwand nicht zu groß ist; denn ist die sog. „Grenze der Dehnbarkeit" einmal überschritten, so tritt eine dauerhafte Entstellung ein).

Sprungfedern, elastische Gummibänder und Sorbo-Gummi besitzen alle diese Eigenschaft der Elastizität und sind in der Krankengymnastik allgemein gebräuchlich.

Spiralfedern. Die Spiralfedern, die entweder als Widerstand oder zur Unterstützung der Muskelkraft gebraucht werden, oder um passive Gelenkbewegungen zu erzielen, bestehen aus einer einheitlichen Drahtspirale, die dehnbar ist.

Dehnbarkeit einer Feder. Eine Feder kann durch eine Kraft, die an einem ihrer Enden angewandt wird, in Richtung ihrer Längsachse verlängert werden, das andere Ende der Feder ist fixiert. Die Zunahme der Länge der Feder ist direkt zu der Größe der angewandten Kraft proportional.

Belastungsmöglichkeit einer Feder. Die Standardfedern, die im Gebrauch sind, sind abgestuft in 25 kg, 20 kg, 10 kg usw., je nach dem Gewicht, das angewandt werden muß, um sie in eine vorher festgesetzte Länge zu dehnen. Letztere wird durch ein Band, das in die Spirale der Feder eingefügt ist, angezeigt. Das Band wird straff, wenn die maximale Länge erreicht ist. Das Band dient auch dazu, die Feder vor Überstreckung und folgendem Schaden zu bewahren.

So wird eine angewandte Kraft von 20 kg gebraucht, um eine 20 kg-Feder zu ihrer maximalen Länge zu dehnen, und jegliche Kraft von geringerer Größe als 20 kg wird sie zu einem Ausmaß proportional der Größe der Kraft strecken.

Die „Belastungsfähigkeit" einer Feder wird vom Material und der Dicke des Drahtes, aus dem sie gemacht ist, und auch von dem mittleren Durchmesser ihrer Windungen bestimmt.

Sprungkraft einer Feder. Wenn die angewandte Kraft, die eine Feder streckt, entfernt wird und die Feder zu ihrer ursprünglichen Lage zurückkehrt, so wird die potentielle Energie, die in ihr während der Ausdehnung gespeichert wurde, als kinetische Energie freigegeben, und fast all das erscheint schließlich als Wärme in den Spiralen der Feder.

Schwingende Bewegung durch eine Feder. Wenn ein Gewicht zur Streckung einer senkrechten Feder gehoben und dann wieder freigelassen wird, dann ruft die Feder eine schwingende Bewegung hervor, deren Amplitude allmählich abnimmt, bis die Feder im Gleichgewicht zur Ruhe kommt.

Federn parallel geschaltet (Abb. 25). Wenn eine Feder für ein spezifisches Gewicht nicht vorhanden ist, dann können zwei gleiche Federn des halben verlangten Gewichts parallel benutzt werden, um das gleiche Ergebnis zu erzielen. Z. B. sind zwei 20 kg-Federn parallel geschaltet gleich einer einzelnen 40 kg-Feder.

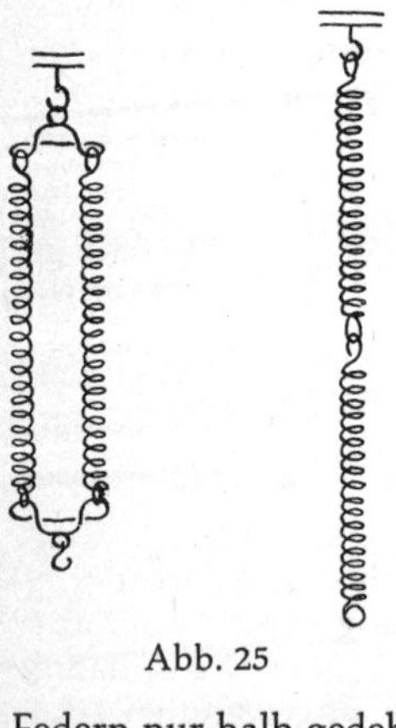

Abb. 25

Federn hintereinander geschaltet (Abb. 25). Die Belastungsmöglichkeit von zwei gleichen Federn, in Reihe angeordnet, ist dieselbe wie die einer einzelnen Feder, jedoch ist das Ausmaß, zu dem sie gestreckt werden müssen, um die Grenze der Dehnbarkeit zu erreichen, doppelt so groß als in einer einzelnen Feder. Wenn also zwei 20 kg-Federn, hintereinander geschaltet, zu einem Ausmaß gedehnt sind, das für eine Feder bis zur Grenze der Dehnbarkeit nötig ist, so ist jede der beiden Federn nur halb gedehnt, und die angewandte Kraft, die nötig ist, um dies zu erreichen, beträgt daher 10 kg.

Elastisches Gummiband. Elastische Gummibänder von verschiedener Dicke können an Stelle von Federn benutzt werden, und oft sind sie geeigneter, um leichte Unterstützung oder Widerstand zu geben.

Sorbo-Gummi. Dieses Material ist sowohl zusammendrückbar als auch ausdehnbar und ist brauchbar, um leichten Widerstand für Greifbewegungen der Hand zu liefern.

Eine Einführung in die Bewegung

Bewegung ist ein grundlegendes Kennzeichen jeglichen animalischen Lebens. Sie ist ein Mittel, durch das sich der Organismus den Ansprüchen anpaßt, die ihm von der Umwelt, in der er lebt, gestellt werden.

Ein System von Hebeln stattet den menschlichen Körper mit den Mitteln aus, um eine große Auswahl von Bewegungen und Spannung in einem sonst steifen knochigen Gerippe zustande zu bringen.

Die Körperhebel

Knochen oder starre Stäbe bilden die Hebelarme. Der Drehpunkt ist in dem Gelenk, in dem Bewegung stattfindet. Der Bau eines Gelenkes hat Bezug zu seiner Funktion und bestimmt die Art der möglichen Bewegungen; es ist interessant zu bemerken, daß die Form und Richtung von Gelenkflächen so sind, daß normale funktionelle Bewegung kaum in einer Richtung verläuft. Kein Hebel arbeitet, wenn nicht Kraft auf ihn angewandt wird.

Kräfte auf die Körperhebel angewandt

Die Kräfte, die auf die Körperhebel einwirken, können in äußere oder innere Kräfte eingeteilt werden. Eine *äußere Kraft* wird von einem Ursprung außerhalb des Körpers geliefert, z. B. von der Schwerkraft oder der Hand der Krankengymnastin. Eine *innere Kraft* wird durch die Kräfte geliefert, die im Körper entwickelt werden, d. h. durch die Muskelkontraktion. Die Richtung der angewandten Kräfte bestimmt die Richtung der Bewegung, z. B. Bewegung mit der Schwere in Richtung auf den Erdmittelpunkt, Bewegung durch Muskelkontraktion in Richtung des Muskelzuges. Die Kraft der Muskelkontraktion wird in seinem Ansatz im dazugehörigen Knochen angewandt, und die Richtung seines Zuges wird durch die Lage des Muskels bestimmt.

Die Hebel des Körpers sind selten, wenn überhaupt der Anwendung einer einzelnen Kraft zu einem einzelnen Zeitpunkt unterworfen. Normalerweise sind zwei oder mehr Muskeln miteinander vereinigt oder entgegengesetzt. Die Vereinigung angewandter Kräfte ändert die Bewegungsrichtung, und Kräfte gegeneinander angewandt ergeben entweder Bewegung in Richtung der größeren Kraft, oder es wird, wenn sie gleicher Größe sind, ein Zustand von Gleichgewicht hergestellt, und es findet keine Bewegung statt.

Arten der Bewegung und Haltung

Wenn die Muskeln inaktiv oder relativ inaktiv sind, so ist die Bewegung, die durch die Anwendung von äußerer Kraft hervorgerufen wird, als *passive Bewegung* bekannt. Das Ergebnis von Muskelkontraktionen ist *aktive Bewegung*. Kräfte, die den Körper in einer bestimmten Haltung oder Lage bleiben lassen, können von äußerer oder innerer Art sein, und Gleichgewicht und Stabilität wird sowohl durch *passive* als auch *aktive* Haltungen erreicht (s. S. 36).

Arten der Muskelkontraktion

Muskelkontraktion kann isometrisch oder dynamisch sein.

Isometrische (von iso- gleich und -metrum Maß) Kontraktion hat die Entwicklung von Kraft durch eine Erhöhung der intramuskulären Spannung ohne jegliche Änderung der Muskellänge zur Folge.

Isotonische Kontraktion stellt eine Erhöhung der intramuskulären Spannung, von einer Änderung der Muskellänge begleitet, dar. Die Änderung der Lage kann den Muskel entweder verkürzen oder verlängern.

Arten der Muskelarbeit

Arbeit wird als Ergebnis von Kraft mal Entfernung, in der die Kraft wirkt, erklärt (s. S. 9). Die Arten der Muskelarbeit, die die Körperhebel kontrollieren und bewegen, sind statisch, konzentrisch, und exzentrisch.

Statische Muskelarbeit. Die Muskeln kontrahieren sich isometrisch, um entgegenwirkende Kräfte auszugleichen und um die Stabilität des Körpers beizubehalten, jedoch tritt keine Bewegung auf, *keine* Arbeit wird geleistet. Dessen ungeachtet wird diese Art Muskelaktivität, wenn auch irrigerweise, gewöhnlich statische Muskelarbeit genannt, um sie von konzentrischer und exzentrischer Muskelarbeit zu unterscheiden.

Konzentrische Muskelarbeit. Die Muskeln kontrahieren sich isotonisch mit Verkürzung, um Bewegung zu erreichen. Die Muskelansätze werden näher zueinander gezogen (*kon*zentrisch - *gegen* das Zentrum), und die Bewegung geschieht in Richtung des Muskelzugs.

Exzentrische (oder eccentrische) Muskelarbeit. Die Muskeln kontrahieren sich isotonisch mit Verlängerung. Die Muskelansätze werden voneinander entfernt (*ex*zentrisch - *weg* vom Zentrum), da sie der Wirkung einer Kraft entgegenarbeiten, die größer als die ihrer eigenen Kontraktion ist. Bewegung geschieht daher in Richtung der entgegenwirkenden Kraft, d. h. in eine Richtung entgegen der des Muskelzuges.

Bewegungsausschlag bei Muskelarbeit

Die Veränderung der Muskeln, d. h. das Ausmaß der möglichen Verkürzung oder Verlängerung während der Kontraktion wird auf etwa 50 Prozent der maximal gedehnten Länge des Muskels geschätzt. Der größtmögliche Ausschlag wird das volle Bewegungsausmaß der Muskelarbeit genannt, und jeder Ausschlag, der dahinter zurückbleibt, wird inneres, äußeres oder mittleres Bewegungsausmaß genannt, um den bestimmten Bereich des Bewegungsausmaßes, in dem Bewegung stattfindet, anzugeben. Das *innere Bewegungsausmaß* ist der Bereich, der dem Punkt am nächsten ist, in dem der Muskel in seiner stärksten Verkürzung ist. Das *äußere Bewegungsausmaß* ist in seinem Bereich dem Punkt am nächsten, in dem der Muskel am meisten gedehnt ist. *Mittleres Bewegungsausmaß* gibt an, daß der Muskel bei der Arbeit weder voll verkürzt noch voll gedehnt wird (s. S. 162).

Stärke der Muskelkontraktion

Das Wesen der Muskelkontraktion ist die Fähigkeit des Muskels, Spannung zu erzeugen (intramuskuläre Spannung) (s. S. 2, Spannung). Die Stärke der Muskelkontraktion ändert sich im Verhältnis zu der Spannung, die durch die Kräfte ausgeübt wird, die seiner Funktion entgegenwirken. Änderungen in der Stärke der Muskelkontraktion werden mittels eines Systems von motorischen Einheiten möglich gemacht.

Motorische Einheit. Eine motorische Einheit besteht aus einem einzelnen Neuron und einer Gruppe von Muskelfasern, die es beliefert. Wenn die Einheit durch den Reiz ihrer Zelle (Vorderhornzelle) erregt wird, so kontrahieren sich alle ihre Fasern.

Da jeder Muskel von einer ansehnlichen Zahl von motorischen Einheiten versorgt wird, so hängt die Stärke der Muskelkontraktion als Ganzes weitgehend von der *Zahl* ihrer motorischen Einheiten ab, die jedes Mal erregt werden. Je größer die Zahl der erregten motorischen Einheiten ist, desto kräftiger ist die Kontraktion des Muskels als Ganzes. Daher verlangt eine schwache Kontraktion die Tätigkeit von nur relativ wenigen motorischen Einheiten. Die stärkste Kontraktion jedoch, die ein Muskel hervorbringen kann, d. h. eine maximale Kontraktion, wird nur erreicht, wenn sich die Fasern aller verfügbaren motorischen Einheiten kontrahieren (z. B. im Reflex).

Gruppenfunktion der Muskeln (Muskelketten)

Unter normalen Bedingungen arbeitet ein einzelner Muskel niemals allein, um Bewegung zu erzeugen oder um Stabilität zu sichern. Funktionell arbeiten Muskeln in Gruppen zusammen, obwohl jeder Muskel eine bestimmte Rolle im Verhältnis zur Funktion der ganzen Gruppe haben kann, z. B. um die genaue Richtung einer Bewegung zu bestimmen oder um ihren Fortlauf in einem besonderen Bereich des Bewegungsausmaßes aufrecht zu erhalten. Die ergänzende Tätigkeit vieler Gruppen ist für die Erzeugung von wirksamer funktioneller Bewegung nötig. Die Aufgabe dieser Gruppen ist durch ihre Namen angezeigt, d. h. Agonisten (oder Primärkräfte), Antagonisten, *Synergisten und Fixatoren.*

Agonisten (oder Primärkräfte). Diese bilden die Gruppe der Muskeln, die sich kontrahieren, um die Kraft, die für eine Bewegung verlangt wird, zu liefern.

Antagonisten. Diese sind Muskeln, deren Funktion der der Agonisten entgegenwirkt; daher ist ihre Tätigkeit gehemmt, und sie entspannen sich zunehmend, um die Bewegung zu kontrollieren und zu gestatten.

Synergisten. Die griechische Vorsilbe *syn-* bedeutet *mit;* der Name zeigt daher, daß diese Gruppe *mit* den Agonisten arbeitet, um eine passende Unterstützung für die Tätigkeit zu liefern und um die Bewegung zu erleichtern. Synergisten können erforderlich sein, um die Zugrichtung eines Agonisten zu ändern oder um Gelenke, die nicht an der Bewegung teilnehmen, zu kontrollieren wie im Falle von Muskeln, die über zwei oder mehr Gelenke ziehen.

Fixatoren. Diese Muskeln arbeiten zur Stabilisierung der „Ursprungs"-knochen der Agonisten, um so ihre Leistungsfähigkeit für die Erzeugung von Bewegung zu erhöhen und um die Stabilität des Körpers zu sichern.

Bewegungsmuster

Der Umfang und die Richtung einer Bewegung wird als ihr „Muster" bezeichnet. Es ist eine große Vielfalt von Mustern möglich. Die meisten funktionellen Bewegungsmuster verlangen Bewegung in mehreren Gelenken, d. h. Komplexbewegung, und die Beobachtung dieser Muster bei alltäglichen Beschäftigungen ist sowohl interessant als auch lehrreich. Bewegungen, die auf wenige oder auf ein einziges Gelenk beschränkt sind, sind aus Komplexbewegungsmustern durch bewußten Lernvorgang entwickelt oder „destilliert" worden.

Aktionsfolge der Bewegung

Aktionsfolge ist die Aufeinanderfolge von Muskelkontraktionen, die bei der Erzeugung von Bewegung stattfindet. Um zufriedenstellend auszufallen, ist die Kraft jeder Kontraktion zeitlich genau festgelegt, sodaß sie auf ihrem Höhepunkt ist, wenn ihr eine folgende Kraft überlagert wird; sonst ist die erreichte Maximalanstrengung verschwendet. Es ergibt sich eine Verschwendung der Arbeitskraft, wenn die Aktionsfolge zu langsam oder zu schnell ist (Abb. 26).

Mangelhafte Aktionsfolge ist oft für die Wirkungslosigkeit der Bewegung — für den Zweck, für den sie bestimmt war — verantwortlich. Einige Bestandteile können versäumt werden, andere hinzugefügt werden, oder die Aufeinanderfolge ist zu schnell oder zu langsam, z. B. beim Erlernen von Schwimmen oder Golfspielen.

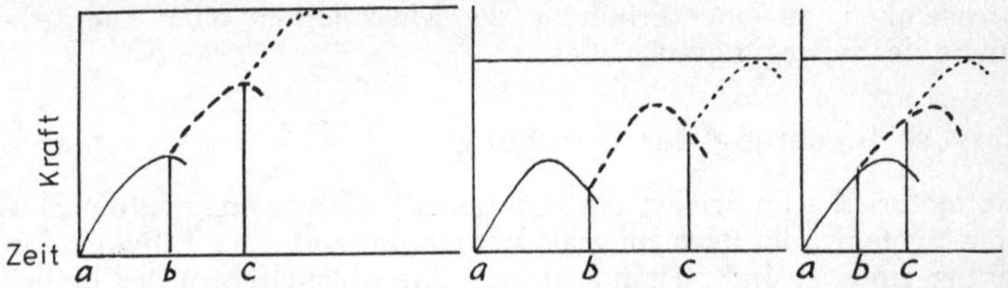

gute Aktionsfolge — Aktionsfolge zu langsam — Aktionsfolge zu schnell

Abb. 26

Die Aktionsfolge bei funktionellen Bewegungsabläufen geht gewöhnlich von distal nach proximal, da es die distalen Bereiche sind, die die meisten Antriebsreize, die die Bewegung kontrollieren, erhalten, d. h. die Hände und Füße. Die fließende und ruhige Folge der Tätigkeiten, die wirkungsvolle Aktionsfolge ausmacht, sichert die größte Wirksamkeit der Muskelkontraktion, die für eine koordinierte Bewegung kennzeichnend ist.

Bewegungsrhythmus

Das Wort Rhythmus bedeutet einen regelmäßigen Taktschlag oder die Wiederkehr einer Ereignisfolge.

Die Atemmuskulatur und der Herzmuskel kontrahieren sich rhythmisch während des ganzen Lebens. Ihre Zeitdauer der Kontraktion wechselt mit einer Zeitdauer der Entspannung und Ruhe ab.

Skelettmuskeln können für lange Zeit ohne Ermüdung arbeiten, vorausgesetzt ihre Kontraktion wechselt regelmäßig mit vollständiger Entspannung und folgender Anreicherung der Blutzufuhr ab. Die Blutzufuhr bringt Sauerstoff zur Wiederherstellung der Folgen der Kontraktion heran und ist notwendig, um die Stoffwechselprodukte wegzuschaffen. Der Arbeitsrhythmus und die Ruhe verringern die Ermüdung zu einem Minimum. Z. B. kontrahiert und entspannt ein Wanderer, der mit einem gleichmäßigen Schritt geht, rhythmisch die Extensoren der Beine, und ein Neuling der Industrie wird in die rhythmische Bewegungsfolge, die er bei der Arbeit ausführen soll, eingeschult.

Jede Bewegung hat ihren eigenen natürlichen Rhythmus, der sich bis zu einem gewissen Grad beim Einzelnen ändert. Der natürliche Rhythmus ändert sich mit dem Alter. Der Bewegungsrhythmus von Kindern ist ziemlich schnell, verglichen mit dem eines Erwachsenen. Während der Rhythmus einer sehr alten Person noch langsamer ist.

Rhythmische Bewegungen, zu schnell oder zu langsam ausgeübt, führen gewöhnlich zu mangelhafter Aktionsfolge und zu Verlust der Wirksamkeit, zu einer Erhöhung der Muskelarbeit oder einer Abnahme des Bewegungsausmaßes.

Nervöse Steuerung der Bewegung

Die motorische Einheit ist die funktionelle Einheit des neuromuskulären Systems, die Bewegung als Erwiderung auf eine Tätigkeitsforderung einleitet und zustande bringt. Die Muskelfasern der Einheit kontrahieren sich als Antwort auf Impulse, die von ihrer Zelle (Vorderhornzelle = VHZ) bei einem Reiz ausgesandt werden. Die VHZn werden durch Impulse beeinflußt, die sie von vielen Ursprüngen im ZNS und anderen Körperteilen erreichen. Einige dieser Impulse sind anregend und andere hemmend, und es ist das Übergewicht der einen oder anderen Art zu irgendeiner Zeit, die ihre Wirkung auf die VHZn bestimmt.

Das Bewegungsmuster entsteht in den planenden Gebieten, die auch Impulse aussenden, die geeignet sind, die Muster zur Wirkung zu bringen.

Willkürliche Bewegung wird als Antwort auf eine bewußte Anstrengung begonnen, um Bewegung auszuführen.

Reflexbewegung entsteht als Antwort auf eine Forderung durch sensorische Reizung.

Eine Einführung in die Übungstherapie

Übungsbehandlung ist ein Mittel, um die Erholung des Patienten von Verletzungen und Krankheiten, die seine normale Lebensweise verändert haben, zu beschleunigen. Der Verlust oder die Schwäche der Funktion verhindert oder verringert seine Fähigkeit, unabhängig zu leben, in seiner Arbeit fortzufahren und Erholung zu genießen. Er reagiert auf die Ansprüche seiner Umwelt, entweder indem er sie zurückweist und inaktiv bleibt oder indem er ihnen, seinen Fähigkeiten entsprechend, mit einer Änderung seiner Verhaltensweise entgegentritt.

Der Fortschritt der Wiederherstellung ist durch die Inaktivität und die Muskelschwäche, die von ihr herrührt, verzögert. Der wiederholte Gebrauch von Ausweichmustern macht es schwer, sie zu korrigieren, auch wenn sie nicht mehr gebraucht werden, wie z. B. Hinken nach Beinverletzungen. Obwohl diese Ausweichbewegungen zeitweise einen nützlichen Zweck erfüllen, so dürfen sie sich doch nicht festsetzen, da sie weniger leistungsfähig als die normalen Muster sind, es sei denn eine Rückkehr zu normaler Funktion ist nicht möglich.

Ziele der Übungstherapie

Die Ziele der Behandlung durch Übung sind folgende:

1. Um Tätigkeit zu unterstützen, wann und wo immer sie zur Verringerung der Auswirkungen einer Inaktivität möglich ist.

2. Die Leistungsfähigkeit von bestimmten Muskeln oder Muskelgruppen zu korrigieren und um ohne Verzögerung normales Bewegungsausmaß der Gelenkbewegung wiederzugewinnen und damit wirksame funktionelle Bewegung zu erlangen.

3. Den Patienten zu ermutigen, die wiedergewonnene Fähigkeit bei der Ausführung von normalen funktionellen Tätigkeiten zu benutzen und so seine Rehabilitation zu beschleunigen.

Techniken der Übungstherapie

Bewegung, die in der Behandlung gebraucht wird, kann folgendermaßen eingeteilt werden:

Aktive Bewegung:

1. Willkürliche
   - unterstützt
   - frei
   - unterstützt mit Widerstand
   - Widerstand
2. Unwillkürlicher Reflex.

Passive Bewegung

1. Entspannt
2. Forciert
3. Manipulierend.

Haltung. Bewegung beginnt und endet in einer Haltung, die entweder mit aktiv oder passiv gekennzeichnet wird.

Aktive Bewegung wird durch Muskelkontraktion als Antwort auf eine Forderung erreicht, die in passender Weise an die Erwiderungsfähigkeit des Patienten gestellt wird.

Passive Bewegung ergibt sich aus der Anwendung von äußeren Kräften, wenn die Muskeln unfähig sind, sich zu kontrahieren. Oder wenn sich die Muskeln willkürlich entspannen, um Bewegung zuzulassen oder um Unterstützung zu erlauben.

Die wirkungsvollsten Techniken, um die Behandlungsziele zu erreichen, sind jene, die (I) so viel Aktivität wie möglich verlangen und die (II) auf Bewegungsmustern aufgebaut sind, die die gleichen sind wie die normalen funktionellen Muster des Patienten.

(I) Muskeln sind so aktiv wie möglich, wenn alle ihr verfügbaren motorischen Einheiten erregt sind, d. h. sie kontrahieren sich maximal. Da die Stärke der Kontraktion proportional zu dem ihr gegebenen Widerstand ist, so ruft die Anwendung eines größtmöglichen Widerstandes, d. h. *ein maximaler Widerstand*, eine maximale Kontraktion hervor. Wenn einige Muskeln schwächer als andere sind, dann wird ihre Kraft und Ausdauer durch die Wiederholung ihrer Maximalkontraktion gegen einen Widerstand verbessert. Dieser Widerstand nimmt im Verhältnis zu der gewonnenen Muskelkraft zu, bis ein Gleichgewicht der Muskelkraft hergestellt ist. Eine verlängernde Wirkung auf verkrampfte oder verkürzte Muskeln wird durch kräftige Kontraktion der antagonistischen Muskeln erreicht, die so das Bewegungsausmaß in steifen Gelenken wiederherstellen.

(II) **Muster von Komplexbewegungen** werden für die meisten Funktionen gebraucht. Die Bewegungsmuster sind dem Patienten vertraut, und wenn sie dieselben oder denen sehr ähnlich sind, die er bei seinen täglichen Tätigkeiten benützt, so ist die Richtung zu seiner Anstrengung, Funktion zurückzugewinnen, gegeben. Dieselben Muskeln werden in derselben Weise benutzt.

Wenn Aktivität unmöglich oder gegenindiziert ist, so wird passive Bewegung benutzt, um die Dehnbarkeit der Muskeln und das freie Bewegungsausmaß der Gelenke zu erhalten. In einigen Fällen werden forcierte passive Bewegungen gebraucht, um das freie Bewegungsausmaß in Gelenken zu vergrößern.

Betrachten der Probleme des Patienten

Die Probleme, die sich durch den Verlust der Funktion ergeben, sind für jeden Patienten verschieden; daher muß die Behandlung für seine individuellen Bedürfnisse geplant werden. Auf diese Art werden die Zeit des Patienten und die der Krankengymnastin zum besten Vorteil gebraucht, und etwas Erfolg sollte von *jeder* Behandlung erwartet werden. Falls kein Erfolg auftritt, ist die Behandlung wirkungslos und sollte abgeändert oder eingestellt werden. Dies scheint ein Rat zur Vollkommenheit zu sein, sollte jedoch immer im Auge behalten werden.

Befundaufnahme

Eine eingehende Bestimmung des Zustandes des Patienten wird gemacht, ehe die Behandlung beginnt, sodaß die Krankengymnastin in der Lage ist, die Behandlung in Übereinstimmung mit der ärztlichen Verordnung und den Bedürfnissen des Patienten zu planen. Tests, durchgeführt, um die Bedürfnisse, Möglichkeiten und Unzulänglichkeiten des Patienten herauszufinden, werden in Tabellen, die für diesen Zweck gezeichnet sind, eingetragen. Sie dienen als Führung zur Auswahl von passenden Techniken und als ein Mittel, den Fortschritt zu schätzen. Dieselben Tabellen und Testmethoden werden bei nachfolgenden Gelegenheiten, vorzugsweise von derselben Krankengymnastin, wiederbenutzt. Eine Reihe von Tests geben die Antwort auf folgende Fragen: —

1. **Was muß der Patient können?** Die Mitarbeit des Patienten und derjenigen Personen, die in tägliche Berührung mit ihm kommen, ist nötig, um herauszufinden, wieviel Aktivität er benötigt. Den wichtigsten Funktionen wird in der Behandlung der Vorzug gegeben.

2. **Was kann der Patient?** Die Fähigkeiten des Patienten stellen ein Mittel dar, um seinen Funktionsverlust zu korrigieren und auszugleichen. Kräftige Muskeln können zur Verstärkung der funktionsschwächeren benutzt werden, und um den Beginn von Kontraktionen der Muskeln zu erhalten, die sonst inaktiv bleiben würden.

Da die Patienten die Neigung haben, sich auf ihre Unfähigkeit zu konzentrieren und durch die erfolglosen Versuche, sie zu überwinden, verkrampft sind, ist es wichtig, ihre Aufmerksamkeit auf Dinge zu richten, die sie tun können. Man soll sie erkennen lassen, daß dies für die Wiederherstellung der Funktion anderswo gebraucht werden kann.

3. **Was kann der Patient tun?** Eine Reihe von Tests für Muskelleistungsfähigkeit und Gelenkausmaß, mit Beobachtung der Bewegung und Reaktion, zeigen die Ausdehnung, Natur und Lage der Unzulänglichkeiten, die den Verlust und die Schwächung der Funktion verursachen.

Einige Testmethoden

Jeder Test muß so weit als möglich vereinheitlicht werden, d. h. in derselben Weise und unter denselben Umständen jedes Mal ausgeführt werden. Aufgezeichnete Tabellen werden datiert und für jeden neuerlichen Test benutzt. Einige gebräuchliche Tests sind folgende: –

1. **Funktionelle Tests.** Diese werden gebraucht, um die Bedürfnisse und Fähigkeiten des Patienten in Hinblick auf seine Funktion zu bestimmen: z. B. Beweglichkeit (bei Bettruhe, bei Umlagerung oder bei ambulanten Patienten), persönliche Pflege (Essen, Kleiden, Waschen usw.), Haushalts- und Gartenarbeit (Kochen, Aufwaschen, Kehren, Heben usw.), Arbeit und Erholung.

Sie werden in der normalen Umgebung des Patienten ausgeführt oder unter Umständen, die ihnen so ähnlich wie möglich sind. Ihre Ausführungen werden als geschickt, ausreichend, Unterstützung verlangend (Hilfe: minimal, maximal) oder als fehlend verzeichnet. Die Krankengymnastin und die Beschäftigungstherapeutin arbeiten voll zusammen, um diese Tests zu machen. Sie stellen ein wertvolles Mittel dar, um über Vorränge in der Behandlung zu bestimmen und um den Fortschritt einzuschätzen.

2. **Tests der Gelenkfunktion.** Die Messung der Gelenkeinschränkung bietet in der Praxis viele Schwierigkeiten. Eine passende Stellung wird für den Patienten gewählt, so daß er standsicher ist. Man muß sicher gehen, daß jegliche Gewebe, die das Bewegungsausmaß einschränken würden, entspannt sind: z. B. müssen die Wadenmuskeln durch Kniebeugung entspannt sein, um das volle Ausmaß der Fußgelenkbewegung zu messen. Der proximale Anteil des Gelenkes, dessen Funktion gemessen werden soll, wird fixiert. Die Bewegung im Gelenk wird in einer der möglichen Ebenen ausgeführt. Ein Winkelmesser oder Goniometer wird mit dem Drehpunkt an das in Frage kommende Gelenk gelegt; ein Winkelarm liegt in einer Linie mit dem proximalen Gliedabschnitt, der andere ist in einer Linie mit dem Bereich, der bewegt wird. Der Grad der Winkelbildung wird auf der Skala abgelesen und als X^0 freier Bewegung aufgezeichnet. Manchmal ist es weniger verwirrend, die Zahl der Grade anzugeben, die einem Gelenk in einer bestimmten Richtung fehlen; der Kniestreckung fehlen z. B. 30^0 zum normalen Ausmaß. Da das normale Bewegungsausmaß sich bei jedem einzelnen beträchtlich ändert, so sollte möglichst das entsprechende symmetrische Gelenk zuerst gemessen werden. Wenn ein Winkel-

messer ungeeignet ist, so kann ein nicht dehnbares Bandmaß zur Messung der Entfernung zwischen zwei Knochenpunkten benutzt werden, um so eine Möglichkeit zur Bestimmung einer Zu- oder Abnahme des Bewegungsausmaßes zu haben.

3. **Tests für neuromuskuläre Leistungsfähigkeit.** Diese können elektrisch, manuell oder mechanisch ausgeführt werden.

a. *Elektrische Tests.* Diese können durch den Arzt mit Hilfe des Elektromyographen oder durch die Kurve der Leistungsdauer ausgeführt werden. Sie sind besonders für diagnostische Zwecke wertvoll.

b. *Manueller Muskeltest.* Um genau und wirksam zu sein, verlangt der manuelle Muskeltest eine einheitliche Technik und beträchtliche Erfahrung. Die Techniken werden sehr deutlich in einem in den USA erschienenen Buch beschrieben, genannt „Muscle Testing", Techniques of Manual Examination, von L. Daniels, M. Williams und C. Worthington, verlegt bei W. B. Saunders Company (Philadelphia & London), Deutsche Übersetzung vorh., welches in diesem Land viel benutzt wird. Die Einstufung der Untersuchungsbefunde wird jedoch gewöhnlich nach der Oxforder Einstufung aufgezeichnet, d. h.

0. Keine Kontraktion
1. Sichtbare Kontraktion
2. Schwach. Kleine Bewegung unter Abnahme der Schwere
3. Ausreichend. Bewegung gegen die Schwere.
4. Gut. Bewegung gegen die Schwere und leichten Widerstand
5. Normal

c. *Umfangsmessung.* Dieser Test baut sich auf der Tatsache auf, daß eine Beziehung zwischen der Kraftentwicklung und der Muskelhypertrophie besteht. Ein Bandmaß aus einem nicht dehnbaren Material wird zur Umfangsmessung der Extremität in einer vorher festgesetzten Höhe benutzt. Die Probe an normalen Gliedmaßen zeigt, daß diese Methode selbst bei geübten Händen unverläßlich ist. Sie wird jedoch trotzdem viel benutzt.

d. *Statischer Kräftetest.* Die Stärke von statischer oder isometrischer Kontraktion kann durch eine Federwaage, die bis zu 25 oder 50 Kilogramm anzeigt, registriert werden. Die Dehnbarkeit der Feder in dieser Art Waage ist eigentlich unbedeutend, und sie kann so angeordnet werden, daß die Kontraktion der Muskelgruppe an jedem vorher festgesetzten Punkt ihres Ausmaßes stattfinden kann. Eine Aufzeichnung kann von dem angezeigten Höchstgewicht gemacht werden oder von dem angezeigten Durchschnittsgewicht als Ergebnis von drei Versuchen mit je einer Minute Pause.

Bei einigen Beispielen, wie beim Greifen mit der Hand, kann sich das Zusammendrücken einer Feder oder eines Gummiballons, an denen ein passendes Druckanzeigegerät angebracht ist, als brauchbar erweisen.

e. *Dynamischer Stärketest.* Dies ist eine Methode, die von de Lorme und Watkins als Grundlage für zunehmende kräftige Widerstandsübungen erdacht wurde. Die Maximallast, die *nur einmal* um einen vorgeschriebenen Bereich gehoben werden kann, wird ein Repetitionsmaximum (1 RM) genannt, und die Höchstlast, die zehnmal in natürlichem Tempo ohne Ruhepause zwischen den einzelnen Übungen gehoben werden kann, ist das 10 fache Repetitionsmaximum (10 RM). Erfahrung für die Einschätzung der ungefähren Last, die gehoben werden kann, ist wesentlich, um Ermüdung bei fortgesetzten Versuchen und Fehler zu vermeiden, denn diese verringern schnell das Gewicht, das gehoben werden kann.

f. *Ausdauertest.* Ausdauer kann durch die Aufzeichnung des Abfalls der Maximalstärke der Muskeln berechnet werden, wenn ihre Kontraktionsleistung bei gegebener Pause für eine bestimmte Zeitdauer (Metronom) Zus. d. Übers. wiederholt wird.

g. *Schnelligkeitstest.* Die erforderliche Ausführung bei funktionellen Tätigkeiten kann zeitlich genau durch eine Stoppuhr festgelegt werden, z. B. Zeitabnahme beim Anziehen oder beim Gehen einer abgemessenen Entfernung.

4. **Koordinationstests.** Koordination der Bewegung oder ihr Mangel wird im Gang des Patienten beobachtet, bei seiner Ausführung von zielgerichteten Bewegungen oder während bestimmter Bewegungen wie den Finger zur Nase führen oder Ferse auf dem anderen Schienbein auf und ab führen.

5. **Empfindungstests.** Diese werden ausführlich in jedem Lehrbuch der Neurologie beschrieben.

6. **Messung der Vitalkapazität und des Ausmaßes der Atemexkursion** (Atemhubvolumen). Zus. d. Übers. Ein Spirometer wird zur Messung der Vitalkapazität benutzt. Der Patient wird angehalten, so tief wie möglich einzuatmen und dann durch das Mundstück des Spirometers auszuatmen. Dieses zeigt das Atemvolumen in Kubikzentimetern an.

7. **Messung der Beinlänge.** Wahre Beinverkürzung wird vom oberen Rand des Trochanter major zum Malleolus lateralis gemessen und scheinbare Verkürzung von der Spina iliaca anterior superior oder dem Nabel bis zur Höhe des Kniegelenkspaltes oder der Spitze des Malleolus medialis. (Methoden zur Bestimmung der Lage von Verkürzungen in der Hüftgegend sind ausführlich in „Orthopaedic Surgery" von Walter Mercer, Kap. I, S. 5, beschrieben).

8. **Winkelmessung der Beckenneigung.** Ventrale - dorsale Neigung des Beckens kann mit Hilfe eines Becken-Neigungsmessers gemessen werden (s. S. 43).

Planung der Behandlung

Wenn die Krankengymnastin die Bestimmung des Zustandes des Patienten abgeschlossen und seinen ärztlichen Bericht gesehen hat, dann werden dementsprechende Tätigkeiten oder passive Mittel zur Aufnahme in das Behandlungsprogramm ausgewählt. Gute Kenntnis der verfügbaren Techniken, die Fähigkeit, sie mit Fertigkeit und Geschicklichkeit anzuwenden, sind nötig. Die Eignung jeder benutzten Technik wird durch die Reaktion des Patienten und das Ausmaß, in dem sie zur Erreichung und Beschleunigung seiner Besserung wirkt, beurteilt.

Ausgangsstellungen

Sherrington erklärte, daß „Haltung der Bewegung wie ein Schatten folgt; jede Bewegung beginnt in einer Ausgangsstellung und endet in einer Haltung". Die Stellungen, aus denen heraus Bewegung eingeleitet wird, sind als Ausgangsstellungen bekannt, und sie können entweder von aktiver oder passiver Natur sein. Es gibt fünf Haupt- oder Grundstellungen, und alle anderen sind von ihnen abgeleitet; das sind Stehen, Knien, Sitzen, Liegen und Hängen.

Gleichgewicht und Stabilität in diesen Stellungen wird durch ein Gleichgewicht der Kräfte, die auf den Körper einwirken, geschaffen, und wenn die Kraft der muskulären Kontraktion für diesen Zweck benutzt wird, so ist die Kontraktion isometrisch. Die Stärke und Ausbreitung dieser Kontraktion wird normalerweise durch eine Reihe von Reflexen kontrolliert, die insgesamt als Stellreflexe bekannt sind. Beim Lernprozeß neuer Stellungsmuster kann jedoch willkürliche Anstrengung gefordert werden.

Grundstellungen

Stand (Abb. 27)

Dies ist die Grundstellung, die am schwersten beizubehalten ist, da der ganze Körper in korrekter Ausrichtung auf einer kleinen Unterstützungsfläche durch die koordinierte Arbeit vieler Muskelgruppen balanciert und stabilisiert werden muß. Die Stellung kann folgendermaßen beschrieben werden:

(I) Die Fersen zusammen und in einer Linie, die Großzehen leicht auseinander (sodaß der Winkel zwischen den Füßen 45° nicht übersteigt).

(II) Die Knie zusammen und gestreckt.

(III) Die Hüften gestreckt und leicht außenrotiert.

(IV) Das Becken wird auf den Hüftgelenken ausbalanciert (s. Beckenkippen S. 43).

(V) Die Wirbelsäule ist zu ihrer maximalen Länge gestreckt.

(VI) Der Scheitel ist aufwärts gerichtet, die Ohren sind auf gleicher Höhe, und die Augen schauen geradeaus.

(VII) Die Schultern sind gesenkt und zurückgenommen.

(VIII) Die Arme hängen locker an den Seiten, die Handflächen zeigen gegen den Körper.

Es ist gewöhnlich vorzuziehen, die Stellung der Beine zu ändern, sodaß die Füße leicht auseinander und die Innenränder der Füße parallel sind, denn dies ist die natürliche funktionelle Stellung des Fußes, wenn er als Hebel benutzt wird, um den Körper vorwärts zu bringen.

Muskelarbeit. Die zur Beibehaltung der Stellung verlangte Muskelarbeit ändert sich den Umständen entsprechend. Sie ist erheblich verringert, wenn sich die Körperabschnitte in guter Ausrichtung und guter Balance befinden und wird durch mangelhafte Ausrichtung oder durch äußere Kräfte, die das Gleichgewicht stören, vermehrt. Die Anti-Schwere-Muskeln des Rumpfes und der unteren Gliedmaßen arbeiten isometrisch, um die Stellung zu halten. Um diese Muskelgruppen zu erkennen, nimmt man an, daß die Schwere ungehindert auf einen Körper in aufrechter Stellung einwirken kann, wenn alle Muskeln allmählich entspannen. Das Ergebnis ist, daß der Körper sich „zusammenfaltet" und umfällt. Wenn die Anti-Schwere-Muskeln und die, die mit ihnen als Synergisten arbeiten, nun in Aktion gebracht werden, so kann der Körper wieder zum Stand gebracht werden. Die in Frage kommenden Muskelgruppen sind:

a. *Die kurzen Fußmuskeln* arbeiten zur Stabilisierung der Füße und um Krümmen der Zehen zu vermeiden, sodaß die Flexoren der Zehengrundgelenke die Grundgelenke der Zehen auf den Boden pressen können.

b. *Die Plantarflexoren des Fußes* arbeiten, um den Unterschenkel auf dem Fuß zu balancieren.

c. *Die Dorsalflexoren des Fußes* arbeiten, um die Wirkung der Plantarflexoren auszugleichen und um das mediale Längsgewölbe des Fußes zu stützen.

d. *Die Pronatoren* arbeiten, um die Wirkung der Supinatoren (Mm. tibialis anterior und posterior) auszugleichen und im Falle des M. peronaeus longus, um das Grundgelenk der Großzehe auf den Boden zu pressen.

Die Wechselwirkung von b, c und d kann der dreier Halteseile, die einen Flaggenmast stützen, verglichen werden. Die Spannung in allen dreien ist wechselseitig, eine Erhöhung in der Spannung des einen hat das Erschlaffen der anderen zur Folge. Wenn der Mast vollkommen ausbalanciert ist, dann ist die Spannung in allen drei Seilen minimal.

e. *Die Knieextensoren* arbeiten leicht.

f. *Die Hüftextensoren* arbeiten, um die Hüfte zu strecken und um das Becken auf den Hüftgelenken auszubalancieren. Leichte Arbeit der Außenrotatoren der Hüfte ist mit dem Anspannen der Beinmuskulatur und der Fußgewölbe verbunden.

g. *Die Extensoren der Wirbelsäule* arbeiten, um den Rumpf aufrecht zu halten. Wo ihre Wirkung in den lumbalen und zervikalen Bereichen eine vermehrte Krümmung und folgliche Verkürzung der Wirbelsäule zur Folge haben würde, werden sie von den Flexoren dieser Gegenden ausgeglichen, um eine Maximalverlängerung zu sichern.

h. *Die Flexoren der Lendenwirbelsäule* (Bauchmuskeln) arbeiten, um Überaktivität der Extensoren dieses Bereiches zu verhüten. Sie helfen auch, den richtigen Winkel der Beckenstellung zu erhalten und die Bauchorgane zu unterstützen.

i. *Die prävertebralen Halsmuskeln* arbeiten, um übermäßige Streckung des Halses zu kontrollieren und um die Halswirbelsäule gerade zu machen.

j. *Die Flexoren und Extensoren des Atlantookzipitalgelenkes* arbeiten wechselseitig, um den Kopf zu balancieren. Die Heber des Kiefers schließen den Mund.

k. *Die dorsale Schultermuskulatur* arbeitet, um die Schulterblätter zurückzuziehen, sodaß die Schultergelenkpfanne mehr oder weniger nach lateral zeigt.

1. Die Arme sind entspannt. Manchmal ist es jedoch nötig, die Außenrotatoren der Schulter einzusetzen, um sie in korrekter Stellung zu halten.

All die oben erwähnten Muskelgruppen stabilisieren den Körper in ventral - dorsaler Richtung. Zusätzlich muß eine ausgleichende Kontraktion der seitlichen Muskeln eintreten, um das Gleichgewicht beizubehalten.

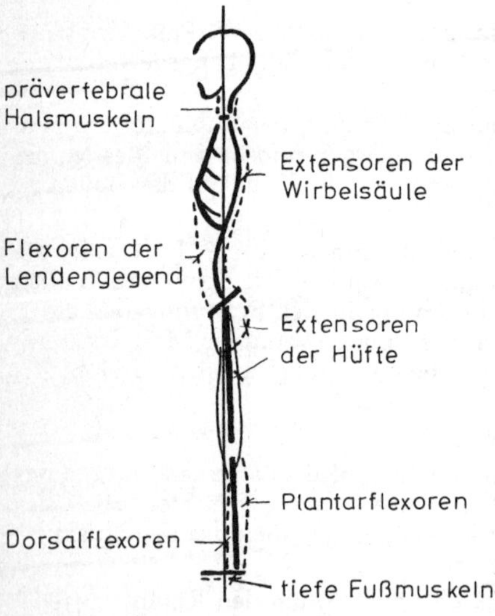

Abb. 27 **Stand**

Die aufrechte Haltung hat sich während der Entwicklung des Menschen ergeben, und sie muß von jedem Kind erlernt und geübt werden. Die Haltung in vollständigem Gleichgewicht verlangt ein Minimum an Anstrengung, daher muß sich die Haltung selbst und die verlangte Muskelarbeit zu ihrer Erhaltung beträchtlich hinsichtlich des anatomischen Baus jedes Einzelnen unterscheiden.

Wirkungen und Anwendungen. Da die Unterstützungsfläche relativ klein und der Schwerpunkt hoch ist, ist der Gleichgewichtszustand des Körpers verhältnismäßig weniger stabil als bei anderen Grundstellungen. Daher ist der Stand nur als Ausgangsstellung für Übungen für diejenigen geeignet, die sie korrekt beibehalten können. Die Muskelarbeit ist gering, wenn sichere Balance erreicht ist. Daher vermindert das Üben zur Erreichung und Beibehaltung eines befriedigenden Musters des Standes die Ermüdung und reguliert auch den Stellreflex. Die aufrechte Haltung des ganzen Körpers ist die Haltung der Wachsamkeit, in der der Thorax frei ist und die Bauchorgane gut unterstützt sind. Sie ist mit einem Gefühl der Freude und Leistungsfähigkeit verbunden, eine Tatsache, die sich beim Drama und beim Tanz zeigt und erkennen läßt.

Kniestand (Abb. 28)

Der Körper wird von den Knien unterstützt, die zusammen oder leicht auseinander sein können. Der Unterschenkel ruht auf dem Boden, mit plantarflektierten Füßen oder, wenn eine Behandlungsbank benutzt wird, können die Füße in Mittelstellung über dem Rand hängen. Der Rest des Körpers wird wie beim Stehen gehalten.

Muskelarbeit. Der Unterschenkel ist entspannt; der Körper muß in den Knien stabilisiert werden.

a. Es findet ein Wechselspiel zwischen den Flexoren und Extensoren des Knies statt zur senkrechten Ausbalancierung der Oberschenkel auf den Knien.

Die Muskelarbeit des restlichen Körpers ist wie beim Stand, außer daß

b. die Extensoren der Hüfte und die Flexoren der Lendenwirbelsäule stärker arbeiten, um den korrekten Winkel der Beckenstellung zu erhalten. Eine Verminderung in diesem Winkel und damit eine Vermehrung der Streckung der Lendenwirbelsäule tritt leicht in dieser Stellung auf. Der Grund ist die Spannung des M. rectus femoris, der ventral sowohl über die Hüft- als auch über die Kniegelenke gedehnt wird.

Wirkungen und Anwendungen. Obwohl der Schwerpunkt des Körpers relativ tiefer als beim Stehen ist, ist diese Stellung nur wenig stabiler und für die meisten Leute unbequem. Sie wird als Ausgangsstellung für Rückwärtsbewegungen in sagittaler Ebene benutzt und um die Kontrolle der Hüftgelenke und des unteren Rumpfes als Vorbereitung zum Stand zu üben. Dabei werden die Füße durch die Extensoren der Knie und die Dorsalflektoren der Füße auf den Boden gepreßt, sodaß der Unterschenkel als Unterstützung wirkt.

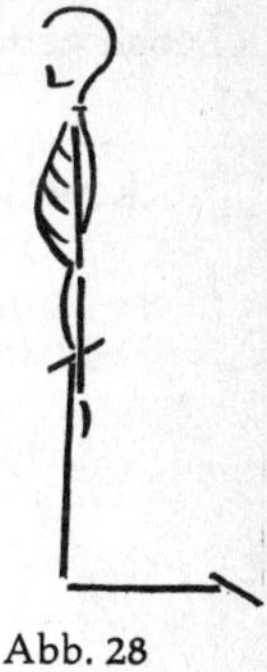
Abb. 28
Kniestand

Sitz (Abb. 29)

Diese Stellung wird auf einem Stuhl oder Hocker eingenommen, dessen Höhe und Breite es erlaubt, die Oberschenkel voll zu unterstützen und die Hüft- und Kniegelenke im rechten Winkel zu beugen. Die Knie werden genügend auseinander gehalten, um es den Oberschenkeln zu ermöglichen, parallel zu sein. Die Füße bleiben auf dem Boden, die Fersen senkrecht unter den Knien.

Muskelarbeit. Für die Einhaltung der Beinstellung ist keine Muskelarbeit nötig, da sie voll unterstützt sind. Die Flexoren der Hüften arbeiten, um einen rechten Winkel in diesen Gelenken beizubehalten und um der Tendenz zusammenzufallen vorzubeugen.

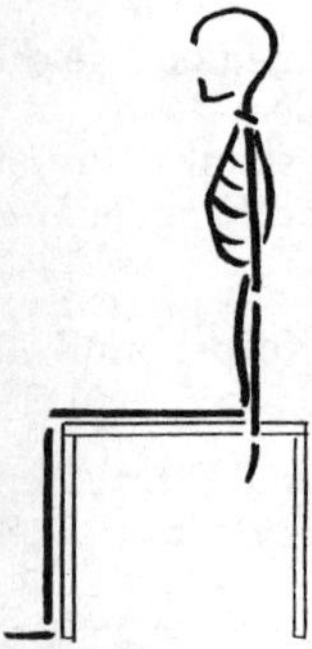

Abb. 29 Sitz

Die Muskelarbeit des restlichen Körpers ist dieselbe wie beim Stand.

Wirkungen und Anwendungen. Dies ist eine bequeme, natürliche und sehr stabile Stellung, die viel benützt wird. Sie ist besonders für diejenigen geeignet, die nicht die nötige Kraft und Kontrolle für die Beibehaltung einer schwierigeren Stellung haben. Laterale und rotierende Beweglichkeit des Beckens ist durch das Gewicht des Körpers und die Stellung der Beine ausgeschaltet, sodaß laterale und rotierende Bewegungen auf die Wirbelsäule beschränkt werden können. Da kein Körpergewicht auf die Beine übertragen wird, so können viele unbelastete Knie- und Fußübungen in dieser Stellung ausgeführt werden. Sie ist auch für das Üben von korrekter Ausrichtung des Oberkörpers in der üblichen Sitzstellung geeignet, die von der Mehrheit mehr als jede andere im täglichen Leben gebraucht wird.

Rückenlage (Abb. 30)

Diese ist die leichteste der Grundstellungen, da der Körper in Rückenlage vollständig unterstützt werden kann und so stabil wie möglich ist.

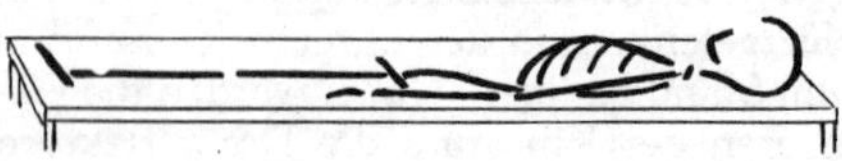

Abb. 30 Rückenlage

Muskelarbeit. Diese ist gering. Wenn der Körper auf einer harten Oberfläche wie dem Boden oder einer durchschnittlichen Behandlungsbank entspannt ist, dann rollt der Kopf zu einer Seite. Die Lendenwirbelsäule ist hohl auf Grund der Dehnung der Gewebe, die vor den Hüftgelenken liegen. Die Hüftgelenke fallen in Außenrotation. Dies tritt jedoch nicht auf bei einer weichen elastischen Oberfläche wie bei einer Sprungfedermatratze, die den Konturen des Körpers nachgibt und ihn vollständig unterstützt.

Wenn die liegende Stellung als Ausgangsstellung für Übungen benutzt wird, wird sie gewöhnlich auf einer festen Oberfläche ausgeführt. Folgende Muskelgruppen arbeiten leicht:

a. *Die Kopfrotatoren* beiderseits arbeiten wechselseitig, um die Haltung des Kopfes zu stabilisieren.

b. *Die Extensoren der Hüften* und die *Flexoren der Lendenwirbelsäule* arbeiten, um den Hang zum Hohlkreuz zu bekämpfen.

c. *Die Innenrotatoren der Hüfte* arbeiten, um die Beine in Mittelstellung zu halten, sodaß die Knie und Innenränder der Füße zusammengehalten werden können.

Wirkungen und Anwendungen. Dies ist eine leichte Stellung. Da der Rumpf entspannt ist und durch sein eigenes Gewicht fixiert wird, so ist es eine geeignete Ausgangsstellung für viele Übungen. Da die Ausrichtung des Körpers dieselbe wie beim Stand ist, so kann ein Training der Haltung in dieser Lage ausgeführt werden. In horizontaler Lage muß die Wirbelsäule nicht das Gewicht des Kopfes und der Schultern tragen. Sie neigt daher dazu, sich in die Länge zu ziehen und gerade zu richten. Dies ist ein Vorteil bei der Behandlung von Wirbelsäulendeformitäten. Die Atmung ist durch den Druck auf den dorsalen Teil des Thorax und durch den erhöhten Druck der Bauchorgane auf die untere Fläche des Zwerchfells leicht behindert. Oft macht dies die Lage ungeschickt für Patienten, die unter Atem- oder Herzbeschwerden leiden. Die Lage hindert die Rückkehr des Blutes vom Kopf und kann daher für ältere Menschen oder solche, die unter hohem Blutdruck leiden, ungeeignet sein.

Hang (Abb. 31)

Der Körper hängt an einer horizontalen Sprosse, die Unterarme sind proniert, die Arme gerade und mindestens schulterbreit auseinander. Der Kopf wird erhoben gehalten, und die Schultern werden nach unten- und zusammengezogen, sodaß der Hals so lang wie möglich erscheint. Der Rumpf und die Beine hängen gerade mit den Fersen zusammen. Die Füße sind plantarflektiert.

Muskelarbeit

a. *Die Flexoren der Finger* arbeiten verstärkt, um die Sprosse zu greifen.

b. *Alle Muskeln rund um das Handgelenk* arbeiten verstärkt, um die Belastung der Gelenke zu vermindern und arbeiten als Synergisten und Fixatoren mit den Flexoren der Finger.

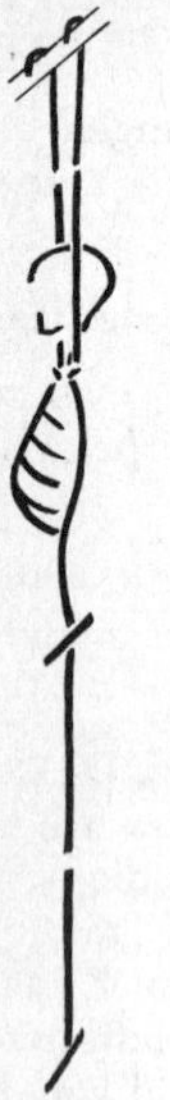

Abb. 31
Hang

c. *Die Flexoren der Ellenbogen* arbeiten, um die Belastung der Gelenke zu verringern.

d. *Die Adduktoren der Schultern* arbeiten verstärkt, um den Körper in den Schultergelenken zu heben (besonders dorsal der M. latissimus dorsi und ventral der M. pectoralis major).

e. *Die Senker, Retraktoren und Innenrotatoren der Schulterblätter* arbeiten verstärkt, um die Schulterblätter zu fixieren und um den oberen Rücken zu spannen.

f. *Die prävertebralen und dorsalen Nackenmuskeln* arbeiten wechselseitig, um die Stellung des Kopfes und Halses beizubehalten.

g. *Die Flexoren der Lendenwirbelsäule* und *die Extensoren der Hüfte* arbeiten, um den Hang zu korrigieren, der durch die Überfunktion des M. latissimus dorsi, der am Becken angreift, die Wirbelsäule hohl stellt.

h. *Die Adduktoren der Hüften* arbeiten, um die Beine zusammenzuhalten.

i. *Die Extensoren der Knie* können arbeiten, um volle Streckung zu erhalten.

j. *Die Plantarflexoren* lassen die Zehen zum Boden zeigen.

Wirkungen und Anwendungen. Da die Muskelarbeit für die Arme und den oberen Rücken ausgedehnt und kräftig ist, so ist die Stellung nur für die geeignet, bei denen muskuläre Kraft und Körpergewicht gut ausgewogen sind. Da das Gewicht der Schultern von der Wirbelsäule genommen ist und das Gewicht der Beine Zug auf sie ausübt, so wird sie gestreckt und verlängert. Diese Wirkung ist etwas durch die Arbeit des M. latissimus dorsi vermindert. Dennoch ist die Stellung nützlich, um das Gefühl korrekter Ausrichtung bei Fällen von Wirbelsäulenverkrümmungen beizubringen.

Der Thorax ist in Einatmungsstellung fixiert, und die Atmung ist erschwert, daher ist die Stellung ungeeignet für schwache Patienten, die unter Herz- und Atembeschwerden leiden. Die Wirkung der Körperstreckung ist anregend und wird sehr genossen, besonders von Kindern.

Abgeleitete Stellungen siehe Anhang, S. 278.

Beckenkippen

Bewegung in der Wirbelsäule und in den Hüftgelenken macht es für das Becken möglich, in einer Vielfalt von Haltungen stabilisiert zu werden. Es kann in ventraler - dorsaler Richtung gekippt oder seitlich geneigt oder rotiert werden.

a. **Ventral-dorsales Kippen.** In aufrechter Haltung kann der Winkel der Beckenkippung auf verschiedene Arten gemessen werden (Abb. 32):

1. Der Winkel, in dem eine gedachte Linie, durch die Symphyse und den Lumbosakralwinkel gezeichnet, im Verhältnis zu einer horizontalen Linie liegt, kann gemessen werden. Die Beckenkippung soll in stehender Stellung bei einem Winkel zwischen 50° und 60° normal sein.

2. Der Winkel der Beckenkippung soll im Stand normal sein, wenn die Spinae iliaca anterior superior und die Symphyse alle in derselben vertikalen Ebene liegen.

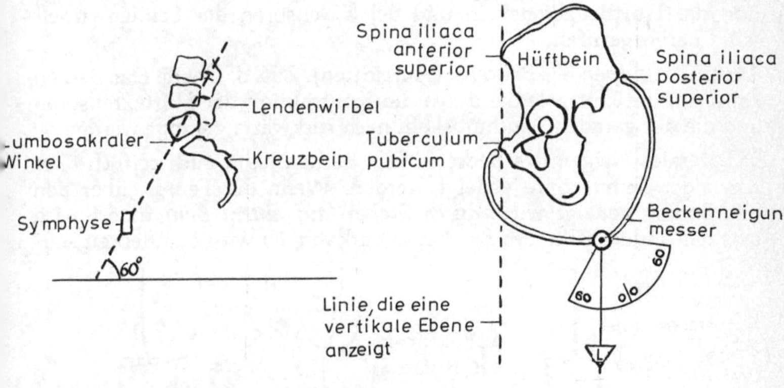

Abb. 32 Winkelmessung der Beckenkippung (Methode 1 *links* und 2 und 3 *rechts*)

3. Der Winkel des Beckenneigungsmessers, dessen einer Arm über die Symphyse und der andere über die Spinae posterior superior gelegt ist, beträgt ungefähr 30° im Stand, wenn die Beckenkippung normal ist.

Beibehalten des normalen Winkels bei ventral-dorsaler Beckenkippung. Der Winkel des Beckenkippens im *Stand* wird entweder stabilisiert durch die Spannung der Gewebe, die vor dem Hüftgelenk liegen und die den Winkel vor der Verkleinerung bewahren oder durch die Funktion der geraden Bauchmuskeln und der Hüftextensoren, die seine Vergrößerung verhüten.

Änderung im Winkel der ventral-dorsalen Beckenkippung (Abb. 33). Eine Zunahme des Winkels der Beckenkippung kann Vorwärtskippen des Beckens genannt werden. Eine Abnahme des Winkels der Beckenkippung kann Rückwärtskippen des Beckens genannt werden.

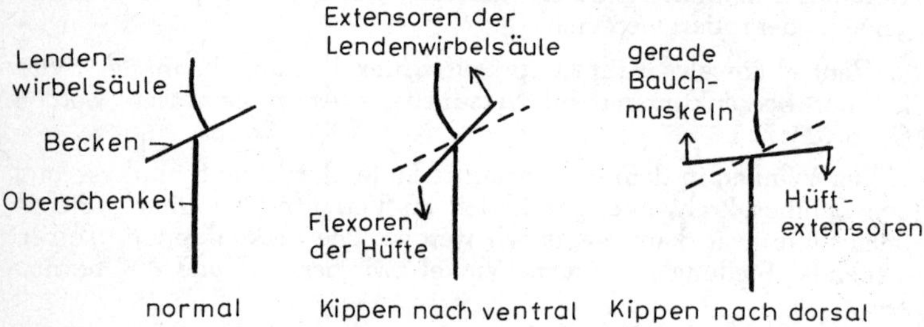

Abb. 33 Beckenkippung in ventral — dorsaler Richtung

Vorwärtskippen des Beckens. Bewegung des Beckens um die Hüftgelenke, um ein Vorwärtskippen zu bewirken, wird durch die Kontraktion der Hüftbeugemuskeln und der Extensoren der Lendenwirbelsäule hervorgerufen.

Rückwärtskippen des Beckens. (Aufrichten). Zus. d. Übers. Das Becken kann um die Hüftgelenke durch die Kontraktion der Hüftextensoren und die der geraden Bauchmuskeln nach rückwärts gekippt werden.

b. **Laterales Neigen des Beckens.** Das Becken kann auch seitlich über einen der Femurköpfe geneigt werden. Wenn der Femur, über den das Becken geneigt wird, durch *Stehen auf einem Bein* fixiert wird und das andere Bein sich frei bewegen kann, so wird das Becken seit-

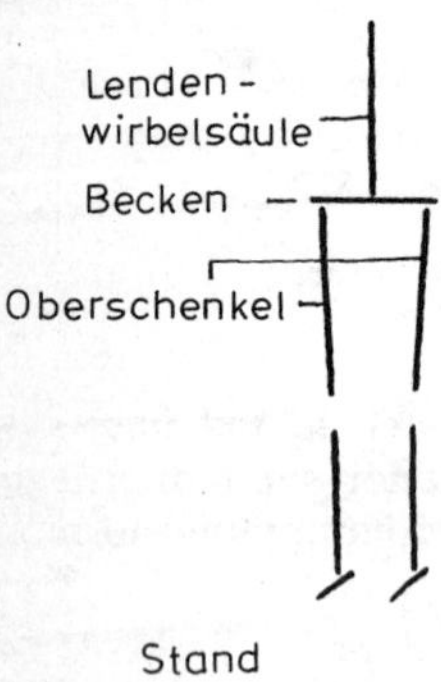

Abb. 34

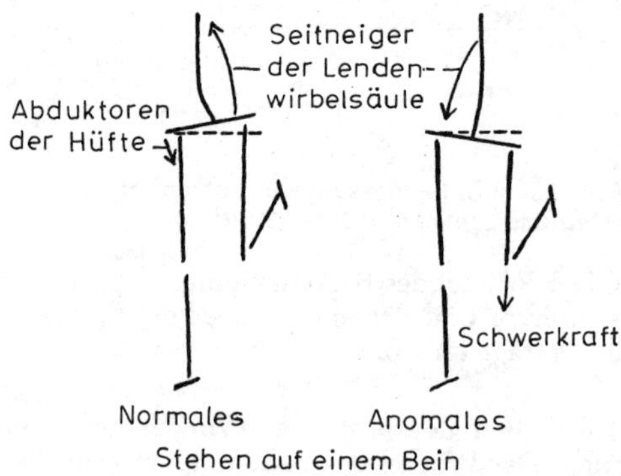

Abb. 35

lich geneigt, um den Schwerpunkt über die Unterstützungsfläche zu bringen und um so die Balance durch Ab- oder Adduktion im Hüftgelenk des fixierten Beines beizubehalten (Abb. 34). Eine seitliche Hebung des Beckens vom Unterstützungspunkt wird durch die Kontraktion der Hüftabduktoren des unterstützenden Beines bewirkt und beibehalten. Wenn dies eintritt, arbeiten die Seitbeuger der Lendenwirbelsäule auf der Gegenseite des unterstützenden Beines, um den Rumpf aufrecht zu halten.

Wenn das Körpergewicht auf ein Bein verlagert wird und die Hüftabduktoren entspannt oder insuffizient sind, so neigt sich das Becken seitlich und abwärts durch die Schwerkraft gegen die nicht unterstützte Seite (Abb. 35).

c. **Rotation des Beckens.** Das Becken kann auch rotiert werden, sodaß die Spina iliaca anterior superior auf einer Seite nach vorn geschoben wird. Diese Rotation ist mit einem Schritt in ventral-dorsaler Richtung verbunden, vorausgesetzt, es sind mehr als einige Zentimeter und beide Beine werden bewegt.

Aktive Bewegungen

Willkürliche Bewegung

Erklärung

Bewegung wird durch die willkürliche Arbeit von Muskeln, die gegen eine äußere Kraft arbeiten, ausgeführt und kontrolliert.

Einteilung

Freie Übung. Die arbeitenden Muskeln sind nur den Kräften der Schwere, die auf einen bewegten oder stabilisierten Körperteil einwirken, unterworfen.

Unterstützte Übung. Wenn die Muskelkraft oder Koordination unzulänglich ist, um eine Bewegung auszuführen, so wird eine äußere Kraft zur Kompensation angewandt.

Unterstützte Widerstandsübung. Muskeln können kräftig genug sein, gegen Widerstand in *einem* Bereich des Bewegungsausmaßes zu arbeiten, aber nicht in anderen Bereichen. Diese Übungsart gewährleistet, daß die äußeren angewandten Kräfte in jedem Bereich des Bewegungsausmaßes den Fähigkeiten der Muskeln angepaßt werden.

Widerstandsübung. Die Widerstandskräfte, die der Funktion arbeitender Muskeln gegeben werden, werden künstlich und systematisch je nach Entwicklung der Kraft und Ausdauer der Muskeln vergrößert.

Freie Übung

Freie Übungen sind solche, die durch des Patienten eigene muskuläre Anstrengung ausgeführt werden ohne andere Unterstützung oder ohne Widerstand irgendeiner äußeren Kraft als die der Schwere. Sie ändern sich sehr stark in Art und Wirkung nicht nur auf Grund ihrer Natur und des Ausmaßes der Bewegung, sondern auch der Ausführung entsprechend.

Diese Übungsart kann zur Erreichung jeder Wirkung, die Übung überhaupt hervorbringen kann, benutzt werden, vorausgesetzt sie wird verständig angewandt. Eine gewisse Entspannung wird durch rhythmische und pendelnde Übungen herbeigeführt; der Muskeltonus wird beibehalten und die Kraft dem Tempo, der Hebelkraft, der

Dauer der Übung und der Beziehung des bewegten Teiles zur Schwere entsprechend vermehrt. Die Koordination wird geübt und verbessert, wenn das natürliche Muster von Gruppenfunktion verwendet wird. Das Vertrauen in die Fähigkeit, Bewegung auszuüben und zu kontrollieren, wird hergestellt.

Der Erfolg zur Erreichung der verlangten Wirkung hängt nicht nur von der Auswahl einer geeigneten Übung und der Art der Ausführung ab, sondern auch von dem Grad der Mitarbeit, die der Patient leistet, und von der Geschicklichkeit des Lehrers.

Der große Vorteil der freien Übungen besteht in der Tatsache, daß sie dem Patienten zu eigen werden, sobald er die Technik der Ausführung gemeistert hat und er sich ihres Zweckes bewußt ist. Somit kann er üben, wann und wo es ihm gefällt. Ihm werden tatsächlich die Mittel gegeben, sich selbst zu heilen oder zu helfen, sich zu heilen und er muß sich zu diesem Zweck nicht länger auf andere verlassen.

Ob er sich der Übung zu seiner Hilfe zu Hause bedient oder nicht, das hängt weitgehend von seinem Verlangen nach Rehabilitation und seinem Vertrauen in die Wirksamkeit der Übung ab.

Der Nachteil der freien Übungen liegt darin, daß sie häufig ungenügende Ansprüche an das neuromuskuläre System des Patienten stellen, um die verlangte Maximalreaktion für schnelle Wiederentwicklung oder Verstärkung schwacher Muskeln zu erreichen. Herrscht muskuläre Unausgeglichenheit, so werden eher Ausgleichs- als Normalmuster der Bewegung benutzt, wenn die Bewegungen nicht sorgsam gelehrt und überwacht werden. Patienten, die eine Hirnverletzung erlitten haben oder die unfähig sind, Bewegung einzuleiten, können bei diesen Übungen solange nicht mitarbeiten, bis nicht ihre Ausführung erleichtert wurde und willkürliche Kontrolle hergestellt wurde.

Einteilung der freien Übungen. Freie Übungen können gemäß des Ausmaßes der betroffenen Gebiete eingeteilt werden. Sie können sein:

a. Lokalisiert

b. Allgemein.

a. Lokalisierte Übungen sind hauptsächlich vorgesehen, um eine lokale und bestimmte Wirkung zu erreichen, z. B. um ein bestimmtes Gelenk zu mobilisieren oder um bestimmte Muskelgruppen zu stärken. Bewegung wird auf ein oder mehrere Gelenke entweder durch Gebrauch einer geeigneten Ausgangsstellung beschränkt oder durch willkürliche Fixation anderer Bereiche durch die eigene muskuläre Anstrengung des Patienten.

b. Allgemeine Übungen schließen gewöhnlich den Gebrauch von vielen Gelenken und Muskeln des ganzen Körpers ein, und die Wirkung ist ausgedehnt, wie zum Beispiel beim Laufen.

Das Merkmal einer bestimmten Übung kann sein:

a. Subjektiv

b. Objektiv.

a. Subjektive Übungen sind gewöhnlich symmetrisch und bestehen aus mehr oder weniger endgradig ausgeführten anatomischen Bewegungen. Die Aufmerksamkeit des Patienten wird bewußt auf die Form und das Muster der Übung gerichtet, um die Genauigkeit der Ausübung zu sichern.

b. Bei objektiven Übungen ist die Aufmerksamkeit des Patienten während der Ausübung auf die Erreichung eines bestimmten Zieles gerichtet, das als Ergebnis seiner Anstrengung folgt, z. B. *Stand; Arm hochstrecken*, um eine Markierung an der Wand zu berühren oder um einen Ball zu werfen. Das Vorhandensein eines Zieles, das erreicht werden muß, regt den Eifer an, wie die sprichwörtliche Karotte vor der Nase des Esels. Jedoch muß darauf geachtet werden, daß die Genauigkeit der Bewegung nicht der Erreichung des Zieles geopfert wird; z. B. beim Gehen durch einen Raum, um eine Tasse Tee zu holen, darf sich die Qualität des Gehens nicht verschlechtern.

Technik der freien Übungen

1. Die Ausgangsstellung wird mit Sorgfalt ausgewählt und gelehrt, um die maximale Wirksamkeit der Stellung als Basis für die Bewegung zu sichern.

2. Die Anweisung wird so gegeben, daß sie das Interesse und die Mitarbeit des Patienten gewinnt und ihn dazu bringt, daß er sowohl das Muster als auch den Zweck der Übung versteht (s. Kapitel „Unterrichtung des Patienten", S. 271).

3. Das Tempo, in dem die Übung ausgeführt wird, hängt von der verlangten Wirkung ab. Es ist langsam während der Lernzeit, und später kann der Patient entweder seinen eigenen natürlichen Rhythmus finden, oder das verlangte Tempo wird von der Krankengymnastin diktiert. Oft hilft es dem Patienten, seinen natürlichen Rhythmus zu Hause beizubehalten, wenn er beim Üben unter Aufsicht ermutigt wird, laut zu zählen.

4. Die Dauer der Übung hängt weitgehend von der Leistungsfähigkeit des Patienten ab. Gewöhnlich sichert ein dreimaliges Ausführen jeder Übung, mit kurzen Ruhepausen oder einer Änderung der Tätigkeit dazwischen, ausreichendes Üben ohne übermäßige Ermüdung.

Wirkungen und Anwendungen von freien Übungen. Die Wirkung und folgende Anwendung jeder freien Übung hängen von der Natur der Übung, ihrem Ausmaß, der Intensität und der Dauer der Ausübung ab.

Entspannung. Rhythmisch schwingende Bewegungen und die, die pendelnder Art sind, unterstützen die Entspannung von hypertonen Muskeln im Bereich des bewegten Gelenkes. Die wechselnde und gegenseitige Kontraktion und Entspannung von gegenüberliegenden Muskelgruppen, die zur Aufrechterhaltung der Bewegung nötig sind, helfen, den normalen Zustand der Entspannung, der der Kontraktion folgt, wiederherzustellen. Diese Übungsart wird in Verbindung mit anderen Methoden, die Entspannung bewirken, benutzt. Sie verringert einen Zustand übermäßiger Spannung im Muskel, der das Ausmaß der Gelenkbewegung begrenzt und der die Wirksamkeit der neuromuskulären Koordination verringert.

Übungen, die bestimmte Muskelgruppen arbeiten lassen, erreichen nachdrücklich gegenseitige Entspannung der Antagonisten, z. B. unterstützt die Arbeit der dorsalen Schulterblattmuskulatur die Entspannung der Mm. pectorales.

Gelenkbeweglichkeit. Das normale Ausmaß der Gelenkbewegung wird durch endgradige Übungen erhalten. Wenn das Bewegungsausmaß eingeschränkt ist, so können rhythmisch schwingende Übungen, zusammen mit Nachfedern an der Grenze des freien Ausmaßes, dazu dienen, es zu vergrößern.

Muskelkraft und Tonus. Die Kraft und Ausdauer der arbeitenden Muskeln werden beibehalten oder erhöht als Folge der erzeugten Muskelspannung. Diese Spannung ist größer, wenn die Übung in langsamerem oder schnellerem als ihrem natürlichen Tempo ausgeübt wird, und sie nimmt mit der Dauer der Übung zu. Ein hoher Spannungsgrad und folgliche Zunahme an Kraft kann durch freie Übungen entwickelt werden. Voraussetzung ist, daß die Muskeln einige Zeit gegen den Widerstand des Körpergewichts arbeiten oder gegen den mechanischen Nachteil einer ungünstigen Hebelkraft einer langen und schweren Extremität.

Muskelkraft wird normalerweise durch ein Minimum an Alltagstätigkeiten ausreichend erhalten, die meisten Arbeiten werden im mittleren Bewegungsausmaß ausgeführt. Unter anomalen Bedingungen, zum Beispiel bei Ruhigstellung eines Gelenkes, kann jedoch die Kraft nur durch wiederholte isometrische Kontraktion, die der Patient während des ganzen Tages ausüben soll, erhalten oder verbessert werden.

Neuromuskuläre Koordination. Koordination wird durch die Wiederholung einer Übung verbessert. Wenn das Bewegungsmuster eingeführt ist, so wird es vereinfacht und wird wirkungsvoller. Die Leitung der notwendigen Impulse entlang den neuromuskulären Bahnen wird erleichtert. Übungen oder Tätigkeiten, die zur gleichen Zeit Konzentration und viel Anstengung verlangten, werden mit der Übung mehr oder weniger automatisch, und es wird Fertigkeit entwickelt, wie z. B. beim Gehen oder Klavierspielen.

Vertrauen. Die Ausführung von koordinierter und wirksamer Bewegung versichert den Patienten seiner Fähigkeit, subjektive Kontrolle seines Körpers zu erhalten. Sie gibt ihm Vertrauen dazu, andere und neue Tätigkeiten zu versuchen. Gleichzeitig geben sie ihm ein Gefühl der Heiterkeit und Befriedigung, wenn sie erfolgreich sind, wie zum Beispiel Seilspringen oder ein geschossenes Tor. Objektive Übungen und Tätigkeiten werden gewöhnlich für diesen Zweck angewandt.

Zusammenarbeit von Durchblutung und Atmung. Es ist offensichtlich, daß bei lebhafter und verlängerter Übung das Tempo und die Tiefe der Atmung erhöht werden, daß der Herzschlag schneller und kräftiger ist und daß Wärme entwickelt wird. Bei leichter Übung jedoch sind diese Veränderungen so gering, daß sie nicht bemerkt werden.

a. *Die Bedürfnisse des kontraktilen Gewebes.* Die kontraktilen Gewebe, die bei muskulärer Übung benötigt werden, verlangen freie Zufuhr von sauerstoffhaltigem Blut und die Entfernung der Stoffwechselprodukte, um der Muskulatur ihre weitere Tätigkeit zu ermöglichen. Um diesen Anforderungen zu genügen und um mit ihnen Schritt zu halten, müssen Kreislauf und Atemsystem zusammen arbeiten.

b. *Vorbereitung der Tätigkeit.* Es ist wahrscheinlich, daß auch die Großhirnrinde, die muskuläre Kontraktion einleitet, den Körper vorbereitet, um die Bedürfnisse des beteiligten Gewebes zu decken, indem sie sich mit den Atem-, Herz- und Kreislaufzentren in Verbindung setzt. Diese sind Teil des autonomen Nervensystems. Sympatische Fasern dieser Zentren leiten Impulse zu den entsprechenden Organen, die, mit Hilfe von Adrenalin, das in den Blutstrom ausgeschickt wird, ausgedehnte Ergebnisse hervorrufen. Diese Ergebnisse schließen vermehrte Atmung, erhöhte Frequenz des Herzschlags, eine Erhöhung des arteriellen Blutdrucks und eine andere Verteilung des Blutes mit ein, sodaß das Volumen des Blutes in den Muskeln auf Kosten der Blutmenge in den Eingeweide- und Hautgebieten vergrößert wird.

All diese Veränderungen treten rein als Ergebnis der Erwartung einer Übung auf, wie diejenigen wissen werden, die an Wettkampfsport teilgenommen haben.

c. *Lokale Durchblutungsänderungen in den Muskeln.* Während aktiver Übung erweitern sich die Kapillaren in den arbeitenden Muskeln, und ihre Durchlässigkeit wird erhöht. Viele Kapillaren, die bei ruhendem Muskel verschlossen waren, öffnen sich, und Blut durchströmt sie. Auf diese Weise wird die Aufnahmefähigkeit der Muskeln für Blut merklich erhöht, und der Austausch von Brennstoff und Abfallprodukten zwischen Blut und Gewebsflüssigkeit wird erleichtert.

d. *Regulierung von Durchblutung und Atemfunktion während der Übung.* Der venöse Rückstrom zum Herz ist während der Übung vermehrt und resultiert in einer Erhöhung des Herzminutenvolumens. Der vermehrte venöse Rückstrom wird teils durch die Druckveränderungen in den Bauch- und Thoraxhöhlen verursacht, die von erhöhten Atembewegungen herrühren. Dadurch entsteht eine pumpende Tätigkeit auf die großen Venen in Herzrichtung. Zum Teil wird der vermehrte venöse Rückstrom durch den Druck der kontrahierenden Muskeln auf die dünnen Wände der peripheren Venen verursacht. Klappen in diesen Venen verhindern den Rückstrom, wenn der Druck nachläßt.

Muskuläre Kontraktion erhöht sowohl den Kohlendioxydgehalt als auch die Temperatur des Blutes, und beide Faktoren regen das Durchblutungs- und Atemzentrum zu weiterer Tätigkeit an. Der Anstieg der Körpertemperatur wird durch die Erweiterung der Hautkapillaren und die Erregung der Schweißdrüsen in normalen Grenzen gehalten. Dadurch kann die Wärme an der Oberfläche abgegeben werden.

Aktive Übung kann demnach zu Vermehrung der Atmung benutzt werden, ferner, um sowohl die lokale als auch allgemeine Durchblutung zu verbessern und um den Herzmuskel zu belasten.

Die Wirkung aktiver Übung als Ganzes ist so weitreichend und ändert so sehr ihre Intensität der Natur der Übung entsprechend, daß sie hier nur in kürzestem Umriß beschrieben worden ist.

Unterstützte Übung

Grundlagen der Unterstützung. Wenn die Kraft, die durch Muskelfunktion auf einen der Körperhebel ausgeübt wird, für die Erzeugung oder Kontrolle von Bewegung unzureichend ist, dann kann eine äußere Kraft zu ihrer Vergrößerung hinzugefügt werden. Diese äußere Kraft muß in Richtung der Muskelfunktion, aber nicht notwendigerweise in demselben Punkt angreifen, da ein mechanischer Vorteil durch die Erhöhung der Hebelkraft gewonnen werden kann. Die Größe dieser unterstützenden Kraft muß gerade ausreichend sein, um die Muskelfunktion zu vergrößern und darf nicht als Ersatz für sie arbeiten. Denn, wenn sie das tut, ergibt sich passive Bewegung. Mit der Zunahme der Muskelkraft muß die gegebene Unterstützung entsprechend abnehmen (Abb. 36).

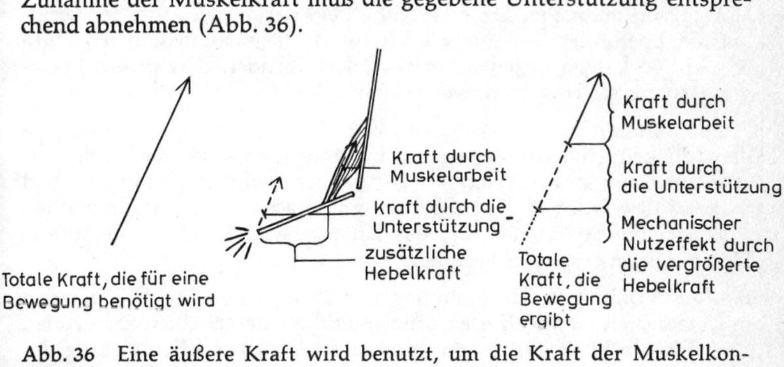

Abb. 36 Eine äußere Kraft wird benutzt, um die Kraft der Muskelkontraktion zu ergänzen

Technik. Die allgemeine Absicht ist eine Sicherung. Die leistungsfähigen Muskeln sollen ihre Maximalanstrengung zur Erzeugung von Bewegung ausüben. Dabei sollen sie unter Bedingungen stehen, die zur Erleichterung ihrer Funktion bestimmt sind. Die unterstützende Kraft wird nur angewandt, um diese Maximalanstrengung zu vergrößern und nicht, um für sie als Ersatz zu arbeiten.

1. *Ausgangsstellung.* Stabilität des ganzen Körpers sichert, daß die volle Aufmerksamkeit des Patienten auf das Bewegungsmuster und die dafür verlangte Anstrengung konzentriert wird.

2. *Bewegungsmuster.* Dieses muß vom Patienten gut gekannt und verstanden werden. Es kann durch passive Bewegung gelehrt werden oder, im Falle von Extremitätenbewegung, durch aktive Bewegung des kontralateralen Gliedes.

3. *Fixation.* Ausreichende Fixation des proximalen Gelenkabschnitts verbessert die Leistungsfähigkeit der bewegenden Kräfte. Möglichst sollte diese Fixation durch aktive Mittel erreicht werden, sodaß die schwachen Muskeln Verstärkung von der Funktion der Muskeln erhalten können, mit denen sie sich normalerweise (Synergisten) Zus. d. Übers. für die Erregung von willkürlicher Bewegung verbinden. Tritt eine Neigung auf, Bewegung auf Nachbargelenke zu übertragen, um die Leistungsfähigkeit schwacher Muskeln auszugleichen, so muß die Bewegung in diesen Gelenken durch manuellen Druck oder andere Fixationsmittel kontrolliert oder „zurückgehalten“ werden, sodaß die Bewegung in dem verlangten Gelenk einsetzt.

4. *Unterstützung.* Der bewegte Körperteil wird dauernd unterstützt, um die Belastung der geschwächten Muskeln durch Ausgleichen der Schwerkraftswirkungen zu verringern. Diese Unterstützung kann durch die Hand der Krankengymnastin, Aufhängeschlingen, eine polierte horizontale Oberfläche wie das Reedukationsbrett, den Auftrieb des Wassers oder durch Kugellagerrollschuhe geliefert werden. Der Vorteil von manueller Unterstützung liegt darin, daß er in der geeignetsten Ebene der Bewegung wirkungsvoll sein kann und die Hilfe je nach Verlangen in jedem aufeinanderfolgenden Bereich des Bewegungsausmaßes eingestellt werden kann.

5. *Die antagonistischen Muskeln.* Zur Verringerung der Spannug in den Muskeln, die zur Bewegung antagonistisch sind, muß jede Anstrengung gemacht werden. Die Ausgangsstellung der Bewegung soll so gewählt werden, daß die Spannung in diesen Muskeln minimal ist, z. B. ist eine Stellung, in der das Knie gebeugt ist, für unterstützte Dorsalflexion des Fußes geeignet.

6. *Zug.* Vorausgehende Dehnung der schwachen Muskeln, um den myostatischen (Dehn) Reflex hervorzulocken, liefert einen kraftvollen Reiz für die Kontraktion. Auch andere Mittel zur Erleichterung der Muskelfunktion können benutzt werden.

7. *Unterstützende Kraft.* Die Kraft, die zur Vergrößerung der Muskelfunktion benutzt wird, wird in Richtung der Bewegung angewandt, vorzugsweise durch die Hände der Krankengymnastin. Die Hände sollten so plaziert sein, daß sie auf dem Hautgebiet des Patienten ruhen, das in Richtung der Bewegung zeigt. In einigen Fällen können die eigenen Hände des Patienten die Hände der Krankengymnastin ersetzen, vorausgesetzt, er versteht die Handlungsweise vollständig.

Das Bewegungsausmaß ist so groß wie möglich. Da jedoch die Kraft der Muskeln in verschiedenen Teilen des Ausmaßes variiert, so ist in einigen Bereichen mehr Unterstützung als in anderen nötig. Im allgemeinen wird die meiste Unterstützung beim Beginn der Bewegung zur Überwindung der Anfangsträgheit und am Ende zur Vervollständigung des Bewegungsausmaßes verlangt. Die Unterstützung durch mechanische Mittel ändert sich in verschiedenen Bereichen des Bewegungsausmaßes nach bestimmten physikalischen Gesetzen. Daher kann sie nicht den genauen Anforderungen der Muskeln entsprechen. Das Ergebnis ist, daß die Maximalanstrengung der Muskulatur selten hervorgebracht wird. Allzuhäufig wird die Bewegung in ihrer Art passiv.

8. *Art der Bewegung.* Die Bewegung ist im Grunde genommen fließend, da dies kennzeichnend für leistungsfähige willkürliche Bewegung ist, und sie wird als Antwort auf ein eindringliches Kommando ausgeführt, das die volle Aufmerksamkeit des Patienten verlangt. Das Tempo der Bewegung hängt von den in Frage kommenden Muskeln ab, da jeder seinen eigenen optimalen Grad der Kontraktion hat, der je nach Struktur und Widerstand variiert. Allgemein gesprochen kontrahieren sich spindelförmige Muskeln schnell, und vielgefiederte brauchen längere Zeit. Von sehr schwachen Muskeln kann man nicht erwarten, daß sie eine ununterbrochene Kontraktion hervorbringen, und daher wird Unterstützung „schrittweise" mit der Kontraktion gegeben, die anfangs nur als Zuckung wahrnehmbar sein kann. Wenn die Kraft zunimmt, kann das Tempo der Bewegung abnehmen.

9. *Wiederholungen.* Wie oft die Bewegung wiederholt wird, hängt davon ab, ob es als ratsam oder schädlich angesehen wird, den betreffenden Muskel zu ermüden. Deshalb muß der Zustand, der die Schwäche verursacht hat, bekannt und verstanden sein.

10. *Die Mitarbeit des Patienten* ist während dieser Art Übung wesentlich. Das Ziel ist, kontrollierte aktive Bewegung ohne Unterstützung zu erlangen. Es ist konzentrierte Anstrengung notwendig, um den Patienten zu ermutigen, alles zu tun, um die Bewegung zustande zu bringen. Daher sollte mit wohlverdientem Lob nicht gekargt werden. Die Fähigkeit, Ergebnisse zu sehen und zu fühlen, was vor sich geht, ist eine große Hilfe für den Patienten, sodaß er ermuntert werden kann, seine Muskeln bei der Kontraktion zu tasten.

Wirkungen und Anwendungen der unterstützten Übung

(I) Die arbeitenden Muskeln wirken bei einer Bewegung, die sie ohne Hilfe nicht zustande bringen können, zusammen, vorausgesetzt die Maximalleistung, zu der sie fähig sind, wird von schwachen Muskeln verlangt, und die unterstützende Kraft wird nur ergänzend benutzt; so gewinnen diese Muskeln an Kraft und Hypertrophie.

Diese Art Übung kann in den frühen Stadien der neuromuskulären Schulung angewandt werden.

(II) Die Erinnerung an das Muster koordinierter Bewegung wird durch die korrekte Ausführung einer Bewegung angeregt, die der Patient unmöglich ohne Unterstützung erzielen kann. Durch häufiges Wiederholen der korrekten Muster mit verringerter Unterstützung kann der Patient die Kontrolle der Bewegung wiedererlernen, da die Leitung der Impulse in den neuromuskulären Bahnen erleichtert wird.

Daher können unterstützte Übungen beim Üben der Koordination helfen.

(III) Das Vertrauen in die Fähigkeit, sich bewegen zu können, wird hergestellt, wenn der Patient die Bewegung beobachtet. Ebenso durch die Tatsache, daß seine Muskeln für die Erzeugung der Bewegung zusammenarbeiten. Das Wissen, daß die Extremität dauernd unterstützt ist und daß die versuchte Bewegung erreicht wird, ermutigt den Patienten zur Maximalanstrengung.

Wenn eine Bewegung trotz Schmerzen in den Gelenken beibehalten werden muß, so sind diese Übungen sehr nützlich, z. B. bei rheumatoider Arthritis.

(IV) Das Ausmaß von wirkungsvoller Gelenkbewegung kann durch unterstützte Übung vergrößert werden. Da jedoch sowohl das Ausmaß als auch die Kontrolle oft von der Leistungsfähigkeit der über dem Gelenk arbeitenden Muskeln abhängt, so ist eine Technik, die Widerstandsübungen anwendet, für die Muskeln gewöhnlich vorzuziehen.

Unterstützte Widerstandsübung

Diese Art Übung besteht aus einer Kombination von Unterstützung und Widerstand während einer einzigen Bewegung. Wenn sie möglich ist, ist sie der unterstützten Übung vorzuziehen, da sie den Bedürfnissen der Muskeln mit größerer Genauigkeit entgegenkommt.

Widerstandsübung

Grundlagen des Widerstands. Eine äußere Kraft kann an den Körperhebeln angreifen, um der Kraft der Muskelkontraktion entgegenzuwirken. Die Spannung wird durch die entgegenwirkende Kraft (oder den Widerstand) in den Muskeln erhöht, und die Muskeln antworten mit einer Vermehrung ihrer Kraft und mit Hypertrophie. Die Zunahme der muskulären Entwicklung tritt als Antwort auf die Zunahme von intramuskulärer Spannung auf. Daraus folgt, daß die Anwendung des maximalen Widerstandes, der mit der Fähigkeit der Muskeln, ihn zu überwinden, übereinstimmt, das Maximum an Entwicklung hervorholen wird.

Die Widerstandskraft, auf eine isotonische Kontraktion angewandt, muß ausreichen, um die intramuskuläre Spannung bis zum Maximum zu erhöhen. Sie darf nicht auf die Fähigkeit der Muskeln, koordinierte Bewegung zu erzeugen, störend einwirken. Eine Maximalerhöhung an intramuskulärer Spannung während einer isometrischen Kontraktion wird durch einen Widerstand hervorgerufen, der der Fähigkeit der Muskeln, einen Halt beizubehalten, gleichkommt.

Fünf Faktoren tragen zur Entwicklung muskulärer Leistungsfähigkeit bei. Diese sind Kraft, Ausdauer, Volumen, Schnelligkeit der Kontraktion und Koordination. Die ersten drei stehen in gegenseitiger Beziehung und können durch die Anwendung von Widerstandsübung trainiert werden.

Kraft entwickelt sich als Antwort auf die Anwendung des Maximalwiderstandes, der mit der Fähigkeit der Muskeln, ihn zu überwinden, übereinstimmt. Daher kann die Kraft zunehmen, wenn die Muskeln gegen einen allmählich zunehmenden Widerstand arbeiten. Da der wesentliche Faktor für die Kraftentwicklung die Größe des Widerstandes ist, so wird die Methode, die sie fördert *„starke Widerstands- geringe Repetitionsübung"* genannt. Die Zahl der Bewegungen ist relativ gering, um den Widerstand so groß wie möglich zu halten.

Ausdauer ist eine Qualität, die sich auf Grund wiederholter Kontraktion entwickelt, daher wird die in diesen Fällen benutzte Methode *„leichte Widerstands- häufige Repetitionsübung"* genannt, da die Anzahl der Kontraktionen der wichtige Faktor ist.

Volumen, das als Anzeichen von Hypertrophie beobachtet und gemessen werden kann, entwickelt sich gewöhnlich proportional der Kraft. Es dient als Mittel, dem Patienten einen Fortschritt zu zeigen, obgleich es nicht immer ein verläßliches Zeichen erfolgreicher Behandlung ist.

Die Fertigkeit, die Leistungsfähigkeit der Muskeln in jedem Stadium der Behandlung zu schätzen und sie mit dem richtigen Widerstand zu behandeln, ist das Wesentliche für den Erfolg der angewandten Widerstandsübungen.

Schwankungen der Muskelkraft in verschiedenen Bereichen ihres Bewegungsausmaßes. Muskeln, die fähig sind, ein beträchtliches Ausmaß an Gelenkbewegung hervorzubringen, sind nicht in allen Bereichen ihres Bewegungsausmaßes gleich kräftig.

Physiologisch sind Muskeln fähig, ihre größte Kraft auszuüben, wenn sie voll gedehnt sind, d. h. im äußeren Bewegungsausmaß. Ihre Kraft verringert sich, wenn sie sich verkürzen. Dies ändert sich jedoch im Fall einiger Muskeln durch mechanische Faktoren. Ein Beispiel ist der Zugwinkel der Ansatzsehne, d. h. die Wirkung des Zuges auf den Hebel ist am größten, wenn sich der Zugwinkel dem rechten Winkel nähert.

Zum Beispiel: Physiologisch sind die Flexoren des Ellbogens in ihrem äußeren Bewegungsausmaß am kräftigsten, mechanisch sind sie jedoch ungefähr im mittleren Bereich am kräftigsten. Wenn diesen beiden Faktoren Rechnung getragen wird und die Überwindung der anfänglichen Trägheit zu Beginn der Bewegung in Betracht gezogen wird, kann ungefähr geschätzt werden, daß diese Muskeln im äußeren Bereich des mittleren Bewegungsausmaßes am wirkungsvollsten sind. Dies kann tatsächlich durch Versuche bewiesen werden.

Es scheint jedoch, daß die relative Wichtigkeit dieser Faktoren in verschiedenen Muskelgruppen variiert. Aber allgemein gesprochen wird gefunden, daß jede Gruppe in dem Bereich am kräftigsten ist, in dem sie gewohnheitsgemäß benutzt wird, d. h. die Armheber im äußeren Bewegungsausmaß, Hüftextensoren im inneren Bewegungsausmaß. Indem man manuellen Widerstand gibt, können diese Schwankungen der Kraft gefühlt und der Widerstand entsprechend ausgeglichen werden. Andere Mittel um Widerstand zu geben, sind von diesem Standpunkt aus gesehen nicht so genau.

Technik der Widerstandsübung

1. **Ausgangsstellung.** Bequemlichkeit und Stabilität für den ganzen Körper garantieren, daß die volle Aufmerksamkeit des Patienten auf das Bewegungsmuster und die verlangte Anstrengung zur Überwindung des Widerstandes konzentriert wird.

2. **Bewegungsmuster.** Dieses muß dem Patienten gut bekannt sein und kann als passive oder freie Übung gelehrt werden. Das ausgewählte Muster sollte möglichst eines sein, das die Kontraktion der Muskeln im vollen Bewegungsausmaß erlaubt. Es sollte auf ein natürliches Muster zweckvoller Bewegung gegründet sein.

3. **Stabilisierung.** Stabilisierung des Knochens, an dem der Muskel entspringt, oder der Knochen von Muskeln, denen Widerstand gegeben wird, verbessert ihre Leistungsfähigkeit. Diese Stabilität ist bei einem natürlichen Bewegungsmuster selten, da es ständig den Umständen der Bewegung angeglichen wird. Vorausgesetzt die Muskeln, die normalerweise für die Stabilisierung verantwortlich sind, sind leistungsfähig geblieben, so sollten sie auch für diesen Zweck benutzt werden, da ihre Funktion Verstärkung für die bewegungserzeugenden Muskeln darstellt. Wenn jedoch die Neigung besteht, daß die Bewegung auf Nachbargelenke übertragen wird, sodaß sich das Bewegungs-

muster ändert, dann müssen zusätzliche Fixationsmittel, wie manueller Druck oder ein Gurt zur Sicherung der Bewegung in dem verlangten Gelenk angewandt werden.

4. **Zug.** Vorausgehende Dehnung der Muskeln, um den myostatischen (Dehn) Reflex zu erreichen, stellt ein kräftiges Reizmittel für die Kontraktion dar. Zug, während des ganzen Bewegungsausmaßes beibehalten, erleichtert Gelenkbewegung, erhält die Spannung der Muskeln und vergrößert so die Wirkung der widerstandsgebenden Kraft.

5. **Widerstandsgebende Kraft.** Eine Vielfalt von Mitteln kann als Kraft angewandt werden, die der Kontraktion der arbeitenden Muskeln Widerstand gibt, z. B. manueller Druck, Gewichte, Federn usw. Aber in jedem Fall sollte sie in einer Weise angewandt werden, die sichert, daß Druck auf dem Hautgebiet des Patienten in Richtung der Bewegung ausgeübt wird. Der Vorteil manuellen Druckes liegt in der genauen Anpassungsfähigkeit an die Muskelkraft unter allen Bedingungen und in jedem Bereich des Bewegungsausmaßes. Manueller Druck hat aber den Nachteil, daß er nicht leicht gemessen werden kann. Mechanische Widerstände sind gewöhnlich meßbar und stellen daher ein nützliches Mittel dar, um einen Fortschritt aufzuzeichnen.

Die Größe der widerstandsgebenden Kraft ändert sich im Verhältnis zur Muskelkraft und entspricht so dem Zweck, zu dem sie angewandt wird. Maximaler Widerstand bringt maximale Leistung der Muskeln hervor und wird daher zur Entwicklung von Kraft und Hypertrophie verwandt. Da die Eigenschaft der muskulären Ausdauer durch wiederholte Kontraktion gegen Widerstand entwickelt wird, ist letzterer erheblich kleiner als maximal und erlaubt eine größere Anzahl von Wiederholungen.

6. **Art der Bewegung.** Die Bewegung ist im wesentlichen fließend und dauernd kontrolliert. Die in Frage kommende Anstrengung verlangt die volle Aufmerksamkeit des Patienten. Das Tempo der Bewegung entspricht dem optimalen Grad der Kontraktion für die bestimmte Muskelgruppe in ihrem Verhältnis zum Widerstand, den die Last ersetzt. Das Bewegungsausmaß ist, wenn möglich, endgradig. Widerstand kann jedoch in jeglichem Bereich des Bewegungsausmaßes, der geeignet oder erwünscht ist, angewandt werden. Den Muskeln kann so Widerstand gegeben werden, daß sie an jedem beliebigen Punkt in ihrem Bewegungsausmaß statisch arbeiten.

7. **Wiederholungen.** Die Zahl der Wiederholungen ändert sich dem Zustand und dem einzelnen Patienten entsprechend. Es ist nicht ratsam, eine Faustregel hinzunehmen.

Leichte Widerstands- häufige Repetitionsübungen scheinen für ältere Patienten, deren Muskeln weniger elastisch als die von jüngeren und kräftigeren sind, eher geeignet zu sein. Sie haben sich bei Zuständen wie z. B. Osteo-Arthrosis als wirksam erwiesen. Starke Widerstands- geringe Repetitionsübungen bauen auf der anderen Seite zweifellos

Kraft und Hypertrophie der Muskeln auf. Ursache kann eine Inaktivität als Ergebnis einer traumatischen Verletzung oder nach einer Operation sein, z. B. Meniskusextirpation. Besteht ein Erguß oder eine Gelenkveränderung, wie bei rheumatoider Arthritis, so sind statische Widerstandskontraktionen mit einer häufigen Repetitionszahl wertvoll, um die muskuläre Leistungsfähigkeit beizubehalten. Sie können in jedem Bereich des Bewegungsausmaßes, der schmerzfrei ist, ausgeführt werden. Die Zahl der Wiederholungen kann auch durch den Wunsch oder die Gegenindikation den neuromuskulären Mechanismus bei der Behandlung eines bestimmten Zustandes zu ermüden, bestimmt werden.

8. **Mitarbeit des Patienten.** Die Anstrengung des Patienten und sein Interesse an der Behandlung spielen zweifellos eine wichtige Rolle bei der Entwicklung seiner Muskeln durch Widerstandsübungen. Interesse wird durch Genauigkeit der Anwendung des Widerstandes, regelmäßige Messung und Aufzeichnung des Fortschrittes, mündliche Ermutigung und in geeigneten Fällen durch Wettbewerbe geweckt.

Widerstände

Eine andere Art des Widerstandes als die durch die Schwerkraft oder Reibung kann geschaffen werden durch:

1. Die Krankengymnastin
2. Den Patienten
3. Gewichte
4. Rollenzüge mit Gewicht
5. Federn und andere elastische Geräte
6. Verformbare Substanzen
7. Wasser.

1. **Widerstand durch die Krankengymnastin.** Dieser wird meist manuell in Richtung der Bewegung gegeben. Die Hand der Krankengymnastin liegt auf dem Hautgebiet, das in Richtung der Bewegung zeigt. Um Kraftverschwendung zu vermeiden und um fließenden kontrollierten Druck zu sichern, muß die Stellung der Krankengymnastin in einer Richtung mit der Bewegung sein, sodaß sie ihre Verlagerung und ihr Körpergewicht ausnutzen kann (Abb. 37). Zug und Druck

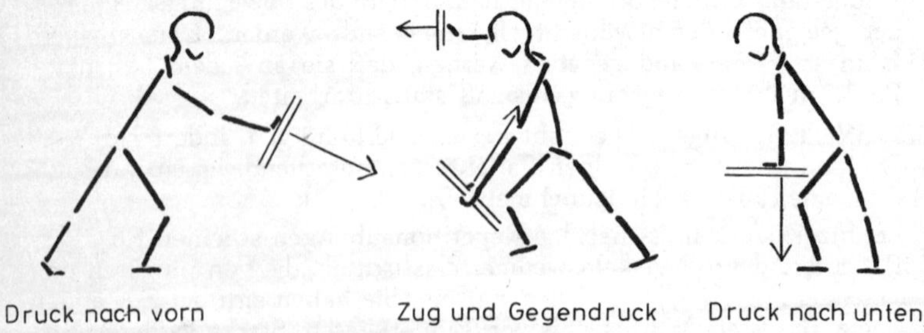

Abb. 37 Die Stellung der Krankengymnastin

kann durch die Bewegung hindurch beibehalten werden. Der Widerstand ändert sich entsprechend den Kräfteschwankungen in den verschiedenen Teilen des Bewegungsausmaßes.

2. **Widerstand durch den Patienten.** Der Patient kann seiner eigenen Bewegung mit einer gesunden Extremität Widerstand leisten oder durch den Einsatz seines eigenen Körpergewichts. Letztere Methode wird wahrscheinlich genauer als freie Übung bezeichnet, aber sie wird hier mit eingeschlossen. Der Widerstand ist offensichtlich größer, wenn, wie in diesem Fall, die Muskeln mit umgekehrtem Ursprung und Ansatz arbeiten, um den Rumpf gegen die Extremität zu bewegen. Diese Art Widerstand ist brauchbar, aber sie neigt dazu, unzuverlässig zu sein, da sie von der Krankengymnastin nicht gemessen oder getastet werden kann. Sie verlangt sorgsame Anweisung, Mitarbeit und Verständnis des Patienten.

Beispiele. Aus dem Sitz auf dem hohen Hocker kann den Extensoren eines Knies durch das Gewicht und den Druck des anderen Beines bei gekreuzten Fußgelenken Widerstand gegeben werden (Abb. 38).

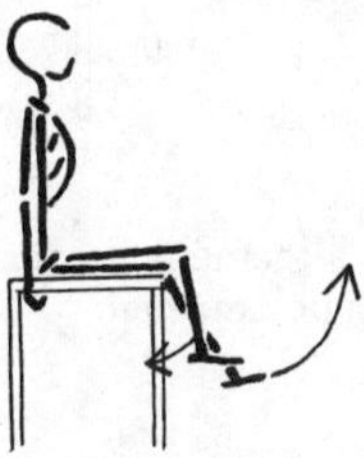

Widerstand gegen den Quadrizeps

Abb. 38

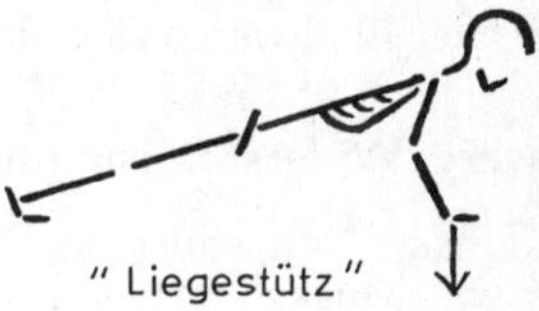

" Liegestütz "

Abb. 39

Der Körper kann durch die Arme, wenn ihre Kraft ausreicht, vom Boden hochgestemmt werden (Abb. 39).

3. **Widerstand durch Gewichte.** Die direkte Anwendung von Gewichten auf den Körper bildet eine einfache und wirkungsvolle Methode für Widerstandsübungen. Das erforderliche Gerät sind gewöhnliche Sandsäcke, Metallgewichte oder ein Medizinball, die in der Hand gehalten oder durch einen Gurt an einem Schuh befestigt werden. Sie können auch an jedem anderen Körperteil angebracht werden. Werden Sandsäcke oder Metallgewichte benutzt, so kann eine Segeltuchtasche um das Glied geschnallt werden, und jede Anzahl von Gewichtseinheiten kann in diese Tasche hineingesteckt werden, um den erforderlichen Widerstand zu geben. Es ist wichtig, daß die Befestigungsmittel angenehm und wirksam sind, aber sie brauchen nicht kompliziert zu sein.

Bei dieser Methode muß der Widerstand notwendigerweise in Richtung der Schwerkraft gehoben werden. Seine Wirkung nimmt fortschreitend zu, wenn das Gewicht vom Körper wegbewegt wird. Es ist eine brauchbare Methode und geeignet für Heimübungen, nachdem angemessene Anweisung gegeben wurde.

Beispiele. Heben eines Gewichtes, das in der Hand gehalten wird oder am Fuß festgemacht ist oder Werfen eines Medizinballes sind allgemeine Beispiele (Abb. 40).

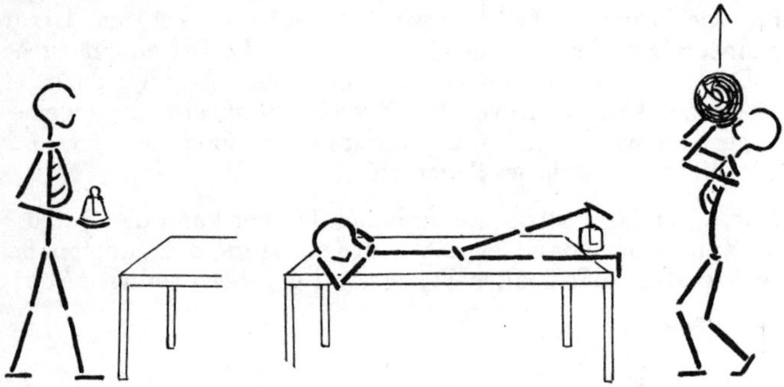

Abb. 40

Widerstand durch Gewichte wird auch allgemein in der Technik benutzt, die als schwere Widerstandsübung bekannt ist.

Schwere Widerstandsübung

Der Einsatz von schweren Widerstandsübungen zur Wiederherstellung von Muskelkraft und -Volumen nach Verletzungen wurde zuerst von De Lorme 1945 beschrieben, obwohl diese Methode zur Förderung der muskulären Entwicklung von professionellen Muskelbildnern sehr lange Zeit gut gekannt und benutzt wurde.

Metallgewichte, die die Widerstandskraft bilden, wirken auf den Körper ein, entweder durch eine Hantel in einer oder beiden Händen gehalten, oder durch einen De Lorme-Metallstiefel oder durch irgendeine ähnliche Vorrichtung. Das Gewicht wird durch Testen des Repetitionsmaximums (RM) für eine gegebene Anzahl von Wiederholungen bestimmt (S. 34). Heben des Gewichtes kann entweder statische (isometrische) oder dynamische (isotonische) Muskelarbeit, entsprechend den Umständen, beinhalten. Die Bewegung ist langsam und kontrolliert.

Mehrere Wege, um das Heben des Gewichtes und die Zahl der Wiederholungen abzustimmen, wurden eingeschlagen. Das geeignetste und erfolgreichste System scheint sich bei der Behandlung eines einzelnen Patienten sehr mit dem Alter, Temperament und dem Zustand, unter dem er leidet, zu ändern. Es ist wesentlich, daß die Anweisung genau ist und seine Bemühungen gut beaufsichtigt werden. Folgende Pläne sind im allgemeinen Gebrauch und bilden eine Versuchsbasis. Sie sind alle auf dem Test für das 10 RM gegründet und stellen ein Kraftprogramm dar.

De Lorme & Watkins	Zinovieff (Oxford-Technik)
10 Hebungen mit 1/2 10 RM	10 Hebungen mit 10 RM
10 „ mit 3/4 10 RM	10 „ mit 10 RM minus 1 Pf.
10 „ mit 10 RM	10 „ mit 10 RM minus 2 „
	10 „ mit 10 RM minus 3 „
	10 „ mit 10 RM minus 4 „
	10 „ mit 10 RM minus 5 „
	10 „ mit 10 RM minus 6 „
	10 „ mit 10 RM minus 7 „
	10 „ mit 10 RM minus 8 „
	10 „ mit 10 RM minus 9 „
30 Hebungen 4 Mal die Woche.	100 Hebungen 5 Mal die Woche.
Steigerung 10 RM einmal die Woche	Steigerung 10 RM täglich

MacQueen

10 Hebungen mit 10 RM
10 „ mit 10 RM
10 „ mit 10 RM
10 „ mit 10 RM
40 Hebungen 3 Mal die Woche.
Steigerung 10 RM alle 1 – 2 Wochen.

Das Ausdauerprogramm ist auf dem Einsatz von relativ wenig Widerstand und hoher Wiederholung aufgebaut.

Schwere Widerstandsübung kann im Prinzip zur Entwicklung der meisten Muskelgruppen benutzt werden, aber sie wird jetzt für die Knieextensoren mehr als für jede andere Gruppe angewandt. Einige Vorschläge werden daher im Hinblick auf geeignete Stellungen und Methoden auf Seite 185 beschrieben.

4. **Widerstand durch Gewicht und Rollenzug.** Der Einsatz einer Schlinge und eines Rollenzuges erlaubt es dem durch ein Gewicht dargestellten Widerstand in jeder Richtung einzuwirken (s. Flaschenzüge, S. 17). Die Muskeln brauchen nicht gegen den Widerstand von Schwerkraft und Gewicht zu arbeiten. Die Wirkung der Schwerkraft kann ausgeglichen werden, wenn die Bewegung in horizontaler Ebene

stattfindet. Dies stellt eine nützliche Methode dar, einen Widerstand für schwache Muskeln zu geben, wenn der Körperteil zu schwer ist. *Beispiel.* Im *Sitzen* ist der Widerstand der Schwerkraft für die Knieextensoren ungefähr 4,5 kg. Wenn die Muskeln unfähig sind, das Knie gegen den Widerstand zu strecken, so können sie doch noch fähig sein, die Übung in *Seitlage* auszuführen. Das Bein wird horizontal unterstützt und ein Widerstand von ungefähr 3,5 kg gegeben.

Der Zugwinkel der Schlinge, durch die der Widerstand angewandt wird und damit der Widerstand selbst, muß sich im Laufe der Bewegung ändern. So kann den Muskeln ein Widerstand gegeben werden, der den Schwankungen ihrer Kraft in verschiedenen Bereichen des Bewegungsausmaßes genauer entspricht als der Widerstand durch ein Gewicht oder durch eine Feder, die direkt an der Extremität angewandt werden.

Angenommen, es ist eine bestimmte Muskelgruppe in ihrem mittleren Bewegungsausmaß am kräftigsten, so wird der Widerstand dort im rechten Winkel angelegt. Sowohl die Kraft der Muskeln als auch die des Widerstandes nehmen nach beiden Seiten hin ab.

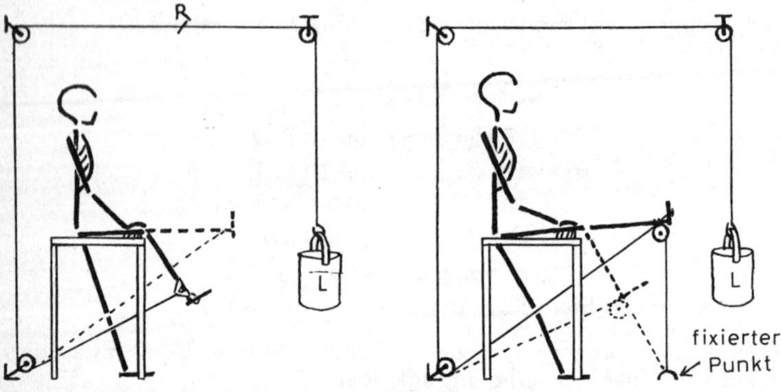

Abb. 41 Zwei beliebte Methoden, um den Kniestreckern mit einem Rollenzug mit Gewicht Widerstand zu geben. Der Ruhestop (R) ist auf der linken Abbildung zu sehen

Um Entspannung zu sichern und Überanstrengung zwischen den Bewegungen zu vermeiden, ist ein *Entspannungsstop* mittels eines Klip oder eines Knotens eingebaut, der die Schlinge davor bewahrt, den Rollenzug zu überschreiten. Oder das Gewicht wird am Ende der Bewegung unterstützt (Abb. 41). Psychologisch ist es für den Patienten von größter Wichtigkeit, daß er das Ergebnis seiner Arbeit – das sich bewegende Gewicht – sieht, daß er das gehobene Gewicht kennt und vermerkt.

5. **Widerstand durch Federn und andere elastische Gegenstände** (Abb. 42). Die Widerstandskraft einer Feder nimmt allmählich zu, wenn sie gedehnt oder zusammengedrückt wird, je nach Art der Feder, die benutzt wird.

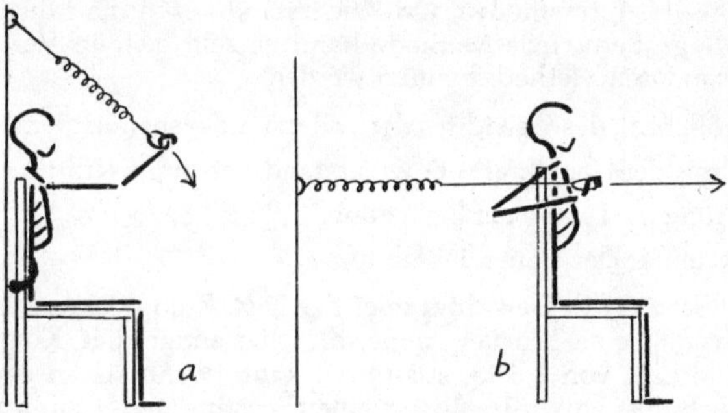

Abb. 42 Federwiderstand für die Ellenbogenstrecker
(a) mit Senkung des Armes (b) mit Anteversion des Armes

Obwohl sie praktisch zu gebrauchen sind, muß der Einsatz von Federn, um muskulärer Kontraktion Widerstand zu leisten, doch als etwas rauhe Methode angesehen werden. Es ist im Grunde genommen unmöglich, ihren Widerstand der Fähigkeit der Muskeln, sowohl im Hinblick auf Kraft als auch auf das Bewegungsausmaß, anzugleichen.

Beim Einsatz von Federn muß das Tempo der Bewegung sowohl bei der Kontraktion als auch während der kontrollierten Entspannung sorgsam beachtet werden, da die gesammelte Energie in einer gedehnten Feder ihr natürliches Rückschnelltempo sehr groß macht.

Andere ausdehnbare Materialien wie elastischer Gummi von verschiedener Breite und Dicke benehmen sich ähnlich wie die Federn, aber sie sind nicht so dauerhaft. Die elastischen Eigenschaften von Sorbo-Gummi werden auf Druck offenbar. Gummischwämme, Dunlop- und Gummibälle geben wechselnde Widerstände, die besonders für die Entwicklung der Greifmuskeln der Hand geeignet sind.

6. **Widerstand durch formbare Substanzen.** Substanzen wie Kitt, Ton, einige Wachsarten, Plastilin und nasser Sand können in verschiedene Gestalten geformt werden. Der Widerstand, den sie dieser Formänderung bieten, ist veränderlich und kann sowohl zur Kräftigung als auch zur Mobilisation der Hände benutzt werden.

7. **Widerstand durch Wasser.** Der Widerstand, der durch Wasser geboten wird, vergrößert sich mit dem Tempo und der Oberfläche des bewegten Körperabschnittes. Ist die Bewegung senkrecht, so kommt der Auftrieb zum Widerstand beim Weg nach unten hinzu und hebt viel vom Widerstand beim Weg nach oben auf.

Steigerung

Wenn die Kraft der Muskeln zunimmt, muß der Widerstand proportional zunehmen.

Es gibt vier Hauptmethoden, um Widerstand gegen die Muskelfunktion zu vergrößern. Jede Methode kann einzeln oder in Verbindung mit jeder anderen Methode benutzt werden:

1. Vergrößerung des Gewichtes der widerstandsgebenden Kraft.
2. Zunahme der Hebelkraft der widerstandsgebenden Kraft.
3. Änderung im Tempo der Bewegung.
4. Steigerung in der Dauer der Übung.

1. **Vergrößerung des Gewichtes oder der Last.** Zum Beispiel: es wurde gefunden, daß eine Muskelgruppe, die eine endgradige Kontraktion gegen eine Last von 1,5 kg ausführen kann, wenn sie an einem bestimmten Punkt einwirkt, sich in einem bestimmten Tempo und für eine bestimmte Dauer kontrahieren kann. Wenn die Muskelkraft zunimmt, wird das Gewicht proportional auf 2 kg, 2,5 kg oder 3 kg erhöht, während die anderen Bedingungen gleich bleiben. Der tatsächliche Wert der Zunahme ist entsprechend der bestimmten Muskelgruppe, seinem Fortschritt in der Erholung und der Häufigkeit, mit der eine Steigerung gemacht werden kann, veränderlich.

2. **Zunahme der Hebelkraft.** Der totale Widerstand, der durch eine bestimmte Last gegeben wird, hängt von der Lage seines Angriffspunktes im Verhältnis zum Drehpunkt ab. (Drehmoment = Last × direkte Entfernung vom Drehpunkt). Je größer die direkte Entfernung vom Angriffspunkt zum Drehpunkt ist, d. h. von dem Gelenk, in dem Bewegung stattfindet, desto größer ist der durch die Last gegebene Widerstand (s. S. 15, Hebel).

Beispiel. Die Wirkung eines gleichbleibenden Widerstandes auf die Schulterabduktoren mit gestrecktem Arm ist viel größer, wenn er am Handgelenk und nicht am Ellenbogen gegeben wird.

3. **Änderungen im Tempo der Bewegung.** Muskuläre Kontraktion ist am wirkungsvollsten bei einem optimalen oder natürlichen Tempo. Dieses Tempo ändert sich entsprechend der Form und Struktur der betreffenden Muskeln, dem Widerstand und dem Patienten selbst. Zu- oder Abnahme dieses natürlichen Tempos der Kontraktion vermehrt die Wirkung des Widerstandes, wenn der Muskel konzentrisch arbeitet. Wenn er aber exzentrisch arbeitet, so ist die Wirkung des Widerstandes um so größer, je langsamer die Bewegung ist, d. h. konzentrische Arbeit ist am leichtesten bei natürlichem Tempo, exzentrische Arbeit bei schnellem Tempo.

Zum Beispiel: es ist leichter einen steilen Berg in seinem eigenen Tempo hochzugehen als in einem Tempo, das von einem Gefährten diktiert wird, der es vorzieht schneller oder langsamer zu gehen als man selbst; es ist aber leichter, schnell herabzugehen.

4. **Steigerung in der Dauer.** Wenn Muskeln sich bei der Aufgabe, den Widerstand zu überwinden, erwärmen, so werden sie wirkungsvoller, und daher nimmt die Wirkung des Widerstandes ab, und die Übung scheint leichter. Wenn sie jedoch eine genügende Anzahl von Malen weitergeführt wird, so verringert Ermüdung die Leistungsfähigkeit der Muskeln und der Widerstand erscheint daher größer.

Zum Beispiel: Sägen eines Holzblockes scheint leichter zu werden, wenn man sich dabei erwärmt, aber es wird harte Arbeit gegen Ende einer Stunde.

Wirkungen und Anwendungen von Widerstandsübungen

(I) Muskelkraft kann nur durch Kontraktion erhalten oder vermehrt werden, und bei diesen Übungen werden die arbeitenden Muskeln als Erwiderung zu der Spannung, die in ihnen durch den Widerstand erzeugt wird, gekräftigt und sie hypertrophieren. Ihre Kraft und Ausdauer nimmt zu.

Widerstandsübungen werden benutzt, um schwache Muskeln aufzubauen und um so das Gleichgewicht der Muskelkraft wiederherzustellen, das für Stabilität und koordinierte Bewegung wesentlich ist.

(II) Der Blutstrom zu den arbeitenden Muskeln wird proportional zu der verlangten Menge Arbeit vergrößert und liefert so die Stoffe zu Ernährung und Hypertrophie.

Obwohl der Blutstrom während der eigentlichen Kontraktion behindert ist, kann während anstrengender Übung die Blutmenge in den Muskeln direkt nach einer Kontraktion 10 Mal größer sein als die Menge, die bei Ruhe enthalten ist.

Diese Vermehrung im Blutstrom zu den Muskeln wird noch einige Zeit nach der Übung beibehalten. Er bringt Sauerstoff und Nahrung zu dem Muskel und unterstützt den Abtransport der Stoffwechselprodukte.

(III) Ein allgemeiner Anstieg des Blutdrucks geht häufig der Übung voraus und kann durch die geistige Anstrengung, die für die Verrichtung dieser Übung verlangt wird, erhöht werden.

(IV) Wärme, die als Ergebnis von anstrengender muskulärer Arbeit erzeugt wird, regt das Wärmeregulationszentrum an, das eine Gefäßerweiterung in der Haut verursacht. Diesem folgt eine Zusammenziehung dieser Gefäße, die hauptsächlich auftritt, um die vermehrte Blutzufuhr zu den Muskeln auszugleichen. Fand genügend Übung statt, dann fühlt sich die Haut warm und evtl. feucht an und erscheint rosa, ein Zeichen, daß Wärme an der Oberfläche abgegeben wird, um den Wärmegewinn durch die Muskelfunktion auszugleichen und um so die Körpertemperatur in normalen Grenzen zu halten. Der Grad der Feuchtigkeit hängt weitgehend von der Temperatur, dem Feuchtigkeitsgehalt und der Bewegung der Luft ab.

Unwillkürliche Bewegung

Reflexbewegung

Reflexbewegung ist unwillkürlich und kann als die motorische Antwort auf einen sensorischen Reiz erklärt werden. Diese Reflexbewegungen sind in ihrer Art schützend und sind an der Wiederholung von Bewegungsmustern, die automatisch und gewohnheitsmäßig wurden, beteiligt. Obwohl die Reize, die Reflexbewegungen auftreten lassen, gewöhnlich nicht das bewußte Wiedererkennen gewinnen, ist sich der Patient doch bewußt, daß Reflexbewegungen des Körpers *stattgefunden haben.*

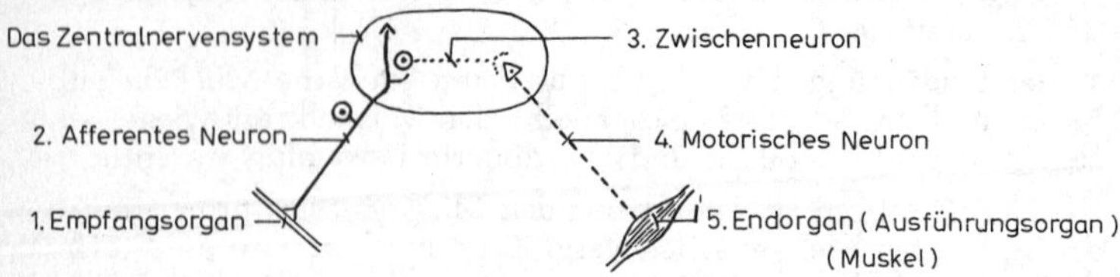

Abb. 43

Reflexbogen (Abb. 43). Der Reflexbogen ist die Bahn der Impulse, die Reflexaktivität auftreten lassen. In seiner einfachsten Form besteht er aus zwei Neuronen, einem afferenten Neuron, das von einem sensorischen Rezeptor zum ZNS führt und einem efferenten Neuron, das vom ZNS zum Nervenendorgan (Muskelfaser) führt. Wenige Reflexbogen sind so einfach. Die meisten von ihnen bestehen aus einer Kette von Neuronen, in der ein oder mehrere Zwischenneurone zwischen den afferenten und efferenten Neuronen liegen.

Die Reflextätigkeit kann angeregt und benutzt werden, um Bewegung zu verbessern oder zu erleichtern oder zur Beibehaltung einer Stellung.

Dehnungsreflex. Dies ist ein Rückenmarkreflex, der durch Dehnen eines Muskels aktiviert wird. Wenn ein innervierter Muskel gedehnt wird, antwortet er durch Kontraktion und Entwicklung von Spannung, um die dehnende Kraft auszugleichen. Dies liefert ein Mittel, um die Aktivität im Muskel zu fördern, wenn willkürliche Anstrengung unwirksam oder zu schwach dazu ist. Schnelles Dehnen reizt die Muskelspindeln, die propriozeptive Rezeptoren sind, sodaß sie Impulse aussenden, die die VHZn auf monosynaptischen Wegen erreichen. Spannung wird in einem sich kontrahierenden Muskel durch die Anwendung einer Widerstandskraft erhöht, und die Qualität der Kontraktion wird verbessert. Die Kontraktion der Muskeln als Antwort auf Dehnung wird von einer reziproken Hemmung der antagonistischen Muskeln begleitet, um die Bewegung zu ermöglichen.

Gleichgewichtsreaktionen. Dies ist eine Serie von Reflexen, die die Beibehaltung und Wiederherstellung des Gleichgewichtes betreffen. Das Stoßen eines Patienten aus dem Gleichgewicht ruft eine Serie von Komplexbewegungen hervor, die bestimmt sind, das Gleichgewicht wieder herzustellen und ihn vor Fallen zu bewahren.

Stellreflexe. Die aufrechte Haltung wird durch einen Komplex von Serienreflexen, zusammenfassend als die Stellreflexe bekannt, beibehalten. Sie werden auf S. 249 beschrieben.

Wirkungen und Anwendungen von Reflexbewegungen

1. Die Einführung von Reflexbewegungen stellt ein Mittel zur Förderung der Aktivität des neuromuskulären Mechanismus dar, wenn die willkürliche Anstrengung wirkungslos oder ungenügend für diesen Zweck ist. Sie werden in Fällen von schlaffen Lähmungen und Hirnverletzungen benutzt, um den Bewegungsbeginn zu erleichtern und um die Auswirkungen der Inaktivität zu bekämpfen.

2. Die normale Gelenkbewegung und die Dehnbarkeit der Muskeln wird durch diese Art Bewegung erhalten, wenn durch spastische Lähmungen willkürliche Bewegung unmöglich ist.

3. Die Durchblutung wird durch die Kontraktion der Muskeln und durch die Gelenkbewegung, die während dieser Bewegungen erreicht wird, verbessert.

4. Zeitweilige Entspannung von spastischen Muskeln wird nach wiederholten Bewegungen dieser Art mittels reziproker Innervation erreicht. Dies kann für die Entwicklung der willkürlichen Fähigkeit, Bewegung bei spastischer Lähmung zu erzeugen, gebraucht werden.

5. Stellreflexe sind geschaffen, um ein zufriedenstellendes Stellungsmuster durch wiederholten Einsatz dieser Reflexe hervorzubringen. Dies ist die Basis für die Haltungsschulung.

Entspannung

Muskeln, die relativ spannungsfrei und in Ruhe sind, sind sozusagen entspannt. Spannung entwickelt sich in Muskeln, wenn sie bei der Kontraktion arbeiten und diese Spannung wird zu einem veränderlichen Grad verringert, wenn die Muskeln während der Entspannung zur Ruhe kommen.

Muskeltonus. Unter normalen Umständen sind belebte Muskeln niemals völlig frei von Spannung, da sie eine Eigenschaft der Festigkeit, den sog. Muskeltonus, behalten, selbst wenn sie so entspannt wie möglich sind.

Man nimmt heute an, daß der Muskeltonus, der einen Zustand von Bereitschaft im ruhenden Muskel darstellt, durch die Aktivität der Muskelspindeln beibehalten wird. Die efferenten Fasern dieses nervösen Reflexweges übertragen Impulse, die eine Kontraktion der kleinen intrafusalen Muskelfasern der Muskelspindeln aufrechterhalten, während die größeren extrafusalen Fasern, die sich mit der Erzeugung von willkürlicher Bewegung befassen, entspannt bleiben.

Haltungstonus. Die Kontraktion, die in den Muskeln besteht, die sich mit der Beibehaltung der Haltung (hauptsächlich die Anti-Schwere-Muskeln) befassen, wird Haltungstonus genannt. Haltungstonus wird durch einen Reflexmechanismus beibehalten und reguliert, dessen Grundlage der myostatische oder Dehnungsreflex ist, obgleich die höheren Zentren einen kontrollierenden Einfluß ausüben. Jede Dehnung von Muskeln durch eine äußere Kraft, wie die Schwerkraft, regt die sensorischen Rezeptoren, die in den Muskeln selbst liegen, an und veranlaßt motorische Impulse zu denselben Muskeln. Diese motorischen Impulse bringen eine Kontraktion einer ausreichenden Zahl von motorischen Einheiten der Muskeln zustande, um so die Spannung genügend zu erhöhen, damit sie die Wirkungen der Kraft, die die Dehnung verursacht hat, ausgleichen kann.

Die Spannung in diesen Muskeln wird als Antwort auf Dehnung ihrer wesentlichen Fasern durch eine äußere Kraft erhöht. Das geschieht in Proportion des Dehngrades, dem sie unterworfen sind. Daraus folgt, daß der Einsatz von Maßnahmen, die zur Verringerung oder Ausscheidung der Wirkung dieser Kraft beitragen, die Förderung ihrer Entspannung unterstützen.

Der Grad und die Lage des Haltungstonus ändern sich mit jeder Veränderung der Stellung. Er ist in aufrechter Stellung, bei der die Schwerkraft dazu neigt, die Muskeln stärker zu dehnen, größer als in liegender Stellung. Dabei sind die Wirkungen der Schwerkraft auf die Muskeln durch volle Unterstützung des Körpers hinreichend ausgeglichen. Diese liegenden Stellungen, die volle Unterstützung für alle Abschnitte des Körpers bilden, sind daher für die Erreichung allgemeiner Entspannung am geeignetsten.

Willkürliche Bewegung. Bestimmte Muskeln kontrahieren sich, wenn sie arbeiten, um Bewegung einzuleiten oder zu kontrollieren, aber beim Abschluß der betreffenden Bewegung entspannen sie sich und kommen zur Ruhe. Kontraktion in irgendeiner Muskelgruppe ist von einer reziproken Entspannung der antagonistischen Gruppe begleitet, um fließende Bewegung zu gestatten. Dies ist wichtig bei der Erwägung von Methoden, die dazu bestimmt sind, Entspannung einer bestimmten Muskelgruppe zu erreichen.

Geistige Stellungnahme. Geistige Stellungnahme wie Furcht, Ärger oder Aufregung geben zu einer allgemeinen Steigerung der Muskelspannung Anlaß, die bei der Vorbereitung der Muskeln zu schneller oder kraftvoller Tätigkeit einem nutzvollen Zweck dient.

Normalerweise wird diese Spannung, entwickelt um einem nützlichen Zweck zu dienen, wenn kein Bedarf mehr für sie besteht, abgebaut. Aber in einigen Fällen bleibt sie bestehen und wird zur Gewohnheit.

Erkennen eines Spannungszustandes, gefolgt von der willkürlichen Entspannung der Muskeln, in denen er besteht, ist ein Mittel, dem Patienten zu helfen, mit seiner nervösen Energie Haus zu halten. In Fällen, bei denen die Spannung eine Verminderung des normalen Bewegungsausmaßes in einem Gelenk ergeben hat, kann eine Zunahme der Beweglichkeit erreicht werden.

Da Furcht in der einen oder anderen Form der geläufigste Grund für beharrliche Spannung ist, so muß die Krankengymnastin ihr Bestes tun, um den Patienten zu beruhigen und um sein Vertrauen und seine Mitarbeit zu gewinnen. Eine Atmosphäre, die sowohl geistige als auch körperliche Ruhe fördert, trägt viel zum Erfolg bei. Sie hilft dem Patienten bei der Erwerbung der Kunst der willkürlichen Entspannung.

Grade der Entspannung. Der Grad, in dem Muskelspannung verringert werden kann, ist sehr veränderlich, und es ist besser, den Ausdruck „Entspannung" lediglich als Zeichen anzusehen, daß eine Verringerung der Spannung stattgefunden hat. Oft ist es möglich, den erreichten Grad der Entspannung durch Palpation der Muskeln zu schätzen, wie zum Beispiel während einer Massage. Die Tatsache, daß ein Patient während der Behandlung einschläft, ist genügend Beweis, daß die Methode zur Erreichung allgemeiner Entspannung erfolgreich war.

Pathologische Spannung in Muskeln. Eine auffallende beharrliche Erhöhung von muskulärer Spannung oder Muskeltonus ist ein Merkmal bei vielen pathologischen Zuständen, die das nervöse System betreffen. Verletzungen der höheren motorischen Zentren und solche, die die normale Funktion der nervösen Wege, die sie mit dem spinalen Reflexbogen verbinden, stören, ergeben gewöhnlich einen anomalen Zustand der Muskelspannung, der von Hypertonus bis zur Spastizität oder Rigor variiert. Eine vorübergehende Verminderung dieser Spannung in den betroffenen Bereichen kann in einigen Fällen durch geeignete Mittel, die die Entspannung fördern, erreicht werden. Dies läßt die Schulung irgendeiner Tätigkeit zu, die dann stattfinden kann.

Technik

Allgemeine Entspannung

Unterstützung, Bequemlichkeit und eine beruhigende Atmosphäre sind Grundbedingungen für allgemeine Entspannung und können sich ohne zusätzliche Methoden als wirksam erweisen.

a. **Unterstützung.** Verschiedene Formen und Veränderungen der liegenden Ausgangsposition werden benutzt, um volle Unterstützung des Körpers zu erlangen. Die relative Eignung von jeder einzelnen ändert sich dem Zustand des Patienten und dem persönlichen Vorzug entsprechend. Das Gewicht des Körpers wird so wirkungsvoll durch den gleichmäßigen Bodendruck einer wechselseitigen Oberfläche ausgeglichen, oder man bedient sich der Aufhängung, die jegliche mechanische Spannung von Muskeln oder Bändern verhüten kann.

(I) *Rückenlage* (Abb. 44). Eine feste Oberfläche ist wichtig, und falls sie auch noch elastisch ist, wie im Falle einer guten Sprungfedermatratze, so ist sie ideal. Sie formt sich nach den Körperkonturen und

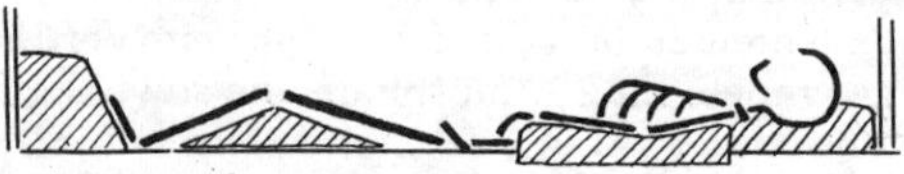

Abb. 44 *Rückenlage* zur Entspannung

gibt gleichförmigen Druck und Bequemlichkeit. Um jeden Preis müssen Behandlungsbänke oder Betten, die durchhängen, vermieden werden, da sie den Thorax verkrampfen und zusätzlichen Arbeitsaufwand für die Atemmuskeln bedeuten. Ein Kopfkissen ist nötig, das weich genug ist, um den Kopf nicht zur Seite zu drehen. Es muß gut geformt sein, um den Nacken von hinten zu stützen. Ein kleines Kissen unter den Knien mildert die Spannung der ischiokruralen Muskeln und des Ligamentum iliofemorale. Folglich erlaubt es dem Becken, nach hinten zu kippen, sodaß die Lendenwirbelsäule gerade wird und aufliegt. Die Füße werden durch einen Sandsack oder eine ähnliche Vorrichtung in Mittelstellung gehalten und jeder Arm, leicht in der Schulter abduziert und im Ellenbogen gebeugt, ruht auf einem Kissen.

(II) *Liegen mit erhöhtem Rumpf* (Abb. 45). Dies ist der vorhergehenden Stellung ähnlich, jedoch ist die Atmung leichter, da weniger Gewicht auf dem Rücken ruht und der Bauchdruck auf die untere Fläche des Zwerchfells verringert wird.

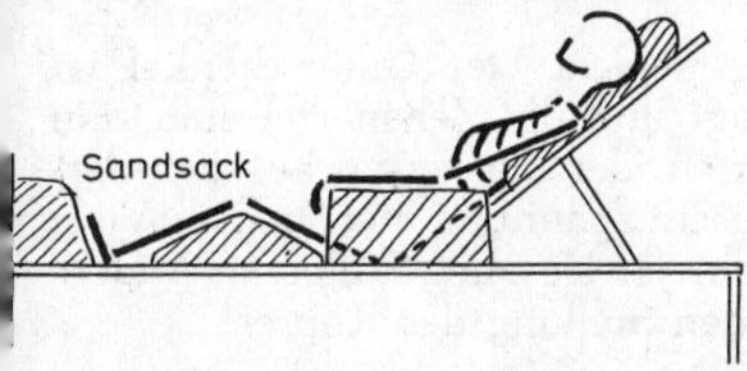

Abb. 45
Liegen mit erhöhtem Rumpf.
Für Entspannung abgeändert

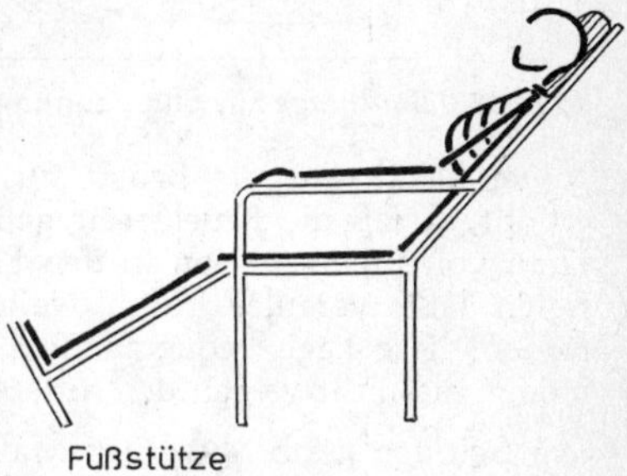

Abb. 46
Liegen mit erhöhtem Rumpf.
Eine andere Methode

Ein Lehnstuhl ergibt ein ganz gutes Ersatzmittel für eine Behandlungsbank oder ein Bett. Die Oberschenkel werden völlig unterstützt, und die Füße bleiben auf dem Boden, einem Fußschemel oder einer T-förmigen Fußbank (Abb. 46).

(III) *Totalaufhängung* (Abb. 47). Jede Einheit des Körpers ist durch eine geeignete Schlinge unter ihrem Schwerpunkt aufgehängt und

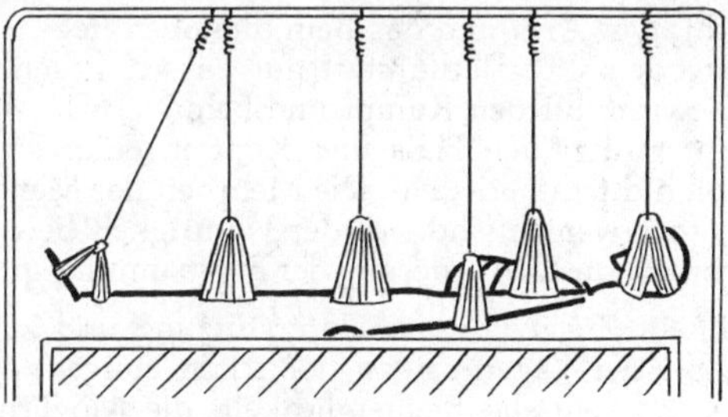

Abb. 47 *Rückenlage.* Totalaufhängung in Schlingen

durch ein senkrechtes Seil an einem starken Träger festgemacht. Die Arme sind leicht abduziert, mit den Unterarmen proniert, und die Füße werden durch eine unterstützende Schlinge und ein Seil in Mittelstellung gehalten. Die Einfügung von Dehnfedern gibt zusätzliche Bequemlichkeit und ein Gefühl des Auftriebs, wenn sie sich mit den Atembewegungen dehnen und zurückfedern.

(IV) *Bauchlage* (Abb. 48). Der Kopf ist zu einer Seite gedreht und kann auf einem kleinen Kissen ruhen, wenn es so bequemer ist. Ein festes Kissen unter den Hüften und unter dem Bauch verhütet ein Hohlmachen des Rückens. Bei Frauen sollte es höher reichen, um

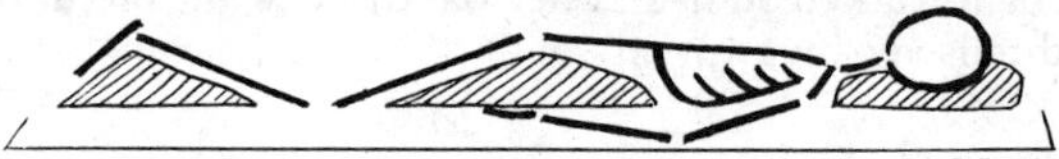

Abb. 48 *Bauchlage* zur Entspannung

zuviel Druck auf die Brüste zu vermeiden. Der Unterschenkel ist erhöht, sodaß die Knie leicht gebeugt und die Zehen frei sind. Ein Grad von Innenrotation in den Hüften, der die Fersen auseinanderfallen läßt, veranlaßt noch weitere Entspannung der Beine. Viele finden diese Lage bequem und benutzen sie zum Schlafen. Andere mögen sie nicht wegen der rotierenden Stellung des Kopfes.

(V) *Seitlage* (Abb. 49). Das Maß der erreichten Entspannung wird von der Wirksamkeit, mit der Schulter- und Beckengürtel stabilisiert

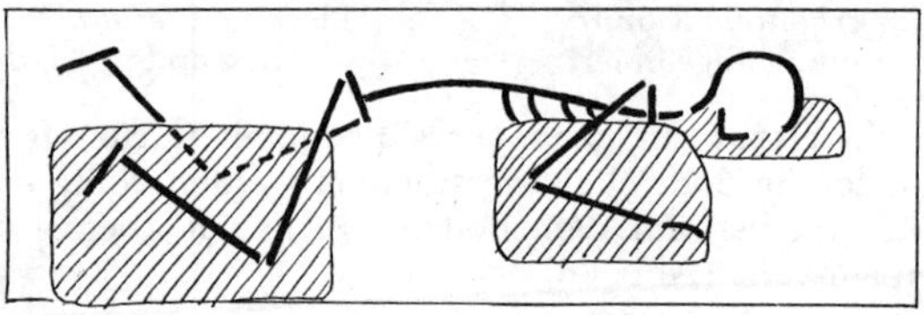

Abb. 49 *Seitlage* zur Entspannung
(Anblick von oben)

sind, beherrscht. Der Arm und das Bein, die oben liegen, können auf der unterstützenden Oberfläche statt auf Kissen liegen. Dann aber fällt einiges Gewicht auf den Rumpf und behindert die Atmung. Das Kopfkissen unterstützt den Hals und Kopf in einer Linie mit dem Körper und soll nicht zu hoch sein. Die Mehrheit der Menschen schläft auf der Seite, aber wenige sind sich der Wichtigkeit bewußt, die eine geeignete Lagerung für die Förderung der Entspannung spielt.

b. **Bequemlichkeit.** Zusätzlich zur Unterstützung und zum individuellen Vorzug bei der Lagerung, zu der schon einige Vorschläge gemacht wurden, schließt die Bequemlichkeit, die Möglichkeit tief zu atmen, Wärme, Darm- und Blasenentleerung und einen geringen Grad von körperlicher Müdigkeit ein. Entfernung von einengender Kleidung, wie Korsetts und Gürtel, ist wichtig, und jegliche Strumpfhalter, Knöpfe und Hosenträger, die Druck erzeugen können, müssen entfernt werden. Der Raum sollte warm sein, aber freie Zufuhr frischer Luft haben. Im Winter kann zusätzliche Wärme durch leichte aber warme Decken, Wärmflaschen an den Füßen oder durch nichtleuchtende Infrarotstrahler geliefert werden. Überheizung muß vermieden werden, da dies zu Ruhelosigkeit führt. Für den Hausgebrauch gibt ein warmes Bad die gleichmäßigste und angenehmste Art von

Wärme, aber seine beruhigende Wirkung darf nicht durch nachfolgendes lebhaftes Reiben mit einem Handtuch verdorben werden. Eine leichte, gut ausgewogene Mahlzeit, rhythmische körperliche Tätigkeit von kurzer Dauer, wie ein belebender Spaziergang an frischer Luft, leiten alle eine allgemeine Entspannung ein.

c. **Beruhigende Atmosphäre.** Da körperliche und geistige Entspannung voneinander abhängig sind, muß eine Anstrengung gemacht werden, um einen Zustand geistiger Ruhe zu sichern. Der Behandlungsraum sollte so ruhig wie möglich sein, da viele Leute, denen Training zur Entspannung verschrieben wurde, gegen den störenden Einfluß von Lärm höchst empfindlich sind. Wenige sind durch völlige Stille beunruhigt, sondern im allgemeinen ist es der schrille intermittierende Laut, der nahe erzeugt wird, der vermieden werden muß. Das ununterbrochene tiefe Gesumm entfernten Verkehrs neigt dazu, beruhigend zu wirken. Helle Lichter und kräftige Farben, wie Rot und leuchtendes Gelb, sollen anregend sein, wogegen ein Raum mit schwachem gut zerstreutem Licht mit zum Beispiel grüner und pfirsichfarbener Einrichtung ein weiches warmes Glühen gibt und eine ideale Umrahmung für Entspannung darstellt. Dies ist in der Tat ein Rat der Vollkommenheit, aber viel kann mit Wandschirmen, Blenden und mit ein wenig Ideenreichtum getan werden, selbst in einer betriebsamen Abteilung!

Der schwierigste und wichtigste Faktor bei der Schaffung einer beruhigenden Atmosphäre und ein Faktor, der den Enderfolg oder das Mißlingen der Behandlung bestimmt, ist die Art und das Betragen der Krankengymnastin. Sie muß Vertrauen einflößen, da Furcht in der einen oder anderen Form oft die Wurzel der Spannung ist, die sie verringern will. Ihre Erscheinung muß ordentlich und ihr Kleid geeignet sein. Sie muß pünktlich sein und sich richtig, ohne Hast und Bedenken, bewegen. Ihre Art muß höflich, angenehm und verständig und ihre Stimme tief und klar sein. Eine einfache Erklärung der Routine und jegliche erforderliche Anweisung werden dem Patienten in Worten und Begriffen gegeben, die er verstehen kann, sodaß jede Angst und Furcht vor dem Unbekannten genommen wird. Man muß sich daran erinnern, daß Umstände und Routinen, mit denen man sehr vertraut wird, oft seltsam und erschreckend erscheinen, wenn man ihnen zum ersten Mal begegnet. Unterhaltung, abgesehen von diesen Anweisungen, sollte die Gedanken des Patienten auf die Betrachtung von beruhigenden und angenehmen Themen lenken.

Vertrauen in die Krankengymnastin und die Behandlung wird stufenweise über eine Zeitspanne aufgebaut; sofortige Ergebnisse können nicht erwartet werden und werden selten erreicht, oft auf Grund psychologischer Faktoren jenseits der Kontrolle der Krankengymnastin oder des Patienten. Bei erfolgreichen Fällen wird eine Gewohnheitsentspannung an Stelle von einer Gewohnheitsspannung aufgebaut, aber die Bildung neuer Gewohnheiten braucht Zeit. Regelmäßiges und häufiges Üben von seiten des Patienten ist wichtig, bis er schließlich ein Experte in der Kunst des „Gehenlassens" oder Entspannens wird und der normale Rhythmus des Lebens, in dem Aktivität mit Entspannung abwechselt, wieder hergestellt werden kann.

d. **Zusätzliche Methoden, um Entspannung zu fördern.** Spannung kann trotz der Schaffung von Gegebenheiten, die einer Entspannung förderlich sind, bestehen bleiben. In diesem Fall können zusätzliche Methoden, um dem Patienten zu helfen, angewandt werden. Sehr wenig sollte zunächst versucht werden. Die Zeitspanne wird ausgedehnt, wenn sich die Fähigkeit zu entspannen verbessert.

Bewußtsein der Atmung. Unter Umständen von Ruhe und Bequemlichkeit kann der Verstand des Patienten tätig bleiben und sich um Probleme und Sorgen drehen, verbunden mit physischer Spannung. In diesem Fall kann es ihm helfen, sich auf seinen eigenen Atemrhythmus zu konzentrieren. Die Atmung soll tief mit einer leichten Pause am Schluß der Ausatmung sein. Ausatmung ist eine Phase der Entspannung und sollte von einem Gefühl des „Gehenlassens" im ganzen Körper begleitet werden.

Progressive Entspannung. Eine Methode, durch die Entspannung nach und nach erreicht werden kann, wurde von JACOBSON, Chicago, erdacht und ausgeführt, und etwas ähnliches erscheint in der modernen Literatur über das Yogasystem als „Savasana" oder „Ruhehaltung" (Abb. 50).

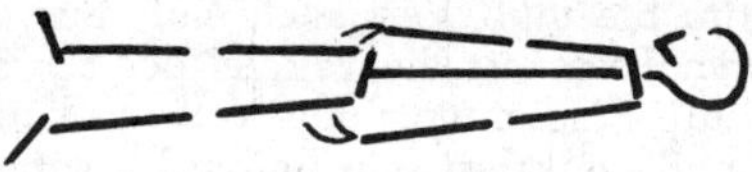

Abb. 50 „Savasana" — „Die Ruhestellung"

Schwierigkeiten, das Gefühl der Entspannung zu würdigen, sind nicht ungewöhnlich. Der Patient weiß nicht, daß seine Muskeln verkrampft sind oder was zu tun ist, um sie zu entspannen. Dies kann oft durch Zeigen des Gegensatzes zwischen maximaler Kontraktion und dem Grad der Entspannung, der ihr folgt, gelehrt werden. Der Patient soll irgendeine Gruppe oder Reihe von Muskeln so stark wie möglich kontrahieren und sie dann „gehen lassen".

Erfolg kann auch durch eine andere Methode erreicht werden, bei der der Patient genötigt wird, diese vorhergehende Kontraktion stufenweise zu erhöhen, bis er so ermüdet ist, daß er entspannen muß. Es herrschen Meinungsverschiedenheiten darüber, ob es unwahrscheinlich oder unerwünscht ist, daß ein Zustand von Ermüdung tatsächlich erzeugt werden soll. Diese Methode folgt dem biologischen Prinzip, daß Aktivität lebender Zellen dazu neigt, von Hemmung dieser Aktivität gefolgt zu werden.

Routinekontraktion, gefolgt von Entspannung, wird in jedem Bereich des Körpers ausgeführt. Die Aufmerksamkeit wandert in logischer Folge von Glied zu Glied, zum Rumpf und Kopf, einschließlich der Hals- und Gesichtsmuskeln, bis alle Bereiche zu ein und derselben Zeit entspannt bleiben können. Viel Übung kann notwendig sein, ehe dies erreicht wird, und es ist nicht ungewöhnlich, daß zum Beispiel die Muskeln der Beine wieder verkrampft werden, während die Aufmerksamkeit auf die Entspannung der Gesichtsmuskeln gerichtet wurde. Ehe die Behandlung abgeschlossen wurde, schläft der Patient häufig ein, und die allgemeine Entspannung ist erreicht. Wenn möglich, sollte es ihm erlaubt sein, von selbst aufzuwachen; andererseits muß er sanft geweckt werden, um Zeit zum Aufstehen zu haben und sich ohne Hast anziehen zu können. Später lernt der Patient, die Muskeln willentlich von dem Spannungszustand, in dem sie normalerweise verbleiben, zu entspannen, ohne vorherige willkürliche Kontraktion.

Passive Bewegung. Rhythmische passive Bewegung der Glieder und des Kopfes können den Grad der allgemeinen Entspannung in einigen Fällen unterstützen. Diese Bewegungen werden meistens als Fortsetzung der Massage gegeben. Gruppenbewegungen der Gelenke, z. B. Beugung und Streckung der Hüfte, Knie- und Fußgelenke sind vorzuziehen, aber von seiten der Krankengymnastin wird ein sehr hohes Ausführungsniveau verlangt, um Ergebnisse zu erzielen. In totaler Aufhängung ist der Rhythmus von kleinen Pendelbewegungen manchen Patienten angenehm.

Die Fähigkeit, Entspannung zu fördern, hängt weitgehend von der einzelnen Krankengymnastin und dem bestimmten Patienten, mit dem sie zu tun hat, ab, und Einzelheiten erfolgreich angewandter Methoden variieren weitgehend. Ideale Zustände sind selten erreichbar und in der Tat kaum wünschenswert, da viele Patienten im Laufe der Zeit lernen müssen zu entspannen, wo und wann immer sich die Gelegenheit bietet, z. B. im Zug oder auf einer Bergspitze nach anstrengendem Aufstieg. Allgemeine Entspannung kann manchmal wirkungsvoll in Gruppen ausgeführt werden, wie z. B. bei schwangeren Frauen, die dazu neigen, leicht zu entspannen oder mit einigen Asthma- und Bronchitispatienten, die vorhergehende Einzelanweisung hatten.

Lokale Entspannung

Allgemeine Entspannung braucht Zeit und ist nicht immer wichtig oder wünschenswert. Methoden, um lokale Entspannung zu erhalten, hängen in gewissem Ausmaß von der Ursache und der Ausbreitung der Spannung ab.

Im Hinblick auf Massage und passive Bewegung. Massage und passive Bewegung setzen beide Entspannung bei der Behandlung des entsprechenden Bereiches voraus. Entspannung eines bestimmten Gebietes wird durch die Anwendung der allgemeinen, bereits beschriebenen Prinzipien für den ganzen Körper, erlangt. Eine allgemeine Ruhehaltung wird jedoch den Vorgang unterstützen, z. B. ist der abduzierte und gebeugte Arm, von einem Tisch oder einer Schlinge unterstützt, eher zu entspannen, wenn der Patient liegt oder sich in einem Stuhl zurücklehnt, als wenn er kerzengerade sitzt.

Zur Verbesserung von Verspannung. Verspannung, die Schmerzen zuzuschreiben ist, ist schützend und wird am wirkungsvollsten durch die Erleichterung des Schmerzes, der sie verursacht, vermindert. Wenn sie jedoch aus Furcht vor Schmerz weiterbesteht, so sind oft Techniken, die schmerzfreie Bewegung sichern, erfolgreich. Halten - Entspannen (s. S. 97) ist unter diesen Umständen anwendbar, oder Pendelbewegungen, die im freien Bewegungsausmaß anfangen und die die Amplitude nach und nach vergrößern, können das Vertrauen wieder herstellen und dadurch die Entspannung erreichen.

Die Verringerung von pathologischem Spasmus, der durch Verletzungen des Zentralnervensystems entsteht, ist nur zeitweilig, es sei denn, daß etwas willkürliche Kontrolle zurückbleibt und wieder hergestellt werden kann. Zeitweilige Erleichterung ist nützlich, um die Wiederentwicklung der willkürlichen Kontrolle zu fördern, die vom Spasmus überdeckt wird, und um das Gelenkausmaß und die Durchblutung des betroffenen Gebietes zu erhalten. Die Einleitung von Reflexbewegungen durch den Einsatz des Dehnungsreizes, zur selben Zeit angewandt wie das Kommando für die willkürliche Anstrengung, kann für diesen Zweck benutzt werden (s. Dehnungsreiz, S. 93). Es muß jedoch Sorgfalt angewandt werden, um zu sichern, daß der Spasmus, der nützlich ist, nicht durch Überaktivität des antagonistischen Reflexes reduziert wird, wenn nicht genügend willkürliche Kraft vorhanden ist, z. B. Streckspasmus des Beines, der es dem Patienten ermöglicht zu stehen.

Zur Vorbeugung und Behandlung von anpassungsfähiger (adaptiver) Verkürzung. Beharrliche Spannung oder Hypertonus der Muskeln, die auf einer Seite eines Gelenkes einwirkt, stört das Muskelgleichgewicht. Dies führt zu anpassungsfähiger Verkürzung der verkrampften Muskeln und zu fortschreitender Überdehnung und Schwächung der Antagonisten auf der gegenüberliegenden Seite des Gelenkes. Sowohl agonistische wie auch antagonistische Muskeln sind leistungsunfähig, wenn sich diese Situation entwickelt. Entspannungstechniken für die verkürzten Muskeln und kräftigende Techniken für ihre Antagonisten werden angewandt, gefolgt von wechselseitiger Funktion, um dadurch zu einer Vergrößerung im Bewegungsausmaß zu kommen.

Passive Bewegung

Erklärung

Dies sind Bewegungen, die durch eine äußere Kraft während muskulärer Inaktivität vorgenommen werden oder auch, wenn die Inaktivität so weit als möglich willentlich verringert ist, um eine Bewegung stattfinden zu lassen.

Einteilung

Entspannte passive Bewegungen. Es wird ein Zustand von Entspannung oder Schlaffheit vorausgesetzt. Das Gelenk oder die Reihe von Gelenken werden im vollen Bewegungsausmaß bewegt oder im vorhandenen freien Ausmaß bis zur Schmerzgrenze.

Manipulationen, wenn der Patient willkürlich entspannt ist. Bei eingeschränkter Gelenkbewegung können in geeigneten Fällen Bewegungen mit kleiner Amplitude von der Krankengymnastin versucht werden, um das freie Ausmaß zu vergrößern. Die Bewegungsart, die für diesen Zweck benutzt wird, kann sein:

(I) eine plötzliche, doch kontrollierte Anwendung von Kraft an der Grenze des vorhandenen Bewegungsausmaßes oder durch

(II) ein gleichmäßiges und ununterbrochenes passives Dehnen der verspannten Gewebe.

Manipulationen unter Narkose. Dies sind forcierte Bewegungen, von einem Arzt ausgeführt, wenn der Patient in allgemeiner Narkose entspannt ist oder wenn die örtlichen Schmerzrezeptoren durch Injektionen betäubt sind. Sie dienen der Beseitigung von konsolidierten Adhaesionen.

Entspannte passive Bewegungen

Die Krankengymnastin braucht viel Kontrolle und Kenntnis in der Gelenkanatomie, um die Bewegungen für den Patienten fließend und genau auszuführen.

Technik

Entspannung. Dem Patienten wird eine kurze Erklärung über das, was geschehen soll, gegeben. Dann wird ihm beigebracht, sich willkürlich zu entspannen, außer bei schlaffen Lähmungen, wo dies unnötig ist. Die Auswahl einer geeigneten Ausgangsstellung dient der Entspannung und Unterstützung. Das Betragen der Krankengymnastin wird viel dazu tun, dem Patienten Vertrauen einzuflößen und um seine Mitarbeit zur Beibehaltung der Entspannung während der Bewegung zu gewinnen.

Fixation. Wenn Bewegung auf ein bestimmtes Gelenk beschränkt werden soll, wird der proximale Gelenkanteil fixiert, um zu sichern, daß die Bewegung auf dieses Gelenk lokalisiert wird. Sonst ist jede Bewegungseinschränkung im normalen Ausmaß im voraus durch Ausweichbewegungen, die in anderen benachbarten Gelenken stattfinden, überdeckt.

Unterstützung. Für den Körperteil, der bewegt werden soll, wird volle und angenehme Unterstützung gegeben, sodaß der Patient Vertrauen hat und entspannt bleibt. Die Krankengymnastin ergreift den entsprechenden Körperteil fest, aber für den Patienten angenehm, oder die Gliedmaße kann durch achsengerechte Aufhängung in Schlingen unterstützt werden. Letztere Methode ist besonders für den Rumpf und schwere Glieder nützlich, da sie die Hände der Krankengymnastin freigibt, um die Fixation zu unterstützen und um die Bewegung auszuführen. Der Stand der Krankengymnastin muß stabil und bequem sein. Sie steht in Schritt- oder Grätschstellung und in einer Linie mit der Bewegung.

Zug. Bei vielen Gelenken kann man die Gelenkflächen durch einen Zug auseinanderziehen, der immer in der Längsachse eines Gelenkes gegeben wird. Die Fixation des proximalen Gelenkanteils stellt die entgegenwirkende Kraft zu einem gleichmäßig durchgeführten Zug auf den distalen Gelenkanteil dar. Der Zug soll die Bewegung durch Verringerung der interartikulären Reibung erleichtern.

Bewegungsausmaß. Das Bewegungsausmaß ist so groß, wie es der Zustand der Gelenke erlaubt, ohne daß Schmerz oder Verkrampfung in den umliegenden Muskeln hervorgerufen wird. In normalen Gelenken kann leichter Druck gegeben werden, um das volle Bewegungsausmaß zu sichern. In Gelenken mit stärkerer Fehlstellung muß aber vorsichtig gearbeitet werden, um zu vermeiden, daß die Bewegung über das normale anatomische Maß geführt wird.

Da der Grund für endgradige Bewegung die Erhaltung der Dehnfähigkeit der Muskeln ist, die über das Gelenk ziehen, muß den Muskeln, die über zwei oder mehrere Gelenke ziehen, besondere Beachtung zugewandt werden. Diese Muskeln müssen nach und nach über jedes Gelenk gedehnt werden, bis sie schließlich *zu ihrer normalen*

Länge über alle Gelenke gleichzeitig gedehnt sind. Z. B. ist der Quadrizeps völlig gedehnt mit gestrecktem Hüftgelenk und gebeugtem Knie.

Tempo und Ausdauer. Da es wesentlich ist, daß Entspannung während der Bewegung erhalten bleibt, muß das Tempo gleichförmig, ziemlich langsam und rhythmisch sein. Wie oft die Bewegung ausgeführt wird, hängt von dem Zweck, für den sie benutzt wird, ab.

Wirkungen und Anwendungen von entspannten passiven Bewegungen

(I) Die Bildung von Verklebungen wird verhütet und das vorhandene Bewegungsausmaß erhalten. Ein passives Bewegen, gut durchgeführt und mit häufigen Pausen ist für diesen Zweck ausreichend, aber das Übliche ist, daß man das Gelenk zwei Mal täglich durchbewegt.

(II) Ist aktive Bewegung wegen muskulärer Leistungsunfähigkeit unmöglich, so können diese Bewegungen helfen, durch Erregung der Rezeptoren für die Bewegungsempfindung die Erinnerung an Bewegungsmuster zu erhalten.

(III) Wenn endgradige aktive Bewegung unmöglich ist, wird die Dehnbarkeit der Muskeln erhalten und adaptiver Verkürzung vorgebeugt (s. S. 76).

(IV) Der venöse und lymphatische Rückstrom kann durch mechanischen Druck und durch Dehnen der dünnwandigen Gefäße, die über das bewegte Gelenk ziehen, etwas unterstützt werden.

Relativ schnelle, rhythmische und stetige passive Bewegungen werden für diesen Zweck verlangt. Wenn der Patient unfähig oder unwillig ist, ausreichend aktive Übung auszuführen, werden sie in Verbindung mit Hochlagerung benutzt, um das Ödem zu mildern.

(V) Der Rhythmus stetiger passiver Bewegung kann eine beruhigende Wirkung haben und Entspannung und Schlaf herbeiführen. Sie können beim Entspannungstraining versucht werden. Wenn sie erfolgreich sind, wird die Bewegung unmerklich und stufenweise langsamer gemacht in dem Maße wie der Patient entspannt.

Manipulationen, wenn der Patient willkürlich entspannt

Diese Verfahren zielen darauf ab, die endgradige Bewegung wiederherzustellen, wenn das bestehende freie Ausmaß durch Kontrakturen oder Veränderungen der Gelenkmechanik eingeschränkt ist. Sorgfältige und genaue Untersuchung ist in jedem Falle eine wesentliche

Voraussetzung. Es wird eine beträchtliche Fertigkeit verlangt, um das richtige Bewegungstempo für den Zustand zu treffen und um die Amplitude (das Ausmaß) jeder versuchten Bewegung sehr klein zu halten.

Technik. Diese ist derjenigen ähnlich, die für die vorherige Bewegungsart beschrieben wurde, weicht von ihr jedoch im Bewegungsausmaß und Tempo ab. Vergrößerung des Bewegungsausmaßes kann in zwei Tagen erreicht werden. Dabei sind Fixation und Genauigkeit der Bewegung von bedeutender Wichtigkeit. Auch hier wird während der Bewegung oft Zug beibehalten.

1. Der Widerstand der verkürzten Gewebe kann durch einen plötzlichen kraftvollen Druck an der Grenze der Bewegung überwunden werden. Dies muß nur einmal geschehen. Es muß mit Sorgfalt und Kontrolle gemacht werden, um zu sichern, daß die Bewegung tatsächlich in der verlangten Richtung stattfindet, und daß sie nicht zu weit geführt wird. Der Patient muß versuchen, entspannt zu bleiben, auch wenn die plötzliche Dehnung und der Schmerz unvermeidlich eine Verkrampfung hervorrufen. In den Muskeln kann ein Trauma auftreten. Etwas Exsudation in die periartikulären Gewebe wird sich durch das Dehnen und Zerren der Verklebungen ergeben; deshalb müssen hinterher Maßnahmen getroffen werden, um die Resorption des Exsudats zu sichern und um das neugewonnene Bewegungsausmaß zu erhalten. Sonst bilden sich mehr Verklebungen.

Diese Art forcierter passiver Bewegung sollte nur unter direkter Aufsicht des Arztes ausgeführt werden, es sei denn, die Krankengymnastin ist in ihrer Anwendung erfahren.

2. Gleichmäßiger und ununterbrochener Zug auf verkürzte Muskeln und Bänder kann zur Verlängerung dieser Strukturen ohne Trauma führen. Zug dieser Art regt die langsam reagierenden Sehnen der Muskeln an. Unter diesen Umständen übernehmen andere kollagene Fasern, die vor Inanspruchnahme normalerweise durch Muskelfunktion geschützt werden, die Anstrengung und verlängern sich. Mechanische Mittel wie ein Spannschraubengips (Quengelgips), ausgewogener Zug und Schienung sind Beispiele für ununterbrochenes passives Dehnen; aber intermittierende Methoden, wie Kopf- oder Extremitätenzug oder manuelle Extension erweisen sich auch als wirksam.

Wirkungen und Anwendungen von Manipulationen, wenn der Patient willkürlich entspannt ist

(I) Frische Verklebungen können durch plötzlichen kraftvollen Druck, ausgeübt an der Grenze des freien Bewegungsausmaßes, gelöst werden, und dadurch wird das Bewegungsausmaß vergrößert.

(II) Nebenbewegungen, die aktiv nicht ausgeführt werden können, die aber normalerweise zu der Funktion des Gelenkes, in dem sie stattfinden oder dem Nachbargelenk beitragen, können passiv freigemacht werden: z. B. Bewegungen in den Interkarpalgelenken, die während Handgelenksbewegungen auftreten oder Bewegungen im subtaloiden Gelenk während der Supination (Inversion) und der Pronation (Eversion) des Fußes.

(III) Eine plötzliche kraftvolle Bewegung bei distrahiertem Gelenk kann die Lage der interartikulären Anteile wieder herstellen oder ändern.

(IV) Eine stetige und verlängerte passive Dehnung kann den Widerstand von verkürzten Bändern, Faszien und fibrösen Muskelscheiden überwinden wie zum Beispiel bei manipulierender Dehnung und progressiver Schienung eines Klumpfußes.

Manipulationen unter Narkose

Diese werden von einem Arzt ausgeführt, wenn der Patient in einer allgemeinen oder lokalen Betäubung ist, die Schmerz und Schutzspannung ausscheidet und die Anwendung von größerer Kraft erlaubt. Sogar hartnäckige Verklebungen können überwunden werden. Sind diese aber zahlreich, so ist es üblich, das volle Bewegungsausmaß nach und nach durch eine Serie von Manipulationen zu erreichen, um ein übermäßiges Trauma und erhebliche Exsudation zu vermeiden. Vom Patienten und der Krankengymnastin muß nach Manipulationen größte Anstrengung erfolgen, um das bei jeder Sitzung erreichte Bewegungsausmaß zu erhalten. Geschieht dies nicht, bilden fibröse Ablagerungen des unvermeidlichen Exsudats neue Verklebungen.

Einführung in die neuromuskuläre Bahnung

Der neuromuskuläre Mechanismus leitet eine Bewegung ein und führt eine Bewegung als Reaktion auf Forderung nach Tätigkeit aus. „Zu bahnen" heißt „mühelos oder müheloser" machen und neuromuskuläre Bahnung ist der Vorgang, durch den die Antwort des neuromuskulären Komplex leicht oder leichter gemacht wird.

Forderung nach Tätigkeit

Die Forderungen nach willkürlicher Anstrengung sind meistens fähig, wirksame und zweckvolle Bewegung hervorzubringen. Diese Forderungen werden durch jeden Faktor geschwächt, der (a) die Fähigkeit des Patienten, willkürliche Anstrengung auszuüben, verringert, (b) das Leitungsvermögen der nervösen Wege verringert, die von den Impulsen benutzt werden, die durch willkürliche Anstrengung eingeleitet wurden.

Eine abgeschwächte Forderung kann unter Umständen keine Reaktion vom neuromuskulären Komplex hervorbringen, oder sie kann unfähig sein, eine zufriedenstellende Reaktion zu erzielen.

Bewegungsförderung (Facilitation) macht die Antwort müheloser, sodaß die geschwächten Forderungen nach willkürlicher Anstrengung wirksam für die Erzeugung von leistungsfähiger und zweckvoller Bewegung sind. Die Techniken der Förderung liefern die notwendige Forderung, um eine zufriedenstellende Antwort hervorzurufen und um das Leitungsvermögen der benutzten nervösen Wege zu verbessern.

Antwort des neuromuskulären Mechanismus

Die Muskeln sind die Nervenendorgane des neuromuskulären Mechanismus, und seine Antwort schließt sowohl Einleitung als auch Kontrolle muskulärer Kontraktion ein. Die Fähigkeit zu antworten und die Art der Antwort werden bestimmt von:

a. Der Vollständigkeit der motorischen Einheit.

b. Der Erregbarkeit der Vorderhornzelle (VHZ).
c. Den Faktoren, die die VHZn beeinflussen.
d. Dem Leitungsvermögen der Bahnen der Impulse, die die VHZn beeinflussen.
e. Der Art der Forderung.

a. **Vollständigkeit der motorischen Einheit.** Die motorische Einheit kann als die funktionelle Einheit des neuromuskulären Systems angesehen werden; seine Aktivität wird durch seine Zelle (VHZ oder motorische Zelle des Hirnstammes) kontrolliert, die bei Erregung Impulse zu den Muskelfasern aussendet, die dann durch Kontraktion antworten. Da muskuläre Kontraktion sich aus der Aktivierung der motorischen Einheit ergibt, so ist seine Vollständigkeit ein wesentlicher Faktor für eine Reaktion. Tod der Zelleneinheit oder Zerstörung der Muskelfasern ergeben eine dauernde Inaktivität der Einheit. Verletzung der Faser ergibt zeitweilige Inaktivität, es ist in günstigen Fällen jedoch Regeneration möglich.

b. **Erregbarkeit der VHZ.** Aktivierung der motorischen Einheiten hängt von der Erregung der VHZn ab. Die Impulse erreichen sie aus vielen Quellen, aber die Wirkung, die sie hervorbringen, hängt von der Erregbarkeit der Zellen ab, zu der Zeit, in der die Impulse ankommen. Ein starker Reiz wird zur Erregung von Zellen mit einem hohen Schwellenwert verlangt, aber die mit einer tiefen Schwelle antworten auf einen relativ schwachen Reiz. Der Schwellenwert einer Zelle wird durch wiederholte Erregung verringert und durch die Ankunft unterschwelliger Reize. Diese, obwohl sie keine Erregung hervorbringen, erniedrigen den Schwellenwert der Zelle nach und nach und erleichtern die Antwort der Zelle auf folgende Reize. Eine Erhöhung der Reizschwelle ergibt sich aus Mangel an Erregung und durch ein Trauma, das durch einen Krankheitsprozeß verursacht ist. Die Reizschwelle kann so groß sein, daß die Zelle unfähig wird, auf irgendeinen normalen Reiz zu antworten. Sie wird dann als „schlafend" bezeichnet. Wiederholte Bombardierung der „schlafenden" Zelle durch starke Reize kann jedoch mit Erfolg ihren Schwellenwert soweit reduzieren, daß ihnen die Antwort auf Erregung möglich ist. In diesem Falle wird eine Wiederaktivierung der motorischen Einheit erreicht.

Reize, die die VHZn erreichen, beeinflussen große Gruppen oder „pools" von Zellen, von denen einige mit Erregung antworten, andere durch eine Verminderung ihres Schwellenwertes. Je stärker der Reiz ist, um so größer ist die erzeugte Wirkung und desto umfassender der Einflußbereich. Es wird auf eine Erhöhung der Erregbarkeit der Zelle im Bereich des ZNSs bei einer Erhöhung der zentralen Reizung hingewiesen. Dies ist eine Möglichkeit, die Antwort des neuromuskulären Mechanismus zu fördern und die VHZn zu erregen, die vorher „schlafend" waren.

c. **Faktoren, die die VHZn beeinflussen** (Abb. 51). Die VHZn werden von Impulsen beeinflußt, die sie von vielen Orten im Körper und vom ZNS erreichen. Die Art der Impulse kann erregend oder hemmend sein. Es ist die Vorherrschaft der einen oder anderen Art zu irgendeiner Zeit, die die Wirkung, die sie erzeugen, bestimmt. Reizung der Zellen wird durch erregende Impulse erreicht, die einen Reiz von Schwellenwert bilden. Ein unterschwelliger Reiz erregt die Zellen nicht, dient jedoch dazu, ihren Schwellenwert zu reduzieren.

Die Quellen der Impulse sind die aufsteigenden Bahnen des ZNS und die sensorischen Emfangsorgane. Normalerweise arbeiten diese Gebiete zusammen, um die nötigen Impulse für Bewegungserzeugung auszusenden, und sie werden sehr von sensorischen Impulsen beeinflußt.

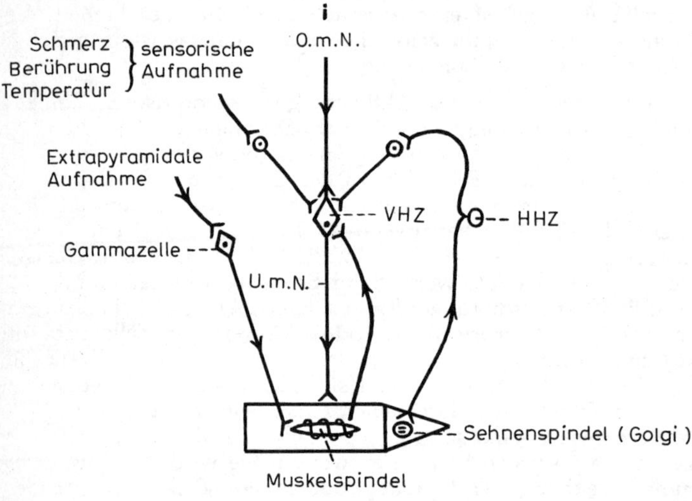

Abb. 51 Faktoren, die die Vorderhornzellen beeinflussen

Jede Läsion oder jeder Umstand, der die Aussendung von Impulsen, die die VHZn beeinflussen, stört, führt entweder zu einem Mangel an Antwort oder zu einer Veränderung der Art der Antwort. Techniken der Bewegungsförderung sind dazu bestimmt, jede Unzulänglichkeit durch Erhöhung der Forderung an sensorische Quellen auszugleichen, um eine zufriedenstellende Antwort zu erhalten und sie dann weiter zu erleichtern.

d. **Leitungsvermögen der nervösen Impulswege, die die VHZn beeinflussen.** Diese Bahnen können aus einem einzigen Neuron (monosynaptische Bahn) oder öfter aus zwei oder drei Neuronen bestehen, die in Synapsen verbunden sind, um eine Kette zu bilden. Die notwendige Energie für den Durchgang der Impulse entlang den Fasern wird durch die Fasern selbst geliefert, aber die Impulse werden durch den Widerstand der Synapsen vermindert. Nichtgebrauch der Bahnen erhöht den synaptischen Widerstand, und Druck oder Quetschen der Fasern verhindert oder verringert ihr Leitungsvermögen. Wiederholter Einsatz der Bahnen erniedrigt den synaptischen Widerstand und erleichtert den Durchgang der Impulse, vorausgesetzt, der Strom der Impulse ist genügend stark, um das erste Mal durchzubrechen. Wenn normale Bahnen ständig blockiert sind, kann der Gebrauch von Ausweichbahnen entwickelt werden, falls ausreichend Bedarf für sie besteht, denn es gibt viele unentwickelte Wege im ZNS. Da bestimmte Bahnen für die Erzeugung bestimmter Bewegungen benutzt werden, ist es wichtig, daß die benutzten Bewegungsmuster, die Bewegungsbahnen schaffen, diejenigen sind, die der Patient am dringendsten benötigt, d. h., es müssen die sein, die seinen normalen funktionellen Bewegungen entsprechen oder die diesen so verwandt wie möglich sind. Das Muster sollte jedes Mal, wenn die Bewegung wiederholt wird, dasselbe sein.

e. **Art der Forderung.** Normale funktionelle Tätigkeiten benützen sowohl willkürliche als auch Reflexbewegungen. Die Forderung nach Aktivität wird sowohl von willkürlichen als auch von sensorischen Quellen bestimmt. Wenn die Forderungen nach willkürlicher Anstrengung unwirksam oder zu schwach sind, um eine zufriedenstellende Antwort vom neuromuskulären Mechanismus zu erhalten, dann kann eine Erhöhung der Forderung von sensorischen Quellen an diese Stelle treten. Eine Forderung von sensorischen Rezeptoren leitet die Reflexbewegung ein, die die Forderungen von willkürlicher Anstrengung verstärken. Eine zufriedenstellende Antwort, die durch Wiederholung gefördert werden kann, wird so gesichert.

Komplexbewegungen

Die Technik der Komplexbewegungen baut sich hauptsächlich auf der Lehre über die Erregung der Propriozeptoren auf. Die Propriozeptoren vergrößern die an den neuromuskulären Mechanismus gestellte Forderung, um seine Antwort zu erhalten und zu erleichtern.

Die Behandlung mit diesen Techniken ist sehr umfassend und beinhaltet die Anwendung der Grundlagen von Komplexbewegungen in jedem Hinblick und in jeder Phase der Rehabilitation des Patienten. Diese Methode der Rehabilitation wurde von Dr. HERMAN KABAT, M. D., Ph. D. und MARGARET KNOTT, B. S. am KABAT-KAISER-Institut in den Jahren 1946 bis 1951 entwickelt. Die Theorie der Behandlung und die benutzten Techniken sind in einem Buch mit dem Titel „*Proprioceptive Neuromuscular Facilitation.* Patterns and Techniques", von MARGARET KNOTT, B. S. und DOROTHY E. VOSS, B. Ed. beschrieben, verlegt bei Hoeber und Harper, New York, USA.

Doktor KABAT hat zu diesem Thema auf dem ersten Weltkongreß der Krankengymnastik 1953 gelesen, und Fräulein KNOTT zeigte ihre Methode damals und 1956 in Verbindung mit einem Kurs am London Hospital. In unserem Land wurde viel Interesse für die Komplexbewegungen gezeigt. Mehrere Krankengymnastinnen aus Großbritannien haben das kalifornische Rehabilitationszentrum in Vallejo, USA, besucht, wo Fräulein KNOTT die leitende Krankengymnastin ist, und haben die Techniken und etwas von ihren Behandlungsmethoden von ihr gelernt.

Diese Techniken und die Behandlungsmethode, bei der sie verwandt werden, zielen darauf ab, die höchste Aktivität, die bei jeder willkürlichen Anstrengung erreicht werden kann, zu erhalten; außerdem die größtmögliche Anzahl von Wiederholungen, um die Antwort zu erleichtern. Die Krankengymnastin braucht sowohl Fertigkeit in der Ausführung der Techniken als auch ein umfassendes Verständnis der Behandlungsmethode, um die besten Ergebnisse zu erhalten.

Die Techniken sind für die Behandlung von vielen Zuständen geeignet und stellen ein wirkungsvolles Mittel dar, um die Rehabilitation des Patienten zu erreichen und zu beschleunigen. Einige werden hier kurz beschrieben, um für diejenigen als Aufzeichnung zu dienen, die schon einigen praktischen Unterricht hatten und um andere mit einer theoretischen Basis auszustatten, wenn sie sie sehen.

Anmerkungen zu den Techniken der Komplexbewegungen

Die Behandlung mit diesen Techniken richtet sich darauf, die Wirkungen der Bewegungsbahnung zusammenzufassen und damit die Antwort des neuromuskulären Mechanismus zu erhöhen. Die propriozeptive Erregung ist das Hauptmittel, um die Forderungen, die von einer willkürlichen Anstrengung gestellt werden, zu erhöhen. Die Einleitung von einigen Reflexreaktionen und physiologischen Prinzipien, die die Wechselwirkung von antagonistischen Muskeln betreffen, werden auch bei einigen Methoden benutzt. Widerstand und Dehnung werden den Muskeln manuell gegeben. Diese arbeiten, um Muster von Komplexbewegungen auszuführen. Anfeuernde Kommandos geben eine sprachliche Anregung für die willkürliche Anstrengung des Patienten. Maximaler Widerstand wird für das wichtigste Mittel zur Erregung der Propriozeptoren gehalten. Die Techniken, die sich mit der Anwendung von maximalem Widerstand auf Komplexbewegungsmuster befassen, sind grundlegend. Techniken mit Betonung werden verwandt, um das Muskelgleichgewicht zu korrigieren.

Grundtechniken

Muster der Bewegungsförderung

Als Basis werden Massenbewegungen benutzt, die in allen Techniken der Komplexbewegungen enthalten sind, weil Massenbewegungen für jede motorische Tätigkeit charakteristisch sind. Die benutzten Bewegungsmuster sind spiralförmig und diagonal; sie sind normaler Funktion nahe verbunden. Sie können im täglichen Gebrauch beobachtet werden, z. B. wenn die Hand zum Mund geführt wird, bei der Arbeit oder beim Sport, z. B. beim Holzhacken oder beim Fußballspielen. Es gibt zwei Wege der Bewegung für jeden Hauptabschnitt des Körpers, d. h. Kopf-Hals, unterer Rumpf, oberer Rumpf, Arm und Bein. Da Bewegung in beiden Richtungen stattfinden kann, stellt jeder Weg zwei antagonistische Muster.

Komponenten der Bewegung. Jedes *Bewegungsmuster* hat drei Komponenten, die Bahn ist bestimmt und liegt in der Funktionslinie der Hauptmuskelkomponenten, die für die Bewegung verantwortlich sind. Zwei Komponenten liegen im Winkel zueinander, und die dritte ist rotierend. Letztere ist von großer Wichtigkeit, da sie der Bewegung als Ganzes die Richtung gibt. Jedes Muster wird entsprechend den Bewegungen, die im proximalen Gelenk oder in den Gelenken des bewegten Körperabschnittes stattfinden, benannt, z. B. *Beugung-Adduktion mit Außenrotation* des Beines oder *Streckung mit Rotation nach rechts* des unteren Rumpfes. Bewegung in distalen Gelenken folgt der Richtung der Bewegung in den proximalen Gelenken. Zwischengelenke können jedoch in beiden Richtungen bewegt werden, z. B. bei *Beugung-Adduktion mit Außenrotation* des Beines wird der Fuß dorsalflektiert, adduziert und supiniert. Das Knie ist während der Bewegung entweder gebeugt (mit Kniebeugung) oder gestreckt (mit Kniestreckung), oder es kann in Streckung gehalten werden.

Bewegung in einem Muster (Abb. 52-55). Das Bewegungsmuster beginnt mit den Hauptmuskelkomponenten an der Grenze ihrer Dehnbarkeit und ist abgeschlossen, wenn die Muskeln ihre stärkste Verkürzung erreicht haben. Das Ausmaß der rotierenden Komponente ist nur teilweise vorhanden, jedoch wesentlich. Rotation beginnt die Bewegung und gibt ihr die Richtung.

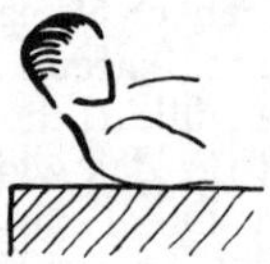

Nackenbeugung mit Rotation nach rechts

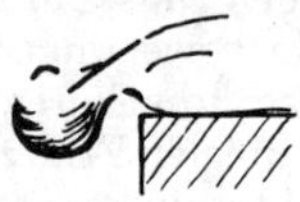

Nackenextension mit Rotation nach links

Abb. 52 Halsmuster

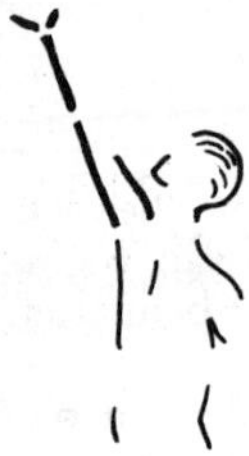

volle Elevation-Abduktion mit Außenrotation (rechter Arm)

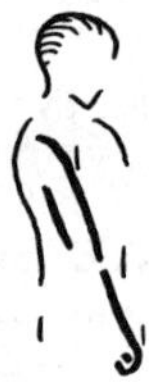

Senkung-Adduktion mit Innenrotation (rechter Arm)

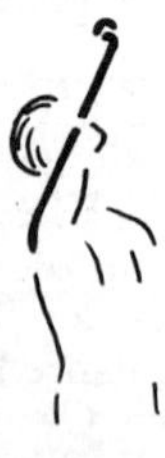

volle Elevation-Adduktion mit Außenrotation (rechter Arm)

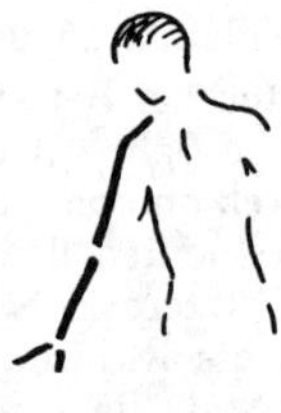

Retroversion-Abduktion mit Innenrotation (rechter Arm)

Abb. 53 Armmuster

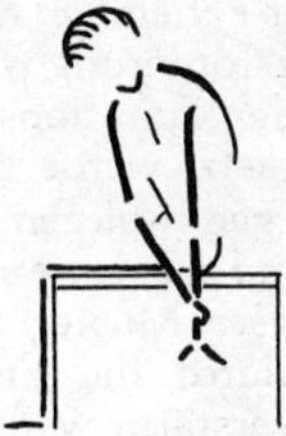

Oberer Rumpf
Beugung mit Rotation
nach links (Hacken)

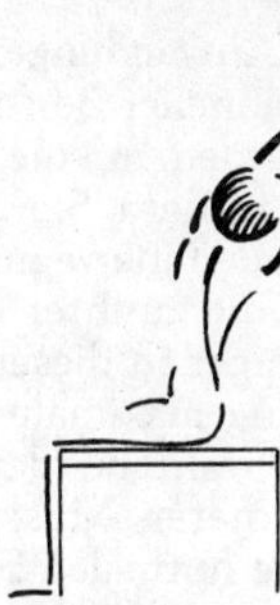

Oberer Rumpf
Extension mit Rotation
nach rechts (Heben)

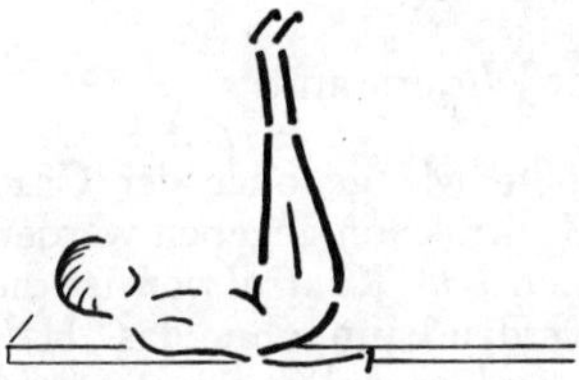

Unterer Rumpf
Beugung mit Rotation
nach links

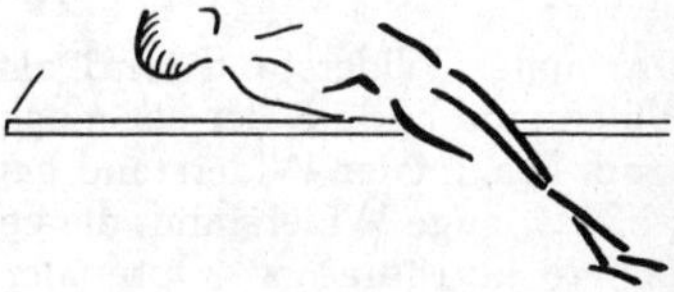

Unterer Rumpf
Extension mit Rotation
nach rechts

Abb. 54 Rumpfmuster

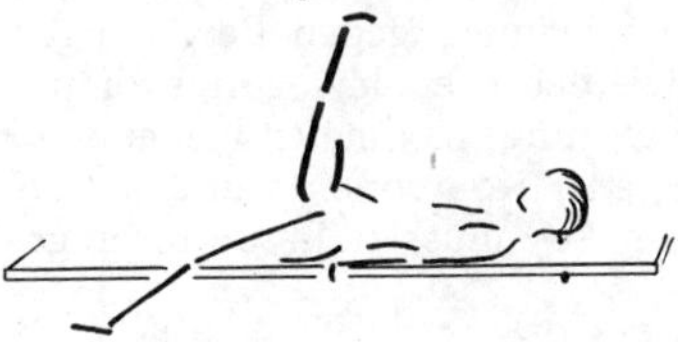

Beugung -Abduktion mit
Innenrotation (rechtes Bein)

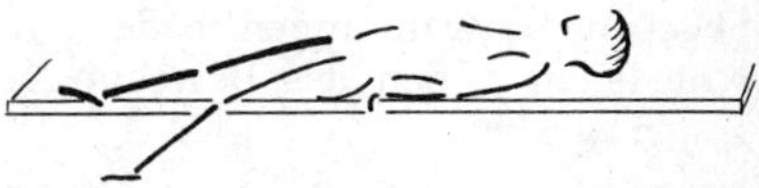

Extension-Adduktion mit
Außenrotation (rechtes Bein)

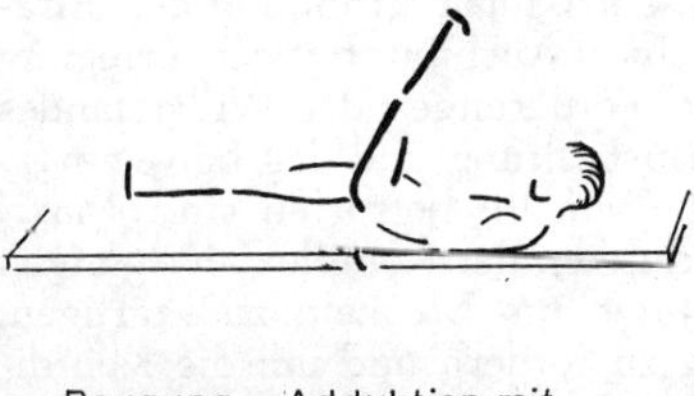

Beugung -Adduktion mit
Außenrotation (linkes Bein)

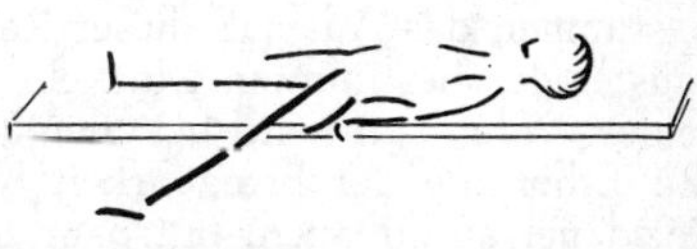

Extension-Abduktion mit
Innenrotation (linkes Bein)

Abb. 55 Beinmuster

Wirkungen und Anwendungen. Da diese Bewegungsmuster spezifisch und denen funktioneller Bewegungen nahe verwandt sind, so können sie wiederholt werden, um die Bewegung, die der Patient am dringendsten benötigt, zu fördern. Sie sind zur Bewegungsförderung wirksamer als die sog. geraden Bewegungen, da sie in der Funktionslinie der Muskeln laufen, die zu ihrer Ausführung eingesetzt werden. Letztere sind leistungsfähiger in diesen Bahnen als in irgendwelchen anderen. Durch Anwendung maximalen Widerstandes und durch Beachten der Bewegungsfolge während der Ausführung dieser Muster kann die Funktion schwächerer Muskelkomponenten durch die kräftigeren Gruppen, die ihre normalen Synergisten sind, verstärkt werden.

Die vorhergehenden Abbildungen zeigen die Stellung am Ende der Bewegung. Dabei ist vorausgesetzt, daß die Zwischengelenke ruhig bleiben und die Bewegung in den anderen Gelenken geschieht. Die Gliedmaßen oder der bewegte Bereich ist in dicker Type gezeichnet.

Maximaler Widerstand (oder optimaler Widerstand)

Maximaler Widerstand wird als die größte Menge oder der Grad Widerstand erklärt, der der muskulären Kontraktion gegeben werden kann. Maximaler Widerstand gegen *isometrische Kontraktion* ist die größte Menge Widerstand, die gegeben werden kann, ohne das „Halten" zu durchbrechen. Optimaler Widerstand gegen eine *isotonische Kontraktion* ist die größte Menge Widerstand, gegen die der Patient eine fließende koordinierte Bewegung durch das volle Bewegungsausmaß führen kann.

Anwendung des Maximalwiderstandes. Bei bewegungsfördernden Techniken wird maximaler Widerstand manuell gegen Bewegungen und „Halten" in Mustern angewandt. Allen drei Bewegungskomponenten wird in jedem Stadium der Bewegung maximaler Widerstand gegeben. Schwankungen in der Kraft jeder Komponente und in verschiedenen Teilen des Bewegungsausmaßes müssen in Betracht gezogen werden.

Wirkungen und Anwendungen. Maximaler Widerstand verlangt „alles was die Muskeln leisten können", d. h. alle ihre verfügbaren motorischen Einheiten werden während des Bewegungsmusters aktiviert. Erregung der Muskespindeln und eine maximale Erhöhung der intramuskulären Spannung führen zu einer Ausbreitung der Erregung auf benachbarte Muskelgruppen. Die Forderungen des Widerstandes bestimmen das Ausmaß dieser Reizausbreitung und das Bewegungsmuster der bestimmten Muskeln, die von ihr betroffen sind. Maximaler Widerstand wird bei allen Techniken der Komplexbewegungen zur Erhöhung der Erregbarkeit benutzt, um Muskeln zu kräftigen, Ausdauer aufzubauen, Entspannung zu fördern und um die Koordination zu verbessern.

Manuelle Kontakte

Der Druck beim manuellen Kontakt der Krankengymnastin mit dem Patienten ist ein Mittel der Bewegungsbahnung. Er ist die einzig zufriedenstellende Art der Anwendung von maximalem Widerstand gegen ein Bewegungsmuster.

Anwendung der manuellen Kontakte. Die Berührung trägt zur Förderung durch die Erregung der Exterozeptoren bei. Manuelle Kontakte müssen (I) zweckmäßig, (II) richtunggebend und (III) angenehm sein.

(I) zweckmäßig. Der Druck muß fest sein, sodaß der Patient ihn wahrnimmt, und er muß, wenn möglich, direkt auf die Haut des Patienten gegeben werden. Druck wird mit der Handfläche gegeben, um einen gleichmäßigen Kontakt mit einer weiten Hautfläche zu sichern, vorzugsweise auf Muskeln und Sehnen, die an der Bewegung teilnehmen.

(II) richtunggebend. Manueller Druck wird *nur* in Richtung der Bewegung angewandt und gibt den teilnehmenden Muskeln Widerstand. Außerdem gibt er der Anstrengung des Patienten eine Richtung. Besteht ein Verlust der Hautsensibilität, so wird man die Stellung der Hand ausgleichen müssen.

(III) angenehm. Manuelle Berührungen, die unangenehm sind oder Schmerz hervorrufen, müssen vermieden werden, da Schmerzen die Kontraktion hemmen und zur Innervierung unerwünschter Bewegungen führen können.

Zug und Druck

Zug und Druck (Annäherung) kann für die Erregung propriozeptiver Impulse, die von den Gelenkstrukturen ausgehen, wirkungsvoll sein.

(I) Zug. Manuelle Kontakte machen es möglich, den Zug während des gesamten Bewegungsausmaßes beizubehalten. Er ist am wirkungsvollsten, wenn er bei Elevationsbewegungen angewandt wird, wahrscheinlich weil jede gehobene Last normalerweise im Verhältnis zu ihrem Gewicht Zug ausüben würde.

(II) Druck. Druck von Gelenkflächen aufeinander entspricht den normalen Umständen, die beim Gewichttragen oder beim Stoßen auftreten. Er ist daher wirkungsvoller zur Erleichterung von Streckbewegungen.

Kommandos für den Patienten

Die Stimme der Krankengymnastin wird als sprachliche Anregung zur Forderung der maximalen willkürlichen Anstrengung an den Patienten benutzt. Kurze, einfache, genaue und zeitlich gut angepaßte Anweisungen, die für sein Alter, seinen Charakter und sein Vermögen zur Mitarbeit geeignet sind, verlangen die Aufmerksamkeit und

Anstrengung des Patienten zur rechten Zeit. Sie zeigen die Art der von ihm verlangten Reaktion an, selbst wenn er die Ausdrucksweise nicht versteht! Genauigkeit im Kommando ist wesentlich:

Halten! . . . . für isometrische Kontraktion
Ziehen oder **stoßen!** . . . für isotonische Kontraktion
Entspannen . . . . . . für Entspannung

Die Krankengymnastin muß sicher sein, daß ihre Kommandos maximal je nach dem Vermögen des Patienten ausgeführt werden.

Normale Aktionsfolge

Aktionsfolge wird als die Folge von Muskelkontraktionen, die bei motorischer Aktivität auftreten, erklärt. Die Erzeugung von koordinierter Bewegung setzt die Fähigkeit voraus, normale Muskelaktionsfolge zu erreichen. Bei funktionellen Bewegungen geht die Aktionsfolge gewöhnlich von distal nach proximal, da es die distalen Glieder sind, d. h. Hände und Füße, die normalerweise die meisten Reize für eine Innervation erhalten. Proximale Kontrolle entwickelt sich zuerst, und dann wird während des Lernprozesses von koordinierter und zweckvoller Bewegung die distale Kontrolle erreicht.

Normale Aktionsfolge bei Mustern der Komplexbewegungen verläuft von distal nach proximal und, vorausgesetzt, daß die Rotation die Bewegung beginnt, schreitet sie in dieser Richtung weiter. Die Bewegung als Ganzes geht fließend voran, sodaß sie bei koordinierter Bewegung zuerst in den distalen, dann in den mittleren und schließlich in den proximalen Gelenken beendet wird. Wenn die Bewegung in jedem Gelenk abgeschlossen ist, fahren die Muskeln, die sie (durch ihre isotonische Kontraktion) erzeugt haben, fort, sich isometrisch zu kontrahieren, bis die Bewegung im Ganzen abgeschlossen ist.

Wenn normale Muskelaktionsfolge nicht erlangt werden kann, so wird Muskelaktionsfolge mit Betonung zur Korrektur des gestörten Muskelgleichgewichts benutzt. Normale Aktionsfolge kann durch die Anwendung von zu starkem Widerstand gegen eine bestimmte Komponente der Bewegung vereitelt werden, mit dem Ergebnis, daß die Leistungsfähigkeit abnimmt, z. B. wenn bei Beinbewegungen zuviel Widerstand auf den Fuß gegeben wird.

Verstärkung

Unzählige Bewegungsverbindungen werden im täglichen Leben verlangt und benutzt. Wenn eine große Anstrengung verlangt wird, so wird die Bewegung eines Körperabschnittes von der Bewegung eines anderen Abschnittes begleitet und verstärkt. Dies kann bei schwerer Arbeit und sportlicher Tätigkeit beobachtet werden, wenn Kraft und Konzentration verlangt werden.

Muskelkomponenten eines Bewegungsmusters verstärken sich automatisch gegenseitig, entsprechend den Forderungen des Widerstandes. Wenn dieser maximal ist, so dehnt sich die Verstärkung über die Muskelkomponenten des Musters hinaus auf andere Abschnitte des Körpers aus, z. B. vom Arm zum Rumpf oder von einem Bein zum anderen.

Die propriozeptive Erregung, die von der Spannung in stark kontrahierenden Muskeln herrührt, führt zu einer Ausbreitung oder zu einem Überfließen von Erregungen im ZNS, dessen Zweck es ist, die Zusammenarbeit von synergistischen Muskeln zu rekrutieren, die dann durch Kontraktion die Leistungsfähigkeit der Muskeln erhöhen.

Anwendung der Verstärkung. Die maximale Kontraktion kräftiger Muskeln wird zur Verstärkung der Funktion schwacher synergistischer Muskeln benutzt. Verstärkung geschieht immer durch *Kraft*, daher pflegen kräftige Muskelkomponenten eines Musters schwächere Komponenten desselben Musters zu verstärken, und kräftige Muster verstärken schwächere Muster, vorausgesetzt, sie sind verwandt. Verstärkung wird mit betonter Muskelaktionsfolge zur Erhaltung oder Betonung der Kontraktion unwirksamer oder schwacher Muskeln und zur Korrektur des Muskelgleichgewichts benutzt.

Dehnungsreiz

Propriozeptoren in den Muskeln (Muskelspindeln) werden durch Dehnung gereizt, dadurch wird die intramuskuläre Spannung erhöht. Erregung der Muskelspindeln ergibt eine Reflexkontraktion des Muskels, vorausgesetzt, der Reiz hat Schwellenwert und der Reflexbogen ist intakt. Bombardierung von „schlafenden" VHZn durch Impulse, eingeleitet von den Muskelspindeln, erhöht die zentrale Erregung und erleichtert die Reizung dieser Zellen.

Anwendung des Dehnungsreizes. Zugleich mit der kräftigen aber beherrschten Dehnung der Muskeln bis zur Grenze ihrer Dehnfähigkeit wird ein anfeuerndes Kommando für das Maximum willkürlicher Anstrengung des Patienten gegeben. Auf diese Weise trägt die Anstrengung des Patienten ihr möglichstes zu dem Reiz der Dehnung bei.

Jetzt (dehnen) . . . . **Ziehen!**

Summierung, einmal der von den Spindeln eingeleiteten Reize als Antwort auf Dehnung des Muskels und zum anderen der Reize der willkürlichen Anstrengung, wird durch die rhythmische Wiederholung in dieser Technik erreicht. Sie wird fortgesetzt, bis die maximal erreichbare Antwort erlangt ist. Einsatz dieser Technik bei allen Mustern macht es möglich, die Muskeln wirkungsvoll in allen ihren Funktionskomponenten zu dehnen.

Wirkungen und Anwendungen. Vorausgesetzt der Reflexbogen ist intakt und der Dehnungsreiz korrekt und ausreichend häufig angewandt, so ist ein Erfolg sicher, außer in Fällen von spinalem Schock. Der Dehnungsreiz ist daher ein wertvolles Mittel, um Kontraktionen zu beginnen. Obwohl er für den Beginn der Kontraktion schwacher Muskeln nicht notwendig ist, so vergrößert die Anwendung des Dehnungsreizes doch ihre Antwort und beschleunigt so die Kräftigung.

Techniken mit Betonung

Techniken mit Betonung benutzen die Mittel der Bahnung, um das gestörte Muskelgleichgewicht zu korrigieren und um die Fähigkeit des Patienten, wirksame koordinierte Bewegung auszuführen, wiederherzustellen.

Betonte Muskelaktionsfolge

Die Muskelaktionsfolge bei der Ausführung von Bewegung ist zeitlich angepaßt, um die Mittel zur Verstärkung der Funktion schwächerer Komponenten eines Musters oder für ein schwächeres Muster zu stellen. Betonte Muskelaktionsfolge basiert auf dem Einsatz kräftiger Muskeln, um schwächere oder unfähige Muskeln zu verstärken, und auf dem Wunsch des Patienten, die Bewegung als Ganzes zu vervollständigen. („Das Gehirn weiß nichts von der Funktion einzelner Muskeln, sondern nur von Bewegung". Beevor und Hughling Jackson).

Anwendung betonter Aktionsfolge. Man beginnt mit maximaler Kontraktion von kräftigen Muskelgruppen, dann setzt die Bewegung in dem Gelenk oder in den Gelenken ein, über denen die betreffenden schwächeren Muskeln arbeiten. Drei Faktoren sind dabei wesentlich:

a. **Das stabilisierende Gebiet** ist das Gebiet proximal von dem Gelenk oder den Gelenken, über denen die schwachen Muskeln arbeiten.

b. **Der Drehpunkt** ist das Gelenk oder die Gelenke, über denen die schwachen Muskeln arbeiten und in denen die Bewegung zur Betonung ihrer Aktivität wiederholt wird.

c. **Der Angriffspunkt** ist der Abschnitt des Körpers, der distal zum Drehpunkt liegt.

Bewegung wird im Muster gegen optimalen Widerstand ausgeführt, bis sie in den Gelenken des Angriffshebels beendet ist. Sie erreicht die kräftigste Arbeit im Gebiet der Muskeln, die im stabilisierenden Abschnitt liegen. Die für diese Bewegungen gebrauchten Muskeln arbeiten dann isometrisch gegen maximalen Widerstand. Die Muskeln des stabilisierenden Abschnittes arbeiten, um Stabilität zu erhalten und jene des Angriffshebels, um die Gelenke „zu sperren", so daß er sich als eine Einheit bewegt. Während diese isometrische

Kontraktion durch maximalen Widerstand beibehalten wird, wird Bewegung im Drehpunkt eingeleitet, um die Kontraktion schwächerer Muskeln zu erreichen oder nachdrücklich zu betonen.

Wirkungen und Anwendungen. Betonte Muskelaktionsfolge ist das Mittel, durch das die Kontraktion einer bestimmten Muskelgruppe, einer bestimmten Komponente oder eines bestimmten Musters eingeleitet wird. Sie kann in jedem Bereich ihres Ausmaßes mit Verstärkung von kräftigeren, synergistischen Muskelgruppen wiederholt werden. Sie kann zur Umschulung von Muskeln oder zur Korrektur des gestörten Muskelgleichgewichts angewandt werden. Wenn die Kraft zunimmt, ist es möglich zur normalen Aktionsfolge zurückzukehren.

Wiederholte Kontraktionen

Wiederholung von Muskelarbeit gegen Widerstand ist für die Entwicklung von Kraft und Ausdauer wesentlich. Die Kontraktion bestimmter schwacher Muskeln oder schwacher Komponenten eines Musters wird bei dieser Technik wiederholt, während sie durch maximale isometrische Kontraktion von kräftigen synergistischen Muskeln verstärkt werden.

Anwendungen von wiederholten Kontraktionen. Betonte Aktionsfolge wird benutzt, um eine maximale isotonische Kontraktion der Muskeln zu erhalten, die für die Verstärkung benutzt werden. Diese Muskeln werden dann in isometrischer Kontraktion gegen maximalen Widerstand gehalten. Bewegung ist im Drehgelenk für den Bereich des Bewegungsausmaßes erlaubt, in dem eine isometrische Kontraktion der schwachen Muskeln aufrechterhalten werden kann.

* Diese Kontraktion wird gegen maximalen Widerstand gehalten, um eine Erregungszunahme zu erhalten (durch einen allmählich steigernden Widerstand, ohne den „Halt" zu brechen). Dann, ohne Entspannung, wird der Patient aufgefordert, in dem Drehgelenk weiter zu bewegen, um das Ausmaß zu vergrößern. Wenn der Patient diese isotonische Kontraktion der schwächeren Muskeln beginnt, wird der Widerstand genügend reduziert, um Bewegung zuzulassen. Die Technik wird dann von * an so oft wie möglich wiederholt.

Halten! . . . Ziehen! – Halten! . . . Ziehen! usw.

Wenn jedoch ein zweiter oder folgender „Halt" unmöglich ist oder wenn Betonung in einem bestimmten Abschnitt des Ausmaßes nötig wird, wird der Dehnungsreiz, jedes Mal wenn die Bewegung beginnt, angewandt, um die Reaktion zu vergrößern:

Halten! . . . Ziehen! – Jetzt (strecken) – **Ziehen! – Jetzt** (strekken) – **Ziehen!** usw.

Die Dehnbewegung darf nicht über den Punkt hinausgehen, an dem ursprünglich der Halt erreicht wurde, und die Kontraktion der verstärkenden Muskeln muß dauernd beibehalten werden. Die Ausführung der Technik als Ganzes sollte nicht hastig geschehen, um Zeit für Verstärkung zu haben und um eine Erregungszunahme zu erreichen.

Wirkungen und Anwendungen. Betonte Muskelaktionsfolge, Verstärkung und Wiederholung der Arbeit von schwächeren Muskeln werden zusammen in dieser Technik benutzt. Wiederholte Kontraktionen entwickeln Kraft und Ausdauer von schwächeren Komponenten eines Musters und koordinieren ihre Arbeit mit den stärkeren Komponenten des gleichen Musters. Sie werden zu Korrektur von Störungen der Muskelkraft benutzt, um Entspannung von antagonistischen Muskeln zu fördern und um ein größeres Bewegungsausmaß bei der Behandlung von steifen Gelenken zu gewinnen.

Langsame Umkehr

Diese Technik ist auf Sherringtons Prinzip der „successive induction" gegründet, d. h., daß sofort nachdem der Beugereflex hervorgerufen wurde, die Erregbarkeit des Streckreflexes erhöht wird. Dieses Prinzip ist bei willkürlicher Bewegung und zur Wechselwirkung von antagonistischen Gruppen bei der Ausführung der Bewegung anwendbar. Die Kontraktion von kräftigen agonistischen Muskeln oder Mustern wird als Urheber von propriozeptiver Reizung für schwächere antagonistische Muskeln oder Muster ausgenutzt.

Anwendungen von langsamer Umkehr. Der Bewegung in einem kräftigen agonistischen Muster gegen maximalen Widerstand folgt sofort und ohne Entspannung die Umkehr der Bewegung in das antagonistische Muster. Diesem wird auch maximaler Widerstand gegeben. Die Umkehr der Bewegung findet fließend mit normaler Aktionsfolge statt, und es ist keine Entspannung erlaubt, wenn die Krankengymnastin die Position der Hände ändert. Eine Serie von Bewegungen mit langsamer Umkehr folgt; die Bewegung beginnt immer mit dem kräftigeren Muster und endet mit dem schwächeren.

Wirkungen und Anwendungen. Die Kontraktion von Muskeln des schwächeren antagonistischen Musters wird durch die der stärkeren Muskeln des agonistischen Musters, die gegen maximalen Widerstand arbeiten, gefördert. Wiederholung der Bewegung mit normaler Aktionsfolge faßt die Arbeit dieser schwächeren Muskeln mit der Arbeit ihrer normalen Antagonisten zusammen und erleichtert den Lernprozeß. Die Technik wird zur Kräftigung und zur Verbesserung der Ausdauer der schwächeren Muskeln angewandt. Oder man benutzt sie bei zwei antagonistischen Mustern, um Koordination zu entwickeln und um die normale Umkehr von antagonistischen Muskeln bei der Bewegungsausführung herzustellen.

Rhythmische Stabilisation

Bei dieser Technik wird isometrische Kontraktion antagonistischer Muskeln zur Stabilisierung der Gelenke benutzt. Stabilität wird durch eine Mitkontraktion der antagonistischen Muskeln gegen Widerstand aufrechterhalten.

Anwendungen von rhythmischer Stabilisation. Rhythmische Stabilisation kann an jedem Punkt auf dem Weg des Bewegungsmusters stattfinden. Der Patient wird aufgefordert zu *„halten!"* während die Krankengymnastin abwechselnd rhythmisch maximalen Widerstand von allen Seiten her gibt. Die rotierende Komponente des Musters ist besonders für das „Sperren" des Gelenkes wichtig. Es wird ihr daher spezielle Aufmerksamkeit gewidmet. Die Richtung des Widerstandes muß fließend geändert werden, um die gleichzeitige Kontraktion (oder Mitkontraktion) aller Muskeln aufrechtzuerhalten. Dem Patienten wird *„Halten"* kommandiert (gegen Widerstand aus allen Richtungen), denn wenn seine Anstrengung zielgerichtet ist, findet eine isometrische Umkehr der Antagonisten statt und nicht eine Mitkontraktion.

Wirkungen und Anwendungen. Beibehalten einer Mitkontraktion von antagonistischen Muskeln gegen maximalen Widerstand erhöht die Erregung. Die Reaktion der Muskeln wird erleichtert und ihre Kraft vermehrt. Die Durchblutung, die auf rhythmische Stabilisation folgt, wird verbessert, die Energie der Kontraktion wird als Wärme freigegeben, da keine Bewegung auftritt.

Jeglicher Bereich des Bewegungsausmaßes kann für diese Technik benutzt werden. Der ausgewählte Bereich variiert den Umständen entsprechend, z. B. um die Erregung zu vergrößern, wird der kräftigste Bereich des Ausschlages der Muskelfunktion benutzt. Wenn Schmerz ein Problem darstellt, dann ist jeder schmerzfreie Bereich geeignet. Besteht eine Gelenksteife, so wird der Bereich, in dem die Bewegung begrenzt ist, ausgewählt, und der rhythmischen Stabilisation folgt der Versuch, das freie Bewegungsausmaß zu vergrößern. Wenn Inkoordination der Haltung besteht, werden alle Bereiche des Bewegungsausmaßes nach und nach „beübt", und die Technik wird an jedem Punkt wiederholt, um die Stabilität zu verbessern.

Halten — Entspannen

Dies ist eine Technik, die dazu bestimmt ist, eine verlängernde Reaktion von Muskeln zu erhalten, deren Funktion antagonistisch zu der eingeschränkten Bewegung ist. Sie ist wirkungsvoll, einfach und schmerzlos.

Anwendung von Halten — Entspannen. Bewegung im Muster in der Richtung der Begrenzung findet entweder passiv oder aktiv statt.

Wenn die Bewegung aktiv ist, wird ihr maximaler Widerstand mit normaler Aktionsfolge gegeben, aber sie wird, aktiv oder passiv, bis zu dem Punkt weitergeführt an dem sie entweder durch Spannung oder Schmerz begrenzt ist.

Nachdem die Krankengymnastin sicher ist, daß die Stellung schmerzfrei ist, wechselt sie die Lage der Hände und läßt den Patienten *„halten"*, während sie den Muskeln des antagonistischen Musters maximalen Widerstand leistet. Diese isometrische Kontraktion wird beibehalten, um eine Vergrößerung der Erregung zu erreichen. Dann folgt die willkürliche Entspannung aller Muskeln des Patienten, „Gehen lassen" oder „Entspannen". Es wird dem Patient Zeit gelassen, um zu entspannen. Während der Entspannung wird versucht, in die Richtung der Einschränkung zu bewegen, um eine Vergrößerung des Bewegungsausmaßes zu gewinnen. Spezielle Aufmerksamkeit wird der rotierenden Komponente sowohl beim Halten als auch bei der Bewegung gewidmet. Die Technik wird so oft wie erforderlich wiederholt. Ihr folgen gewöhnlich wiederholte Kontraktionen, um jede Vergrößerung im Bewegungsausmaß zu sichern.

Wirkungen und Anwendungen. Sofort nach der isometrischen Kontraktion der verkürzten Muskeln ist die Aktivität ihrer Antagonisten verbessert (successive induction), und wenn sie erleichtert ist, wird die verlängernde Reaktion der verkürzten Muskeln erhöht (reziproke Innervation). Halten — Entspannen wird als Möglichkeit zur Vergrößerung des Bewegungsausschlages in Gelenken angewandt oder um schmerzlose Bewegung zu erreichen, wenn Schmerz der hemmende Faktor ist.

Eine Anleitung zum Gebrauch dieser Techniken bei der Behandlung von Patienten wird in Teil III von „Proprioceptive Neuromuscular Facilitation. Patterns and Techniques", von MARGARET KNOTT und DOROTHY E. VOSS gegeben.

Funktionelle Wiederherstellung

Die Herstellung der Funktion ist von äußerster Wichtigkeit für die Erreichung der Rehabilitation des Patienten. Alle Methoden, die in der Übungsbehandlung benutzt werden, sind auf dieses Ziel gerichtet. Da die Probleme jedes Patienten von einander abweichen, ist keine feste Routine möglich, sondern die benutzte Methode wird den Bedürfnissen des einzelnen angepaßt und verändert. Alle Fähigkeiten des Patienten werden maximal eingesetzt, um die Auswirkungen der Inaktivität zu verringern, um ihn zu unterstützen, sich selbst zu helfen. Wiederherstellung der Funktion verlangt die Zusammenarbeit von allen, die mit dem Patienten in Berührung kommen. Jedes Mitglied einer Rehabilitationsgruppe ist ein Spezialist auf seinem eigenen Gebiet, aber die Ergänzung der Anstrengungen ist wichtig, um die besten Resultate mit der geringsten Verzögerung zu erhalten. Z. B. ist es für die Krankengymnastin nutzlos, dem Patienten beizubringen, sich im Bett zu bewegen und sich ohne Hilfe aufzusetzen, wenn ihn seine Freunde, Verwandten und die Schwestern weiterhin heben.

Die Krankengymnastin spielt eine Rolle bei der Wiederherstellung der optimalen Atmung, z. B. beim Abhusten. Sie kann durch Einsetzen geeigneter Techniken helfen, andere Funktionen, bei denen Muskelkraft verlangt wird, zu erreichen, z. B. Sprechen, Schlucken und Essen. Es ist ihr Amt danach zu sehen, daß genügend Kraft und z. B. Gelenkbeweglichkeit so schnell wie möglich erhalten wird, um so die normalen Tätigkeiten des täglichen Lebens ausführen zu können. Dadurch vermeidet man Verkrampfung von wiederholten erfolglosen Anstrengungen des Patienten. Dies ist eine positive Beeinflussung der Probleme des Patienten. Es werden schneller Ergebnisse erreicht als wenn der Bewegung Unterstützung gegeben wird, die dann stufenweise abgebaut wird. Viele Abänderungen der Kleidung, der Geräte und Wohnungseinrichtung, meist von der Beschäftigungstherapeutin hergestellt, verhelfen dem Patienten zur Unabhängigkeit, während er die Fähigkeit erwirbt, ohne sie auszukommen.

Einige Vorschläge zum Training von grundlegenden funktionellen Bewegungsabläufen werden hier gegeben. Können die Tätigkeiten einmal selbstständig ausgeführt werden, so kann der Patient sie allein oder in einer Gruppe üben, um das Tempo der Ausführung zu beschleunigen oder um die Ausdauer zu verbessern.

Alle Bewegungen werden, wenn möglich, auf dem Boden gelehrt. Eine Matte, nicht weniger als 2,50 m im Quadrat, die fest und doch weich ist, ist für den Zweck ideal, da sie viel Platz bietet, um sich zu bewegen. Der Patient fühlt sich auf dem Boden sicher und ist daher gewillt, seine ganze Anstrengung in die Ausführung der Bewegung zu legen: er gewöhnt sich daran, auf dem Boden zu sein und sich zu bewegen, so wird er nicht erschrecken, wenn er irgendwann einmal fällt. So früh wie möglich wird gelehrt auf die Matte zu gehen; und einmal auf dem Boden, kann der Patient zwischen den Übungen bei Bedarf ruhen.

Kopf/Hals, Bewegungen und Halten. Der unbewegliche Patient muß seinen Kopf von einer Seite zur anderen drehen können und dann das Ausmaß seines Blickfeldes durch Heben und Halten des Kopfes vergrößern. Das Kinn wird angezogen und der Kopf angehoben, bis alle Muskeln gut kontrahiert sind, dann wird der Kopf gegen Widerstand in dieser Position stabilisiert. Ist dies erreicht, so hebt der Patient den Kopf in diese Stellung, indem er die Bewegung mit dem Anziehen des Kinns beginnt. Streckbewegungen für die Halswirbelsäule werden auf die gleiche Weise gelehrt, die Bewegung fängt mit dem Heben des Kinns an.

Umdrehen über die Seite (Abb. 56). Kopf/Hals-Bewegungen und Halten führen zu Bewegung des oberen Rumpfes, die für das Umdrehen nötig ist. Für das seitliche Drehen ist der Kopf gehoben (das Kinn gut angezogen). Die Drehung wird mit Hilfe eines Armes oder Beines erreicht, indem sich der Patient herumstößt oder -zieht. Diese Bewegung wird für das Zurückrollen umgekehrt. Rollen in beide Richtungen wird aus *Seitlage* erleichtert. Dies macht es der Krankengymnastin möglich, die Rumpfmuskeln zu dehnen, ehe sie in Funktion treten. Um wirkungsvoll zu sein, muß das Dehnen jedoch in einer Linie mit dem diagonalen Zug dieser Muskeln erfolgen und die Bewegung so-

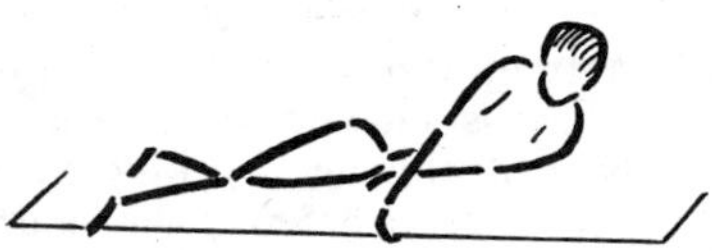

Umdrehen nach vorne

Abb. 56

fort einsetzen. Vorwärts- und Rückwärtsrollen des Beckens wird auf die gleiche Weise gelehrt. Die Bewegung kann sowohl im oberen als auch unteren Rumpf gleichzeitig oder wechselseitig stattfinden.

Puppy - Haltung. Kann der Patient einmal in jede Richtung rollen, so lernt er, sich aus Bauch-, Rücken- oder Seitlage aufzurichten und sich auf seine Unterarme aufzustützen. Zuerst wird ihm in diese Stellung geholfen, und er übt das Beibehalten der Stellung gegen Widerstand bis er stabil ist. Dann lernt er, sich selbst in diese Haltung zu bringen. Der Oberarm muß senkrecht sein, und der Druck muß auf Unterarm und Hand liegen (Abb. 57). Die Beibehaltung dieser Stel-

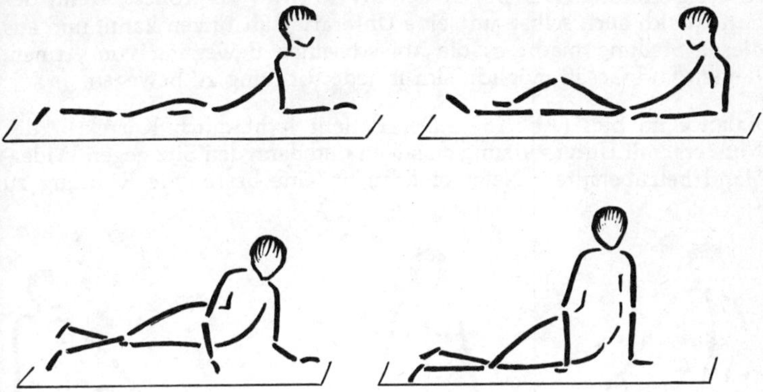

Liegen mit Unterarmstütz

Abb. 57

lung aktiviert die Schultergürtel- und Schultermuskeln, die mit den Armextensoren arbeiten. So wird der Patient für Umlagerungen, Krückengehen usw. vorbereitet und der sitzenden Stellung nähergebracht.

Brücke (Rumpf anheben aus Rückenlage; Abb. 58). Bei dieser Bewegung wird das Gesäß durch die Extensoren der Beine und des unteren

Brücke

Abb. 58

Rumpfes vom Bett gehoben. Ein oder beide Knie sind gebeugt, um Druck auf die Füße zu geben. Das Becken wird dann zu einer Seite mit oder ohne Rotation gehoben. Die Stellung wird stabilisiert, dann versucht der Patient sie ohne Hilfe zu erreichen. Die Stabilität wird durch Druck der Arme auf die Unterlage vermehrt. Es kann nötig sein, die Knie für den Patienten zu beugen und seine Füße zu fixieren, um ein Rutschen zu vermeiden, wenn er selbst dazu nicht fähig ist. Die Fähigkeit, eine Brücke zu machen, macht Heben auf oder von der Bettschüssel unnötig. Der Bogen der Brücke wird vergrößert, wenn der Patient sich auch selbst auf seine Unterarme abstützen kann, und aus dieser Stellung macht es die abwechselnde Bewegung von Armen, Beinen und Gesäß möglich, sich in jede Richtung zu bewegen.

Balance im Sitz (Abb. 59). Der Patient lernt durch Korrektur des Musters, mit Unterstützung zu sitzen und dann den Sitz gegen Widerstand beizubehalten. Neigt er dazu, in eine bestimmte Richtung zu

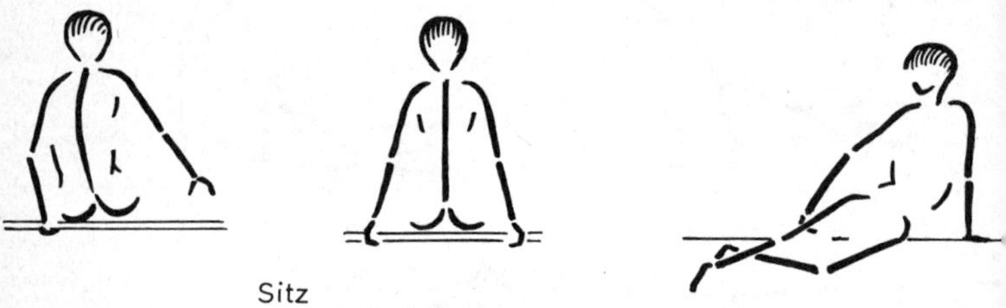

Abb. 59

fallen, wenn die Unterstützung weggenommen wird, so wird er in diese Richtung aus dem Gleichgewicht gebracht, um den Stellreflex und die Gleichgewichtsreaktionen zu bahnen. Er muß natürlich davor bewahrt werden zu fallen, wenn seine Reaktionen zu langsam und unzulänglich sind. Der Patient kann sich auf verschiedene Weise zur sitzenden Stellung bringen, z. B. durch Aufrichten aus *Unterarmseitlage* (Abb. 57) oder aus dem *Liegen.* Auf einem Bett oder einer Behandlungsbank können beide Beine zugleich über die Bettkante gebracht werden oder, wenn nötig, eines nach dem anderen mit Hilfe eines Armes. Ein gesundes Bein kann auch unter das andere gehakt werden, um es herumzuheben.

Ruckweises Vorwärtsbewegen (Abb. 60). Die Fähigkeit, Gewicht auf die Arme zu bringen und Becken und Rumpf zu heben und zu bewegen, ist für die Umlagerung von Rollstuhlpatienten wesentlich, z. B. vom Bett zum Stuhl. Blöcke, Sandsäcke und kurze Krücken helfen dabei, dem Patienten das Üben zu erleichtern. Ist die Unterstützung durch die Arme einmal sicher, so wird Bewegung mit dem Becken vorwärts, rückwärts und seitwärts mit Rotation geübt. Dies dient zur Vorbereitung für das Anheben des Beckens von einem Platz zum anderen. Fortbewegung in irgendeine Richtung kann durch abwechselndes Bewegen der Hände und des Beckens erreicht werden, oder die Gesäßhälften können nacheinander bewegt werden (wie beim „Laufen

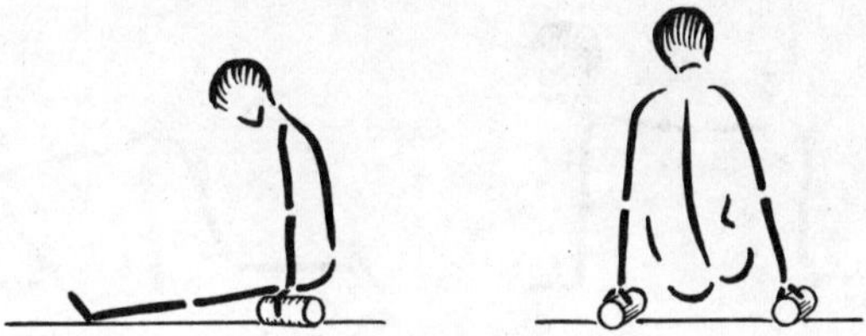

Schwebesitz

Abb. 60

auf dem Gesäß").

Wechsel von einer Stellung zur anderen (Abb. 61). Die Methoden, diese Umlagerungen auszuführen, variieren sehr stark bei den einzel-

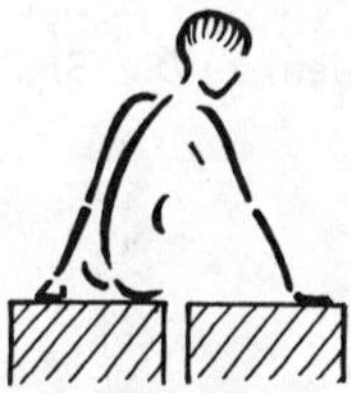

Verlagerung

Abb. 61

nen Patienten und den Umständen. Nützliche Ideen dazu werden in den meisten Büchern über Rehabilitation angegeben. Sie werden kurz und klar in „Owner's Manual" beschrieben, geliefert von den Herstellern von Everest und Jennings-Rollstühlen, die jetzt in einer Fabrik in Südwales hergestellt werden. Die Beschreibung in diesem Leitfaden ist ein Auszug aus „Physical Rehabilitation for Daily Living" von Edith Buchwald, verlegt bei McGraw-Hill Book C. Inc., New York, USA.

Die Höhe und relative Stellung des Bettes, Stuhles usw. sind von großer Wichtigkeit zur Erreichung von Umlagerungen. Bei einseitigen Läsionen, z. B. der Hemiplegie, wird der Wechsel zur gesunden Seite hin gemacht, während der Patient auf dem gesunden Bein steht.

Vierfüßlerstand und Kriechen (Abb. 62). Vierfüßlerstand ist eine stabile gewichtsabnehmende Stellung, die durch Umdrehen aus dem *Seitsitz* erreicht werden kann. Oder aus der *Puppy - Haltung* werden

Hüften und Knie angebeugt und damit das Rumpfgewicht zurückgeschoben. Ist der Patient einmal in dieser Stellung sicher, so ist sie

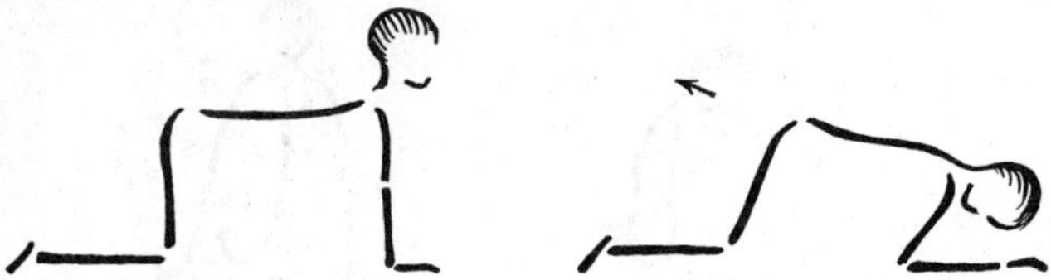

Abb. 62

sehr brauchbar als Ausgangsstellung für Bewegungen, die Kraft und Koordination zum Gehen entwickeln. Kriechbewegungen können in jede Richtung hin stattfinden, und es kann ihnen an den Schultern, an Becken, Händen und Füßen oder Kopf, entsprechend der verlangten Muskelarbeit, Widerstand geleistet werden.

Kniestand und Kniegang (Abb. 63). Kniestand bringt den Patient der aufrechten Haltung näher und festigt die Kontrolle des unteren Rumpfes und der Hüftgelenke. Die Stellung wird aus dem *Vierfüßlerstand* durch Aufrichten mit Hilfe eines Stuhles oder kurzen Stockes erreicht. Ist die Balance einmal erlangt, so kann Gehen auf den Knien in jede Richtung geübt werden, um die für das normale Gehen verlangte Koordination zu trainieren. Das Gewicht wird auf einem Knie balanciert und der Fußrücken auf den Boden gepreßt. Dann wird das andere Bein nach vorne in *halbkniende* Stellung gehoben. *Halber Kniestand* macht die seitliche Balance schwierig und muß erreicht werden, ehe der Patient zum Stand kommt.

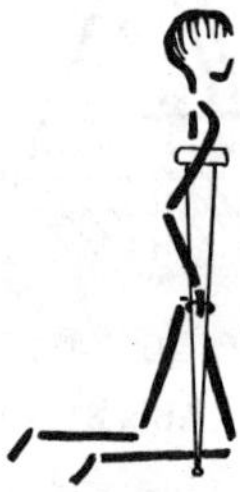

Abb. 63

Stand. Der Patient muß so früh wie möglich aufrecht stehen, um die Stellreflexe anzuregen. Welches Unterstützungsmittel der Patient auch immer verlangen mag, es wird ihm zur Verfügung gestellt, z. B. ein fester Tisch, Gehbarren und Schienen oder Apparate. Zunächst wird dem Patienten beigebracht, Gewicht auf seine Arme zu bringen, unter Umständen auf die Hände der Krankengymnastin, und seinen Kopf hochzuhalten. Der Abwärtsdruck auf die Arme hilft nicht nur, das Gewicht zu unterstützen, sondern stabilisiert auch den oberen Rumpf. Stabilität wird zuerst zwischen Barren, dann an Krücken oder Stöcken, wenn nötig, geübt. Der Patient steht in Schrittstellung, und die Knie sind möglichst gestreckt. Wenn der Patient diese Stellung halten kann, dann übt er, die Stellung von einem Stuhl aus zu erreichen, indem er sich selbst hochzieht oder hochstößt und wieder hinsetzt. Ein Widerstand gegen die Bewegung vergrößert seine Anstrengung und hilft ihm so sie auszuführen.

Gehen. Gehen beginnt aus dem Stand zwischen Barrenholmen oder einer anderen fixierten Unterstützung, sodaß sich der Patient auf die Bewegung konzentriert, ohne sich um Balance Sorgen machen zu müssen. Gewichtsverlagerung wird zuerst geübt, die wichtigen Punkte sind: (I) daß das belastete Knie voll gestreckt ist, (II) daß der Patient das Gewicht mit den Armen auffängt und daß der Rumpf in guter Ausrichtung mit den Beinen ist, (III) daß das Becken auf der unbelasteten Seite gehoben wird, sodaß der Fuß vom Boden gelöst werden kann. Ist die Gewichtsverlagerung einmal erlernt, so folgt das Durchschwingen des Beines. Besondere Aufmerksamkeit ist dem Heben und Vordrehen des Beckens zu widmen und dem Aufsetzen der Ferse im Augenblick der Kniestreckung. Mit der Streckung des Knies und der Hüfte des belasteten Beines ist der Patient nun bereit, sich mit dem Fuß abzustoßen. Das Gewicht wird verlagert, und der Schritt ist vollständig. Widerstand gegen die Beckenbewegung betont ihre Wichtigkeit. Abwärtsdruck regt die Streckreaktion der Beine an und macht den Patient sicher.

Gehen wird in allen Richtungen geübt, um eine bestimmte Bewegung oder die Funktion bestimmter Muskeln zu betonen. Die Länge der Schritte ist gleichmäßig und die Bewegung im natürlichen Tempo des Patienten. Zu langsames Gehen macht die Balance schwierig, wenn die Unterstützung aufgehoben wird. Beobachten seiner eigenen Ausführung in einem großen Spiegel hilft manchmal dem Patienten kleinere Fehler zu korrigieren.

Gehen an Krücken (Abb. 64). Wenn der Patient Krücken braucht, so wird er dafür vorbereitet, indem man übt, damit seine Armbewegungen kräftig und koordiniert sind. Das Üben für das Gewichttragen mit den Armen wird mit Druck am Thorax (gut unterhalb der Achselhöhle) im *Liegen* gegeben. Die Krücken werden gegen den Widerstand der Krankengymnastin gehalten, während sie nach oben und in alle anderen Richtungen gedrückt werden. Der Einsatz von kurzen Krücken, um das Gewicht im *Sitzen* oder im *Kniestand* zu unterstützen, ist auch möglich. Der Patient kann im 2-, 3- oder 4-Punkte-Gang gehen. Die benutzten Krücken können Achselstützen oder

Unterarmkrücken sein. Die Verwendung von Stöcken wird gewöhnlich als eine Steigerung des Krückenganges angesehen. Sie werden leichter gehandhabt, wenn der Patient sitzt. Es muß geübt werden, die Krücken beim Gehen oder Sitzen in Position zu bringen. Sonst

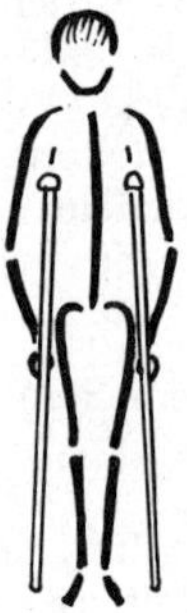

Krückengang

Abb. 64

sind sie für den Patienten zum unabhängigen Gehen nutzlos, wenn er dies nicht beherrscht.

Gehen auf Stufen und Schrägen. Dies ist oft für die Unabhängigkeit des Patienten wesentlich. Eine flache Stufe oder Neigung wird zuerst ausprobiert, und das Gleichgewicht wird geübt, wenn ein Bein, bereit zur Gewichtsverlagerung, auf der Stufe ist. Bewegung sowohl aufwärts als auch abwärts und die Handhabung der Krücken und Stöcke muß eingeschlossen werden. Es ist ratsam, ein Geländer, wenn eins da ist, zu benutzen. In diesem Fall werden beide Krücken oder Stöcke in der freien Hand gehalten. Häufige Wiederholung der Tätigkeit wird gebraucht, um Ausdauer zu erreichen, Tempo zu erhöhen und um Vertrauen zu gewinnen.

TEIL III

Gelenkbeweglichkeit

Bewegung der Knochen gegeneinander geschieht in den Gelenken. Die Art und das Ausmaß der Bewegungsmöglichkeit hängt von dem genauen anatomischen Bau des Gelenkes und der Lage der Muskeln, die es kontrollieren, ab.

Die geringbeweglichen, knorpeligen oder gelenkähnlichen Knochenanteile liegen alle in der medianen Ebene und erlauben einen begrenzten Grad an Bewegung durch Druck auf eine fibrös knorpelige Scheibe. Diese liegt zwischen den beiden Knochenanteilen, z. B. die Symphyse und die Verbindung der Wirpelkörper.

Die frei beweglichen oder synovialen Gelenke herrschen im Körper vor und schließen fast ohne Ausnahme alle Gelenke der Gliedmaßen ein.

Bauliche Merkmale

Die knöchernen Gelenkanteile sind mit hyalinem Gelenkknorpel bedeckt, der glatt und elastisch ist und die Reibung verringert. Die Bänder aus weißem fibrösen Gewebe sind elastisch und geschmeidig und bieten dem normalen Bewegungsausmaß keinen Widerstand. Die Elastizität ist begrenzt, und sie sind unnachgiebig, wenn es sich um übermäßige oder anomale Bewegung handelt. Übermäßiges Dehnen dieses Gewebes regt die sensorischen Rezeptoren an, mit denen es großzügig versorgt ist. Übermäßige Dehnung verursacht Schmerz und Spasmus in den Muskeln, die antagonistisch zu der für die Dehnung verantwortlichen Kraft sind. Die Gelenkkapsel (Capsula articularis) umschließt völlig die knöchernen Anteile. Die innere Schicht der Gelenkkapsel (Membrana synovialis) scheidet Synovialflüssigkeit ab, um die Gelenkhöhle zu schmieren und sehr wahrscheinlich, um den Knorpel zu ernähren. Die Bänder des Gelenkes, aus örtlichen Verdickungen des fibrösen Gewebes bestehend, verstärken die Kapsel, und zusätzliche Bänder, die extra- oder intrakapsulär sein können und deutlich von der Kapsel frei stehen, geben zusätzlichen Halt. Sehnen und fibröse Anteile von Muskeln fungieren manchmal in der gleichen Eigenschaft wie Bänder. In einigen Gelenken sind fibrös knorpelige Gebilde und Fettpolster eingelagert, um die Gelenkflächen kongruenter zu machen oder um als Stoßdämpfer zu dienen. Sie haften gewöhlich der Kapsel an ihrer Peripherie an und sind von der Synovialhaut umhüllt. Sensorische Rezeptoren von den Gelenken melden Schmerz, Druck und die Lagekenntnis im Raum. Sie werden zu den Nerven geleitet, die die über dem Gelenk arbeitenden Muskeln versorgen. Die Gelenke werden durch die Blutgefäße in der Nachbarschaft ernährt. Gelenke werden durch die ausgewogene Kontraktion der Muskeln stabilisiert und von der koordinierten Arbeit antagonistischer Muskelgruppen aktiviert. Die Gelenke können auch passiv durch eine äußere Kraft, bei entspannten Muskeln, bewegt werden.

Einteilung

Gelenke können, entsprechend der Bewegungsmöglichkeit, die sie zulassen, eingeteilt werden.

Einachsig. Bewegung findet um eine Achse statt: in einem Scharniergelenk ist es Beugung und Streckung (z. B. Knie), in einem Drehgelenk ist sie rotierend (z. B. Atlantoaxialgelenk).

Zweiachsig. Bewegung findet um zwei Achsen statt: ein kondylusähnliches Gelenk läßt vier Winkelbewegungen zu, Beugung, Streckung, Ab- und Adduktion und eine Kombination dieser vier, genannt Zirkumduktion (z. B. Handgelenk). Ein Sattelgelenk wie das Karpometakarpal-Gelenk des Daumens ist ähnlich.

Mehrachsig. Bewegungen um mehrere Achsen finden in Kugelgelenken statt. Es sind Beugung, Streckung, Ab-/Adduktion, Zirkumduktion und Rotation (z. B. Hüfte).

Platt. Es sind kleine, gleitende Bewegungen zugelassen; vermutlich sind sie im Charakter mehr oder weniger mehrachsig (z. B. Akromioklavikulargelenk).

Einige Gelenke lassen kleine zusätzliche Bewegungen in gewissen Stellungen zu, die nicht willkürlich ausgeführt werden können.

Gewöhnlich werden unter normalen Bedingungen Gelenkbewegungen von der Dehnung der antagonistischen Muskeln, von Kontakt mit weichem Gewebe oder durch die Spannung der Bänder begrenzt. Z. B. ist die Abduktion in der Hüfte durch die Dehnungsbegrenzung der Adduktoren eingeschränkt, Hüftbeugung mit gebeugtem Knie ist durch den Kontakt des Oberschenkels mit dem Bauch begrenzt, und die Streckung ist durch die Spannung der Beugemuskeln und des Lig. iliofemorale begrenzt. Das passive Ausmaß ist gewöhnlich größer als das aktive Bewegungsausmaß infolge der reziproken Entspannung der antagonistischen Muskelgruppen.

Einschränkung des Bewegungsausmaßes

Verletzung oder Einschränkung kann jede oder alle strukturellen Komponenten eines Gelenkes betreffen und zur Verringerung des normalen Bewegungsausmaßes führen. Die Faktoren, die gewöhnlich Einschränkungen verursachen, sind:

(I) Festigkeit der Haut, der oberflächlichen Faszien oder Narbengewebe. Dies schränkt sowohl das aktive als auch das passive Ausmaß ein.

(II) Muskuläre Schwäche oder Insuffizienz. Schwäche oder Tonusherabsetzung von Muskeln schränkt das aktive Ausmaß ein, wenn die Kraft der Muskeln zu gering ist, um den Widerstand zu überwinden, der durch die Last des bewegten Gliedabschnitts geboten wird. Erhöhter Tonus oder Spastizität von Muskeln beschränkt oder verhindert sowohl aktive als auch passive Bewegung. Die Muskulatur, die antagonistisch zu der Bewegung ist, kann sich nicht entspannen und verhindert die Bewegung.

(III) Die Bildung von Verklebungen. Diese schränken sowohl aktive als auch passive Bewegung ein. Verklebungen bilden sich nach Erguß eines serofibrösen Exsudates in die Gegend des Gelenkes oder in das Gelenk selbst. Die Gelenkgewebe werden von diesem Exsudat durchtränkt, und wenn es nicht schnell entfernt wird, „leimen" die fibrösen Bestandteile des Exsudates die knorpeligen Fasern der Bänder und Sehnen zusammen. Der fibröse „Leim" bildet die Verklebung, die zunächst relativ weich und leicht zu beseitigen ist. Aber später, wenn die Adhäsionen konsolidiert sind, schrumpfen sie bei der Narbenbildung. Auf diese Weise kann die Einschränkung der Bewegung zunehmen. Beim Schultergelenk z. B. kann eine Verklebung die Bewegung beträchtlich einschränken. Die Kapsel wird „in Falten zusammengeleimt", wenn das Gelenk zu lange in derselben Stellung bleibt.

(IV) Verdrängung von Gewebe oder Zerreißen intrakapsulärer Fasern oder Fremdkörper im Gelenk. Es kann eine Einschränkung sowohl der passiven als auch der aktiven Bewegung eintreten, wenn sie von intensivem Schmerz begleitet wird. Damit wird das Gelenk durch muskuläre Gegenspannung gesperrt.

(V) Knorpelige oder knöcherne Zerstörung. Der auftretende Schmerz kann sowohl aktive als auch passive Bewegung einschränken. Außerdem gleiten die Gelenkflächen nicht leicht aufeinander. Knöcherne oder fibröse Ankylose hebt die Bewegung auf. Knöcherne Hindernisse, wie bei Myositis ossificans, schränken das Ausmaß in Richtung des Hindernisses ein.

(VI) Manchmal kann keine organische Ursache gefunden werden, obwohl der Patient unfähig ist, ein Gelenk zu bewegen.

Verhütung von Gelenksteife

Wann immer möglich, ist es die Pflicht der Krankengymnastin, ein Gelenk vor dem Versteifen zu bewahren. Dadurch erspart sie dem

Patienten Schmerzen und die Gefahr einer dauerhaften Verformung. Die Zeit der Rehabilitation kann in vielen Fällen erheblich verkürzt werden. Die Rückkehr zur Arbeit ist früher möglich. Das Motto, „Verhüten ist besser als Heilen", ist nie zutreffender als bei steifen Gelenken.

Methoden zur Prophylaxe variieren in gewissem Maß mit der Ursache der Einschränkung. Derbe Konsistenz der Haut, Faszien und Narben müssen durch warme Packungen, Aufweichungen oder Massage bekämpft werden. Die muskuläre Leistungsfähigkeit muß durch Widerstandsübungen erhalten werden, um eine Atrophie durch Inaktivität zu verhüten. Geeignete kräftige synergistische Muskeln, die gegen maximalen Widerstand arbeiten, können zur Sicherung und besseren Kontraktion der Muskeln dienen, die über dem unbeweglichen Gelenk arbeiten (overflow). Z. B. können nach Verletzung oder chirurgischer Behandlung des Kniegelenks die Mm. quadriceps femoris und ischiocrurales durch kräftige Kontraktion von Hüft- und Fußmuskulatur des betreffenden Beines aktiviert werden. Außerdem muß dem Patienten beigebracht werden, willkürlich diese Muskeln oft isometrisch anzuspannen und dies auch zu üben, „Fünf Minuten in jeder Stunde", ist das Schlagwort. Grobe Muskeln wie Mm. quadriceps femoris, deltoideus, gastrocnemius und glutaeus maximus schwinden schnell ohne häufigen und genügenden Widerstand für ihre Kontraktion. Bei schlaffen Lähmungen erhalten passive Bewegungen das Gelenkausmaß und die Dehnbarkeit der Muskeln. Ein oder zwei endgradige Bewegungen in den physiologischen Grenzen, zwei Mal täglich ausgeführt, sind für diesen Zweck ausreichend. Wo Muskelgleichgewicht fehlt, kann Schienung oder Lagerung erforderlich werden. Bei spastischen Lähmungen kann die Größe der normalen Gelenkbewegung durch Auslösen der Reflexbewegung erhalten werden. Jedes Forcieren passiver Bewegungen oder starker Widerstand ist nach frischen Verletzungen in der Ellenbogengegend gegenindiziert (Gefahr einer Myositis ossificans).

Die Bildung von Verklebungen in den bindegewebigen Anteilen von Sehnen, Bändern und Faszien muß verhütet werden. Dazu versucht man den Erguß (serofibröses Exsudat) zu kontrollieren und durch geeignete Maßnahmen seine Entfernung zu beschleunigen. Feste Bandagen, kalte Packungen oder kühlende Bäder, Chemotherapie und Ruhe reduzieren während der akuten Phase den Erguß zu einem Minimum. Dies geschieht durch Entfernung der Ursache des Exsudats oder durch Verringerung der Durchblutung in dem entsprechenden Bereich. Die Ruhelage ist von Wichtigkeit, da sie einen gleichmäßigen Spannungsgrad in allen Fasern der Kapsel sichert. Wenn ein Teil der Kapsel schlaff und ausgedehnt ist, so bilden sich sehr leicht Verklebungen. Die Verklebungen bilden Einziehungen. Daher lagert man das Kniegelenk z. B. bei 20 Grad Beugung; das Schultergelenk ist 30 — 40° abduziert und steht vor der Frontalebene.

Es müssen beharrliche Anstrengungen gemacht werden, um die Entfernung des Exsudats oder der Schwellung zu unterstützen, ehe Verklebungen organisch werden, außer in Fällen von bakteriellen Infektionen. Dabei nimmt man in Kauf, daß das befallene Gelenk für einige Zeit still gelegt werden muß, um weitere Exsudation zu verhüten. Hochlagerung der Extremität, elastische Bandagen und rhythmische aktive Übungen der Muskulatur und der Nachbargelenke unterstützen den venösen Rückstrom. Sie sichern die freie Verschieblichkeit der Sehnen, die über das betroffene Gelenk ziehen. Andere Methoden, um die Durchblutung zu verbessern, wie Wechselbäder, Massage und Wärme, können auch, wenn nötig, angewandt werden. Vorsichtige aktive Bewegungen des entsprechenden Gelenks werden so früh wie möglich begonnen und sollten rasch gesteigert werden. Diese Bewegungen dienen der Kraft der arbeitenden Muskeln, sichern das Spiel der Sehnen und erhalten die Erinnerung an die Bewegungsmuster. Passive Bewegungen können auch benutzt werden. Sie geben aber eher Anlaß zu kleineren Traumen des befallenen Gelenkes mit folgender Vergrößerung des Ergusses. Ihre Wirkung auf die Durchblutung ist minimal.

Mobilisierende Methoden

Einschränkung im Bewegungsausmaß vermindert die Funktion eines Gelenkes und der Muskeln, die es bewegen. Maßnahmen, die das Bewegungsausmaß vergrößern, müssen daher Hand in Hand mit denen gehen, die die Muskelkraft verbessern, um die erhaltene Bewegung zu stabilisieren und zu kontrollieren. Da Instabilität und Mangel an Kontrolle direkt zu weiteren Verletzungen führen können, ist es zur Sicherung unbedingt notwendig, daß jeder Grad der gewonnen Beweglichkeit durch Muskelarbeit kontrolliert werden kann. Aktive Übung, die zu einer Vergrößerung im Bewegungsausmaß führt, beansprucht die Muskeln und ist die bevorzugte Methode, da sie den Patienten an das Bewegungsmuster erinnert. In einigen Fällen gehen jedoch Entspannung und passive oder manipulierende Methoden voraus oder unterstützen die aktive Bewegung.

1. **Entspannung.** Wo Verspannung die Bewegungseinschränkung verursacht, führt Entspannung zu einer Erweiterung im Bewegungsausmaß.

2. **Passive Bewegung.** (I) Entspannte passive Bewegung erhält, aber vergrößert nicht die Beweglichkeit. Sie wird angewandt, wenn aktives Üben im gleichen Ausmaß unmöglich oder gegenindiziert ist.

(II) Forcierte oder manipulierende Bewegung vergrößert dic Beweglichkeit, und darauffolgende aktive Übungen erhalten diese Vergrößerung.

(III) Manipulationen: Für die Krankengymnastin kann es vorteilhaft sein, den Arzt beim Manipulieren zu beobachten. Damit sieht sie das Bewegungsausmaß, das erhalten werden soll, und sie kann den Patienten, sobald wie möglich, nach der Narkose behandeln. Genaue Aufzeichnungen über die Veränderung und die frühstmögliche Behandlung, um die eigene aktive Übung des Patienten zu unterstützen und zu überprüfen, sind die einzig zufriedenstellenden Alternativen.

3. **Aktives Üben. Unterstützte Übung.** Rhythmische Bewegung, bei der sich muskuläre Kontraktion und die assistive Arbeit an der Grenze des freien Ausmaßes gegen den Widerstand der Bewegungseinschränkung verbinden, sind oft zur Vergrößerung des Bewegungsausschlages günstig. Die Mitarbeit des Patienten und die genaue Überwachung durch die Krankengymnastin sind zur Erhaltung von Ergebnissen wesentlich.

Freies Üben. Dies ist eine wertvolle Methode, da die Übung von einem mitarbeitenden Patienten gelernt und oft ausgeführt werden kann. Diese Mitarbeit und eine genaue Anweisung, um die korrekte Bewegung zu sichern, sind wesentlich. Pendelbewegungen werden zu dem Versuch die Amplitude zu vergrößern, benutzt, oder eine Reihe von Kontraktionen oder „nachfedernder Bewegungen" werden an der Grenze ihres Ausmaßes ausgeführt. Auch die Durchblutung wird dadurch verbessert.

Widerstandsübung. Die Techniken der Komplexbewegungen sind sehr wirkungsvoll für eine schnelle Mobilisation von steifen Gelenken. Entspannende Techniken werden benutzt, um eine verlängernde Reaktion von verspannten Muskeln zu erhalten, und kräftigende Techniken dienen ihren Antagonisten. Die Kontrolle des neugewonnenen Bewegungsausmaßes wird durch langsame Umkehrtechniken gesichert. In einigen Fällen kann rhythmische Stabilisation, gefolgt von Kontraktionen in dem Ausmaß, das vorher eingeschränkt war, geeigneter sein.

Objektive, beschäftigende und ablenkende Tätigkeiten wie Ballübungen, Scheuern und Wandern können in jede der drei vorher angegebenen Kategorien fallen. Sie interessieren den Patienten, erhöhen die Durchblutung, und die Vielfalt der natürlichen Bewegung kann helfen Gelenke „loszuschütteln", die auf andere Methoden nicht reagieren. Auf alle Fälle sind sie immer ein wertvoller Zusatz zu lokalisierter Behandlung.

Techniken zur Gelenkmobilisation

Verschiedene Ziele der Mobilisation sind möglich: entweder, das derzeitige Bewegungsausmaß in einem Gelenk zu erhalten oder es zu vergrößern:

Entspannung	unterstützt freie Übungen
entspannt passive Bewegungen	unterstützte Widerstandsübungen
forcierte passive Bewegungen	Widerstandsübungen oder
Manipulationen	allgemeine Tätigkeiten

haben alle bei der Mobilisation von Gelenken in dem einen oder anderen Fall eine Rolle zu spielen. Die Technik der Entspannung wurde bereits berücksichtigt. Manipulationen unter Narkose sind die Domäne von Arzt und Chirurg. Die Techniken der Komplexbewegungen, die als die wirksamste Methode für den Einsatz von Widerstandsübungen empfohlen werden, wurden im Kapitel „KOMPLEXBEWEGUNGEN" beschrieben. Hinsichtlich aller freien Übungen ist die Betonung wichtig, daß eine mobilisierende Wirkung nicht so sehr von der Wahl einer bestimmten Übung abhängt, sondern weitgehend von der Art, in der sie ausgeführt wird. Endgradige Bewegung in normalem Tempo mit Betonung an der Grenze des Bewegungsausmaßes, oft wiederholt in häufigen Abständen, scheint sehr wirkungsvoll zu sein. Manchmal wird jedoch auch eine schnellere Bewegung oder eine andauernde Kontraktion (Haltearbeit) benutzt.

Feststellung des Fortschritts

Die Messung des bestehenden Bewegungsausschlags (s. S. 32) ist wesentlich, bevor die Behandlung begonnen wird. Die Messung wird wiederholt, um den Fortschritt festzustellen. Falls der Fortschritt unzureichend ist, muß die Behandlungsmethode abgeändert oder gewechselt werden. Falls sie dann noch unwirksam ist, muß eine weitere Untersuchung über die Ursache vorgenommen werden.

Gelenke des Fußes

Die vielen Gelenke des Fußes ermöglichen das Gehen auf unebenem Boden und verbessern seine Elastizität. Mit Ausnahme der oberen und unteren Sprunggelenke ist das Bewegungsausmaß in den Verbindungen zwischen den Fußwurzelknochen, der Fußwurzel und dem Mittelfuß und zwischen den Mittelfußknochen sehr klein und kann nicht auf ein einzelnes Gelenk lokalisiert werden.

Entspannte passive Bewegungen des Fußes

Mittel- und Endgelenke der Zehen. Jedes dieser Gelenke kann gesondert bewegt werden, wenn der Patient im *Sitzen* oder *Liegen* den Fuß entspannt. Der Knochen proximal von dem bewegten Gelenk wird fixiert, der Zug wird in der Längsachse des Gelenkes gegeben und das volle Ausmaß in Beugung und Streckung wird mit einer kurzen Pause am Ende jeder Bewegung für das Nachdehnen ausgeführt. Die Streckung muß gewöhnlich betont werden, da krumme Zehen oft diese Bewegung einschränken.

Zehengrundgelenke

Rückenlage mit erhöhtem Rumpf;

Zehen beugen, strecken, ab- und adduzieren (passiv)

Passive Bewegungen in jedem Gelenk können einzeln ausgeführt werden, oder alle Gelenke können gleichzeitig bewegt werden. In diesem Fall liegen die Finger der fixierenden Hand der Krankengymnastin unter dem queren Fußgewölbe, und ihr Daumen liegt auf dem Fußrücken. Ihre andere Hand ergreift die Grundphalangen, übt Zug und führt dann die Bewegung aus. Abwechselnd können die Mittel- und Endphalangen umgriffen werden und während die Zehen durch Zug in Streckung fixiert sind, werden die Bewegungen in den Grundgelenken ausgeführt, gewöhnlich mit Betonung der Beugung. Diese Methode ist der ersteren vorzuziehen, da sie dem korrekten funktionellen Bewegungsablauf der Zehen beim „Greifen des Bodens" näher kommt. Für die Ab- und Adduktion werden alle Zehen zusammen entweder gespreizt oder geschlossen. Die Großzehe verlangt besondere Aufmerksamkeit. Bei ausreichendem Zug ist etwas zusätzliche Rotation auch möglich.

Verbindungen zwischen den Mittelfußknochen. Diese Bewegungen können aktiv nicht ausgeführt werden, außer in Verbindung mit anderen Bewegungen. Leichte Auf- und Abwärtsbewegungen zwischen

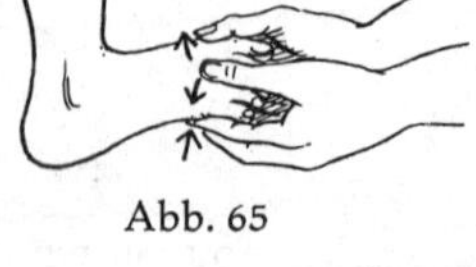

Abb. 65

den Mittelfußköpfchen passiv ausgeführt, helfen den Fuß elastisch zu halten. Druck nach oben durch die sich berührenden Finger der Krankengymnastin unter den Köpfchen der Mittelfußknochen auf der Fußsohle, in Verbindung mit einer streichenden Bewegung der Daumen auf dem Fußrücken, formen das quere Fußgewölbe so, wie es in normaler unbelasteter Stellung sein sollte (Abb. 65).

Sprunggelenke. Kleinste Bewegungen finden zwischen allen Fußwurzelknochen statt, aber außer im unteren und oberen Sprunggelenk ist das Bewegungsausmaß gering.

(I) **Unteres Sprunggelenk**

Rückenlage mit erhöhtem Rumpf;

Fuß supinieren und pronieren (inversion und eversion; passiv)

Eine Hand der Krankengymnastin fixiert den Fuß des Patienten in Dorsalflexion an der Ferse, um eine laterale Bewegung, die in diesem Gelenk während der Plantarflexion unter Umständen auftreten kann, zu verhindern. Die andere Hand umgreift den äußeren Fußrand in Höhe der Basis der Mittelfußknochen und invertiert und evertiert den Vorfuß. Zug und Nachdehnen wird in der üblichen Weise gegeben.

(I a) **Subtalarer Gelenkanteil.** Pro- und Supination werden hier gewöhnlich von Dorsal- und Plantarbewegung begleitet. Die Fersen fallen in dieselbe Ebene wie der Vorfuß. Das Bein wird horizontal gelagert. Die Ferse wird mit beiden Händen fest umgriffen und während der Zug auf die Achillessehne beibehalten wird, wird in der vertikalen Achse eine seitliche Bewegung ausgeführt. Eine andere Methode fixiert die Ferse durch Druck auf den äußeren Malleolus mit den Fingern und am medialen Abschnitt der Ferse mit dem Daumen, während das Fersenbein mit der anderen Hand bewegt wird.

(II) **Oberes Sprunggelenk**

Rückenlage mit erhöhtem Rumpf und angestellten Beinen;

Fuß dorsal- und plantarflektieren (passiv)

Die Spannung in den Wadenmuskeln muß erschlafft sein, um eine Einschränkung der Dorsalflexoren zu verhüten. Deshalb muß irgendeine Stellung, in der das Knie gebeugt ist, ausgewählt werden. *Halbes Liegen,* das Knie des Patienten wird durch ein festes Kissen oder über dem Knie der Krankengymnastin gebeugt. Die Ferse ist nicht unterstützt. Dies ist eine geeignete Ausgangsstellung. Die fixierende Hand der Krankengymnastin greift unmittelbar über dem Gelenk an, während ihre andere Hand um den Fuß in Höhe der Fußwurzelknochen greift, um die Bewegung auszuführen. Nachdehnen während der Dorsalflexion kann mit dieser Hand in derselben Stellung ausgeführt werden oder durch Zug an der Ferse; dabei liegt der Unterarm an der

Fußsohle. Die Fußgewölbe dürfen nicht durch Druck auf den Vorfuß verformt werden.

Forcierte passive Bewegungen des Fußes

Mittel- und Endgelenke der Zehen. Ununterbrochener Zug auf diese Gelenke, um die Zehen gerade zu machen, dehnt die verspannten Gewebsanteile ihrer Plantarseite, die das verstärkte Beugen der Zehen bewirken. Wenn eine einzelne Zehe betroffen ist, kann man sie mit der Nachbarzehe bewegen, um eine Korrektur zu erhalten.

Zehengrundgelenke. Der Fuß wird wie für entspannte passive Bewegungen gehalten, das Fußgelenk ist endgradig dorsalflektiert. Die Bewegungen werden mit andauerndem Zug und kräftigem Nachdehnen ausgeführt.

Mittelfußverbindungen. Die Fixation ist die gleiche wie bei den entspannten passiven Bewegungen, aber es wird der Versuch gemacht, durch kurze, kräftige Bewegungen das Bewegungsausmaß zu vergrößern.

Sprunggelenke

(I) **Unteres Sprunggelenk.** Die Krankengymnastin sitzt und unterstützt mit einem Knie das Bein des Patienten, das gestreckt sein muß. Sie ergreift den Fuß fest mit beiden Händen, die Bewegung wird forciert, wenn sie ihren Rumpf dreht, um die Bewegungsrichtung zu wechseln(Abb. 66).

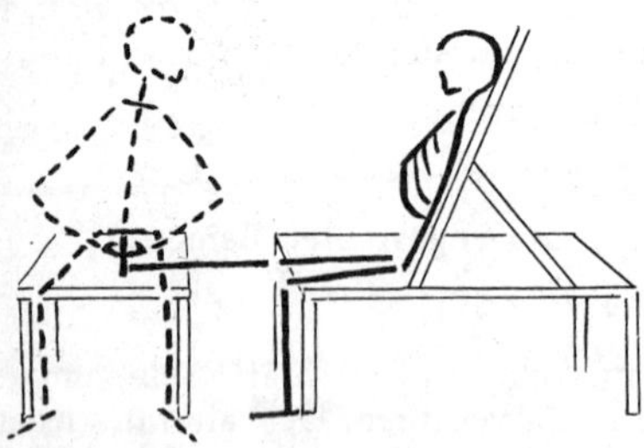

Abb. 66

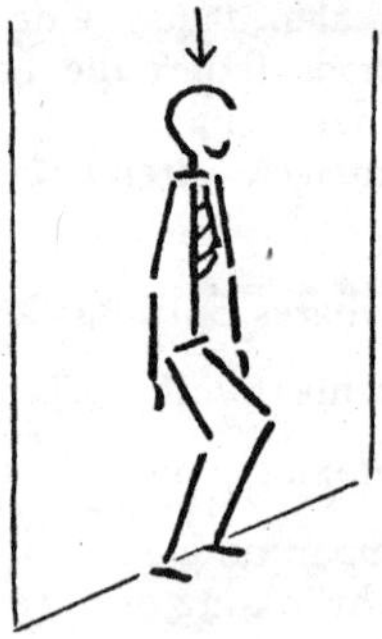

Abb. 67

(I a) **Subtalarer Gelenkanteil.** Der Griff und die Ausführung der Bewegung sind denen für entspannte Bewegungen gleich, aber die Bewegung ist in diesem Fall kraftvoller.

(II) **Oberes Sprunggelenk.** Der Griff ist derselbe wie bei Bewegungen im unteren Sprunggelenk, nur forciert die Krankengymnastin in diesem Falle die Bewegung durch Seitbeugung ihres eigenen Körpers.

Eine Vermehrung der Dorsalflexoren kann auch durch Einsatz der Kraft des eigenen Körpergewichts des Patienten erreicht werden. In diesem Fall steht er mit dem Rücken gegen eine Wand und beugt die Knie, während die Fersen auf dem Boden bleiben müssen (Abb. 67).

Besondere forcierte passive Dehnung der verkürzten Gewebe ist bei Deformitäten, z. B. Klumpfuß, notwendig. Für diese Behandlung wird das Knie des Babys gebeugt und von der Mutter unterstützt, während der Knöchel und die Ferse so umgriffen werden, daß der Daumen der Krankengymnastin auf dem Os cuboideum bleibt. Dieses wird als Drehpunkt für die Bewegung genommen. Der Vorfuß wird dann in Abduktion und Pronation gebracht. Wenn diese Bewegung relativ frei ist, wird während der gleichen Bewegung ein Zug gegeben. Die kleine Zehe wird in Richtung der vorderen Schienbeinkante bewegt.

Unterstützte Übungen für den Fuß

Manuelle Unterstützung kann bei allen Muskelgruppen, die die Gelenke des Fußes bewegen, durch dieselben Griffe wie bei passiven Bewegungen gegeben werden.

Teilweise Gewichtsabnahme durch ein Seil, einen Rollenzug oder ein Pedal ist für selbständiges Üben sehr angebracht.

Beispiele für freie Übungen der Füße

Rhythmische Übungen, die in einem Tempo ausgeführt werden, das Zeit für zusätzlichen Druck an der Grenze des freien Bewegungsausmaßes gibt, werden bei Gruppenbehandlung und beim Üben zu Hause benutzt. Betonung bei jeder zweiten oder dritten Ausführung gibt Abwechslung und vermindert die Ermüdung.

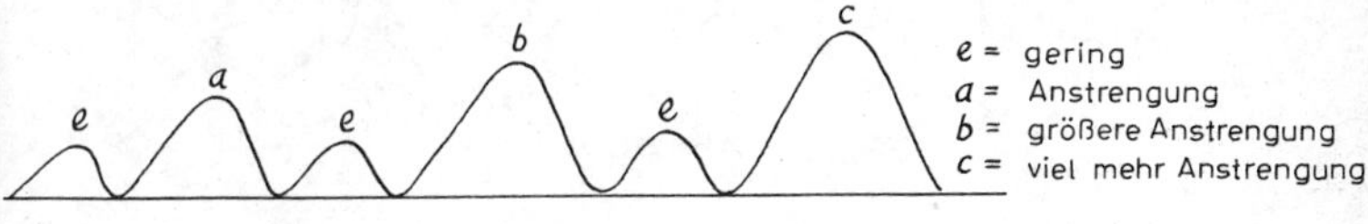

Abb. 68 Kurve der Anstrengung bei rhythmischer Bewegung

Unbelastete Übungen gehen gewöhnlich denen im Stand voraus.

Unbelastete Übungen

1. Für das obere Sprunggelenk

a. *Sitzen mit übereinandergeschlagenen Beinen;* Dorsal- und Plantarflexion des Fußes.

b. *Langsitz mit Erhöhung;* abwechselnd Dorsal- und Plantarflexion des Fußes. (Pedalbewegung) (Abb. 69 b).

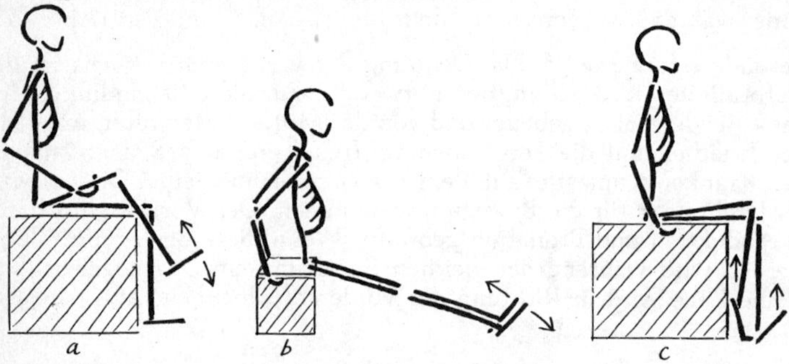

Abb. 69

c. *Sitz;* abwechselndes Heben der Fersen und Vorfüße (Abb. 69 c).

2. Für das untere Sprunggelenk (einschließlich subtalares Gelenk)

d. *Sitzen mit übereinandergeschlagenen Beinen* (Füße dorsalflektiert); Pro- und Supination des Fußes.

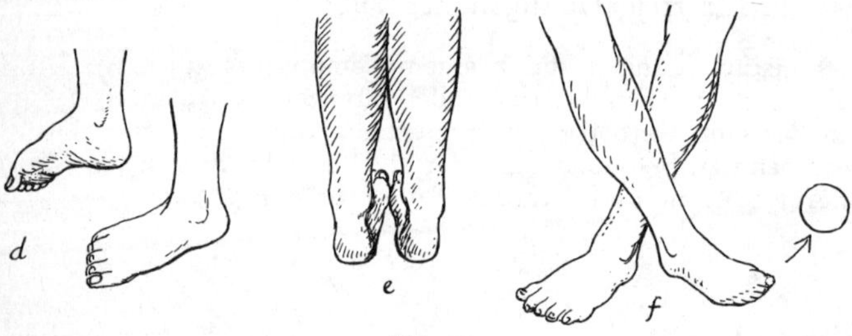

Abb. 70

e. *Sitz* (mit geschlossenen Füßen); Pro- und Supination des Fußes (Heben des Innen- und Außenrandes).

f. *Sitzen mit übereinandergeschlagenen Fußgelenken;* Pro- und Supination des Fußes (allgemeine Bewegung; Abb. 70).

3. Für die Zehengrundgelenke

g. *Sitz* (Zehen liegen z. B. auf einem Buch); Zehenbeugung und -streckung in den Grundgelenken durch Druck auf die Endphalangen (Abb. 71).

h. *Sitz;* Fuß verkürzen durch Beugung in den Zehen, Ferse schiebt. (Strumpf unter das mediale Längsgewölbe ziehen; Abb. 71).

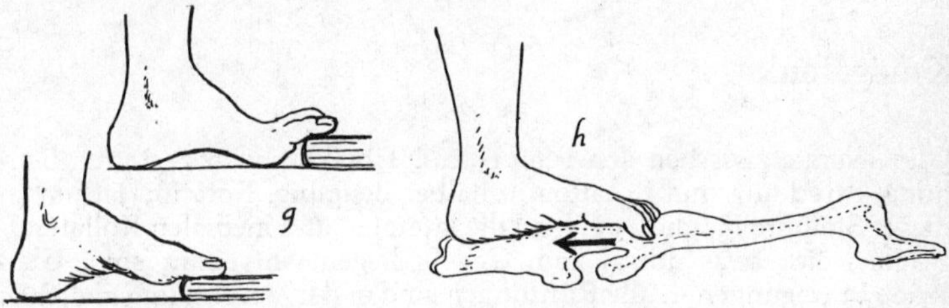

Abb. 71

i. *Sitz;* Zehen spreizen und schließen. (Dies kann im Wasser oder im Sand ausgeführt werden).

Belastete Übungen

j. *Zehenstand mit Erhöhung* (Handsicherung an der Sprossenwand); Fersen senken und heben.

k. *Stand* (Handsicherung; auf dem Schaukelbrett); Pro- und Supination des Fußes. (Schaukelbewegung des Brettes)!

1. *Stand;* Aufwärtsgehen auf der schiefen Ebene (Abb. 72).

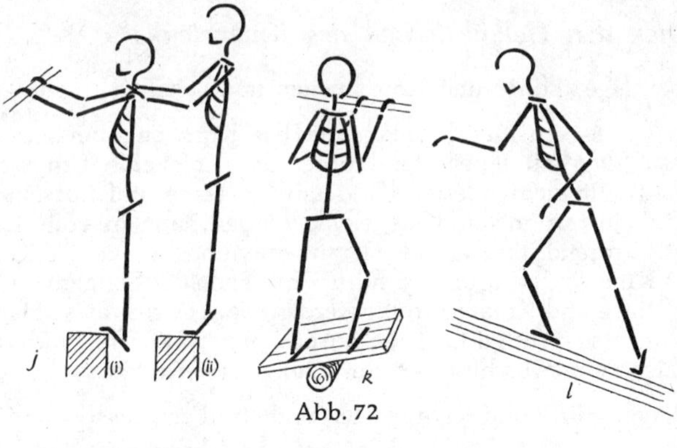

Abb. 72

Bewegungsabläufe, um die Beweglichkeit der Fußgelenke zu erhöhen

Gewöhnliche Tätigkeiten wie Gehen, Laufen und später Seilhüpfen, Tanzen und Wandern sind auch gut mobilisierende Übungen, wenn der Fuß korrekt benutzt wird. Laufen und Gehen auf unebenem Boden sind besonders empfehlenswert, da sich die Füße ständig an eine veränderte Oberfläche anpassen müssen. Dies erfordert Bewegung in den meisten oder in allen der vielen Gelenke.

Kniegelenk

Die Gelenke zwischen den Femur- und Tibiakondylen gestatten Beugung, Streckung und Rotation in halber Beugung. Rotation ist nur in dieser Stellung möglich, da dann die lateralen und medialen Kollateralbänder, die etwas dorsal zum Gelenk liegen, entspannt sind. Gleitende Bewegungen in alle Richtungen sind in der Verbindung zwischen Patella und Femur bei entspanntem M. quadriceps femoris möglich. Diese Bewegung muß frei sein, um die Kniebeugung zu erlauben.

Entspannte passive Bewegungen des Kniegelenks

Verbindung zwischen Patella und Femur. Immer, wenn die Beweglichkeit der Patella nicht durch wiederholte Kontraktionen des M. quadriceps femoris erreicht werden kann, muß die Patella passiv bewegt werden. Bei endgradig gestrecktem Knie und entspannter Muskulatur wird die Patella zwischen Zeigefinger und Daumen beider Hände gefaßt und auf-, ab- und seitwärts geschoben.

Zwischen den Gelenkflächen des Kniegelenks

a. *Rückenlage;* Hüfte und Knie beugen und strecken (passiv)

Der Patient ist im *Liegen* entspannt. Die Krankengymnastin gibt in *Schrittstellung* mit einer Hand unter der Kniekehle Unterstützung und greift mit der anderen Hand um die Ferse und übt einen Zug aus. Die Hüfte und das Kniegelenk werden dann in volle Beugung bewegt, während die Hand der Krankengymnastin aus der Kniekehle auf das Knie wechselt, um Nachdruck am Ende der Beugung zu geben. Wenn Hüfte und Knie gestreckt werden, bewegt sich diese Hand wieder in ihre ursprüngliche Lage zurück, um ruckhafte Erschütterung des Knies beim Abschluß der Bewegung zu verhüten.

b. *Seitlage;* Hüfte und Knie beugen und strecken (passiv)

Entweder kann das untere oder das obere Bein bewegt werden. Wenn das obere Bein bewegt wird, so muß das Gewicht durch die Hände der Krankengymnastin, durch Aufhängung, auf dem Reedukationsbrett oder im Wasser (u. U. durch Auftriebskörper), abgenommen werden.

c. *Rückenlage mit erhöhtem Rumpf und angestellten Beinen;* Rotation im Knie (passiv)

Dazu wird der Oberschenkel senkrecht gehalten, das rechtwinkelig gebeugte Knie wird unterstützt. Die Krankengymnastin unterstützt die Kniekehle mit einer Hand und greift mit der anderen Hand um die Ferse, sodaß die Fußsohle an ihrem Unterarm bleibt; oder sie kann von oben genau über dem Knöchel fassen.

Um die Bewegung auf das Kniegelenk zu lokalisieren, sind entweder *Seitlage* oder *Bauchlage* die günstigsten Ausgangsstellungen für den Patienten.

Forcierte passive Bewegungen des Kniegelenks

Beugung. Aus *Rückenlage mit erhöhtem Rumpf* wird die Hüfte des Patienten voll gebeugt und, mit Handdruck vorne auf dem Knie, durch die Krankengymnastin fixiert. Mit Griff über dem Knöchel wird dann die Ferse mit Nachdruck in Richtung des Beckens bewegt.

Streckung. Aus *Rückenlage* wird das Bein des Patienten mit einer Hand um den Ansatz der Achillessehne gefaßt und von der Bank gehoben, während die andere Hand in Höhe der Patella einen kraftvollen Druck nach schräg unten ausübt. Streckung kann auch durch Zug an der Ferse und genau unter dem Knie unterstützt werden (Abb. 73).

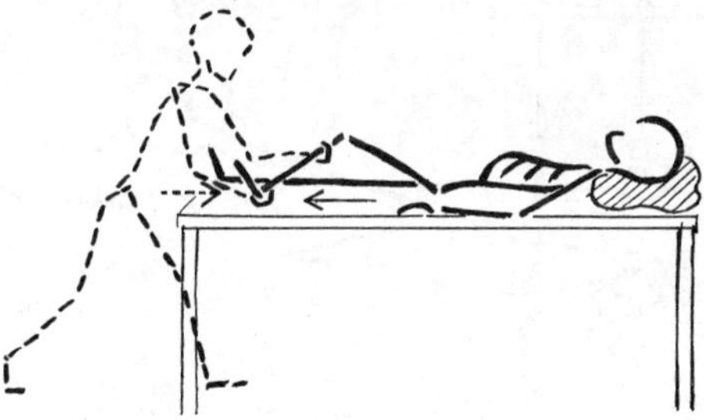

Abb. 73 Kniestreckung unter Zug

Redressierende Griffe bei X-Beinen. Sie können zur Behandlung von Kindern bis zu vier Jahren benutzt werden. Das Knie ist voll gestreckt, und eine Hand der Krankengymnastin fixiert den Unterschenkel durch Druck an der lateralen Knöchelgegend. Währenddessen gibt die andere Hand festen Druck auf den medialen Kondylus des Femur in laterale Richtung. Einlagen mit erhöhtem Innenrand im Schuh des Kindes üben einen ähnlichen und dauerhaften Druck aus, wenn das Kind mit gestrecktem Knie steht.

Unterstützte Übungen und unterstützte Widerstandsübungen für das Kniegelenk

(I) *Seitlage;*

Ein Knie beugen und strecken (assistiv). Für die Beuger und Strecker des Knies aus *Seitlage* kann manuelle Unterstützung gegeben werden. Das Gelenk ist durch die Hände der Krankengymnastin oder durch die Behandlungsbank unterstützt. In letzterem Fall ist es geschickt, wenn man das andere Bein in Schlingen aufhängt. Wenn aber die Hände zur Unterstützung benutzt werden, wird das untere Bein angebeugt, um die Stabilität des Rumpfes zu erhöhen. Das benutzte Bewegungsmuster sollte das Zurückziehen des Beines und das Vorwärtsstoßen enthalten. Auf diese Weise fixiert man die Ursprünge der Muskeln, die über dem Gelenk arbeiten und kann sie nach und nach dem Bewegungsablauf anpassen.

Während der vorwärtsstoßenden Bewegung liegt die Hand der Krankengymnastin unter dem Großzehengrundgelenk, um einen Vorteil aus der propriozeptiven Reizung durch Druck auf diesen Bereich zu ziehen. Die Bewegung wird rhythmisch viele Male wiederholt und wenn es möglich ist, wird der Widerstand gegen die Bewegung stufenweise vergrößert, um die Aktivität der Muskulatur zu fördern (Abb. 74).

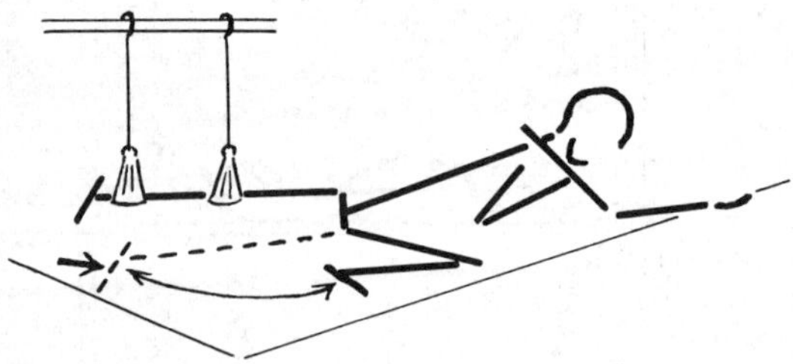

Abb. 74

(II) *Bauchlage;*

Knie wechselweise beugen und strecken (assistiv - mit eigener Unterstützung). Eigene Unterstützung kann in *Bauchlage* gegeben werden und ist besonders für Hüftarthrodesen geeignet. Ein Kissen wird unter das Becken gelegt, um einige Grade Beugung zu bekommen. Außerdem wird die Bewegung unterstützt, falls die gegenseitige Hüfte frei beweglich ist.

Eine Schlinge ist an der Ferse des versteiften Beines mit einer geeigneten Vorrichtung befestigt und läuft über einen Rollenzug am Kopfende der Behandlungsbank. Das andere Ende der Schlinge ist am anderen Bein festgemacht (Abb. 75). Die Schlinge wird dauernd durch die wechselseitige Bewegung der Unterschenkel straff gehalten. Das

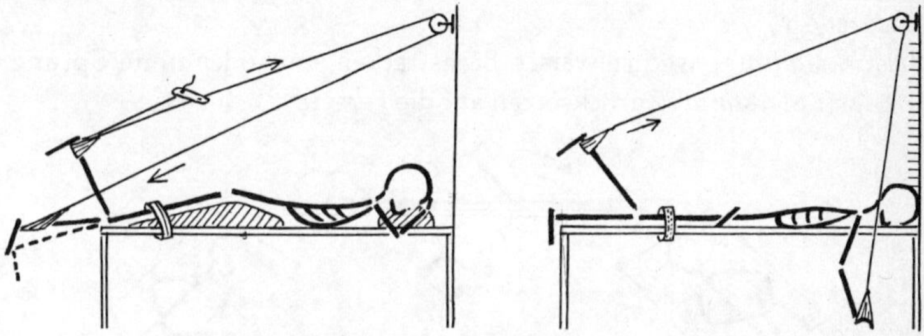

Abb. 75

ziehende Bein ist nahe der vollen Streckung, wenn das andere Bein die Grenze der Beugung erreicht. Bei einer anderenMöglichkeit bedient der Patient die Unterstützung mit der Hand. Maximale Unterstützung und Nachdruck werden an der Grenze der Beugung durch einen rechtwinkeligen Zug auf die Schlinge in diesem Bewegungsabschnitt gegeben.

Nur bei besonderen Umständen sind diese unterstützten Übungen von Nutzen: Wenn die Bewegung sehr eingeschränkt ist oder der Patient nicht belastet werden darf.

Beispiele für freie Übungen des Kniegelenks

Diese können unbelastet, teilbelastet oder vollbelastet sein, je nach Zustand und Stadium der Behandlung, in dem sie angewendet werden. Rhythmische Bewegungen mit aktivem Nachdruck an der Grenze des Bewegungsausmaßes sind wesentlich. Bei vollbelasteten Übungen, wenn das Körpergewicht zur Unterstützung der Kniebeugung eingesetzt wird, müssen Kraft und Kontrolle zur aktiven Kniestreckung vorhanden sein.

Unbelastete Übungen (Abb. 76)

a. *Rückenlage;* Hüfte und Knie beugen und strecken.

b. *Seitlage;* Hüfte und Knie beugen und strecken.

c. *Bauchlage;* Knie wechselweise beugen und strecken.

d. *Sitz auf dem hohen Hocker;* Knie wechselweise beugen und strecken.

Übungen mit Teilbelastung (Abb. 77)

e. *Radfahren;* auf dem Standfahrrad oder auf dem freien Rad.

f. *Rudern* an der Rudermaschine oder auf der schiefen Ebene.

g. *Langsitz;* Ball mit den Beinen wegstoßen und empfangen.

Belastete Übungen (Abb. 78).

h. *Zehenstand mit Handsicherung;* Kniebeugen und -strecken mit Nachfedern.

i. *Hockstellung;* wechselweises Beinstrecken, mit oder ohne Sprung.

j. *Vierfüßlerstand;* Zurücksetzen auf die Fersen.

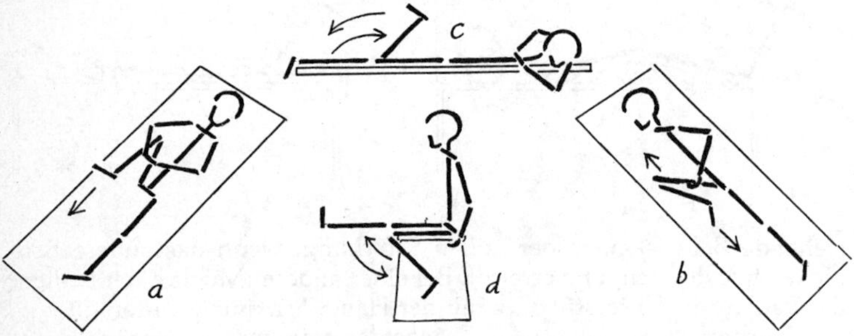

Abb. 76

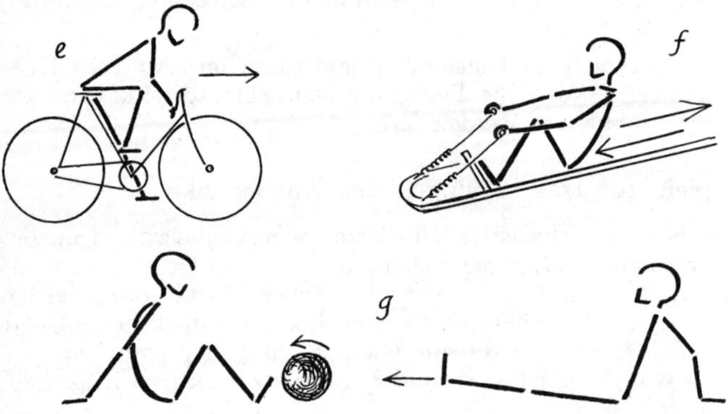

Abb. 77

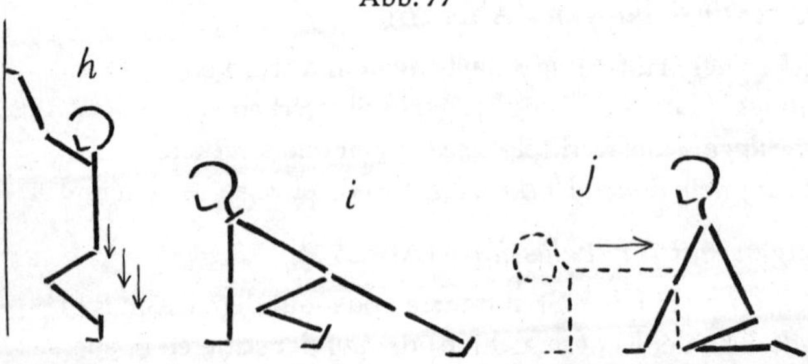

Abb. 78

Bewegungsabläufe, um die Beweglichkeit des Kniegelenks zu vergrößern. Die korrekte Bewegung beim Gehen muß erlernt und so früh wie möglich geübt werden. Später sollten Treppen auf- und abwärtsgehen, Bergauf- und abwärtsgehen, Brustschwimmen und andere Tätigkeiten wie Laufen, Hüpfen und Springen eingeschlossen und, wenn möglich, gefördert werden.

Hüftgelenk

Das Gelenk zwischen Caput femoris und Acetabulum ist mehrachsig und stabil. Das Bewegungsausmaß kann in jeder oder in allen Richtungen eingeschränkt sein. Die häufigste Fehlstellung ist jedoch eine Kombination aus Flexion, Adduktion und Außenrotation. Die Betonung bei der Mobilisation liegt daher auf der Extension (Retroversion), Abduktion und Innenrotation.

Entspannte passive Bewegungen im Hüftgelenk

Rückenlage;

Hüfte beugen/strecken, ab-/anspreizen, innen-/außenrotieren (passiv). Unterstützung wird für die Beugung unter dem Oberschenkel und um das Fußgelenk oder den Fuß gegeben. Die Hand unter dem Oberschenkel bewegt sich, wenn das Knie gebeugt wird und gibt dann Nachdruck vorne auf dem Knie. Dieser Druck wird gegen die gleichseitige Schulter des Patienten gerichtet. Bei der Streckung kommt die Ferse zuerst auf die Behandlungsbank und dann das Knie. Die Retroversion ist in dieser Stellung immer noch unvollständig. Der Patient muß für dieses zusätzliche Bewegungsausmaß (ungefähr 15°) in *Seit-* oder *Bauchlage* gebracht werden.

Das Bein, das nicht bewegt werden soll, ist voll abduziert und fixiert, entweder durch einen Sandsack oder durch Beugung des Knies über dem Rand der Behandlungsbank. Der Patient ist entspannt. Mit supiniertem Unterarm unterstützt eine Hand der Krankengymnastin den Oberschenkel. Der Unterschenkel ruht auf dem Unterarm. Die andere Hand fixiert oberhalb des Hüftgelenks. Unter Zug wird das Bein in Abduktion geführt (ungefähr 30° von der medialen Ebene), Innen- und Außenrotation kann durch Zug an der Ferse und Einwärtsdrehen und Auswärtsdrehen des Knies mit einer streichenden Bewegung ausgeführt werden (wie bei einem Nudelholz).

Eine Verbindung von Abduktion und Außenrotation, Adduktion und Innenrotation kann in beiden Hüftgelenken gleichzeitig aus *Rückenlage mit angestellten Beinen* gemacht werden. Die vier achsengerechten Bewegungen können zu Hüftkreisen verbunden werden, in diesem Fall wird das Knie in Beugung gehalten.

Forcierte passive Bewegungen des Hüftgelenks

Beugung. Der Patient ist in *Rückenlage* entspannt. Das Becken ist durch Druck auf dem Oberschenkel eines Beines fixiert. Das andere Knie wird in Richtung von Brust und Schulter (gleichseitig) gebeugt. Dann wird ein plötzlicher Nachdruck an der Grenze der Beugebewegung gegeben.

Streckung. Diese Bewegung wird in *Bauchlage* forciert; das gleichseitige Knie ist gebeugt. Eine Hand fixiert das Becken mit festem Druck nach unten, während der Oberschenkel mit der anderen Hand nach oben gehebelt wird. Wenn das Ausmaß der Streckung erheblich eingeschränkt ist, so kann diese Methode unpraktisch sein. In diesem Falle kann die Bewegung in Rückenlage ausgeführt werden. Das gegenseitige Knie ist hoch an die Brust gebeugt.

Abduktion. Das Becken wird durch die volle Abduktion eines Beines fixiert. Eine Hand fixiert oberhalb des Hüftgelenks auf der betroffenen Seite. Die andere Hand faßt an der medialen Seite des Oberschenkels und führt die Bewegung aus, gewöhnlich mit verlängertem Zug, um die Spannung der Adduktion zu überwinden.

Zirkumduktion. Mit gebeugtem Knie kann diese Bewegung, mit einem Schwung nach proximal, um die Beugung zu betonen, ausgeführt werden.

Außen- und Innenrotation. In Hüftstreckung wird mit einer Hand kräftiger Zug am Fußgelenk gegeben, während der distale Femurabschnitt mit der anderen Hand in Innen- und Außenrotation gedreht wird.

Bei gebeugtem Knie und senkrechtem Oberschenkel wird ein Zug nach oben gegeben, während beide Hände um das distale Ende des Femur greifen und so das Kniegelenk unterstützen. Für die Innenrotation wird der Unterschenkel durch den Unterarm der Krankengymnastin unterstützt. Das Bein des Patienten ist dabei zwischen Arm und Rumpf der Krankengymnastin. Für die Außenrotation wird so unterstützt, daß der Fuß des Patienten auf der radialen Seite ihres Unterarmes liegt.

Unterstützte Übungen für das Hüftgelenk

Ähnliche Griffe wie bei den entspannten passiven Bewegungen machen es der Krankengymnastin möglich, die aktive Anstrengung des Patienten zu unterstützen.

Da das Bein, das bewegt werden soll, schwer ist, sind Aufhängung in Schlingen und der Einsatz von Rollschuhen wertvolle Mittel zur Unterstützung. Aufhängung für Beugung/Streckung, Ab-/Adduktion kann entweder lotrecht oder pendelartig sein. Der Einsatz von Spiralfedern gib ein Gefühl des Auftriebs und verhütet jegliches Rucken bei der Bewegungsumkehr. Bei Reizzuständen im Hüftgelenk, die die Bewegung sehr einschränken, verbessert die senkrechte Aufhängung von Knie und Fuß die Entspannung. Sie verhütet den zentripetalen Zug der Schlinge, der die Gelenkflächen bei der Aufhängung über einem Drehpunkt gegeneinanderpreßt. Der Aufhängungspunkt sollte in diesem Fall möglichst hoch sein, um das Bewegungssegment möglichst plan zu halten.

Streckung wird in *Seitlage* betont, das nicht bewegte Bein ist zur Fixation des Beckens hoch angebeugt (Abb. 79, links).

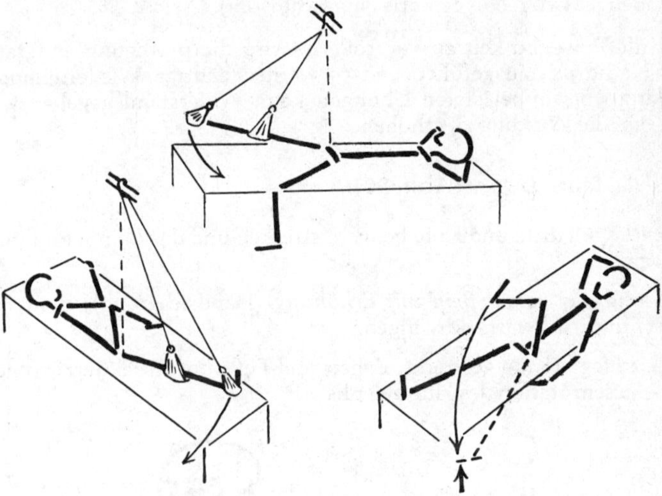

Abb. 79

Für die Abduktion können ein oder beide Beine aus *Rückenlage* oder *Bauchlage* arbeiten. Die Hüftgelenke sind möglichst gestreckt, um eine reine Abduktion zu erhalten (Abb. 79, Mitte).

Rollschuhe können in ähnlicher Weise entweder auf dem Boden oder auf verschiebbaren oder schrägen Brettern benutzt werden.

Die Rotation ist am wirkungsvollsten, wenn sie mit anderen Bewegungsrichtungen – Innenrotation mit Abduktion, Außenrotation mit Adduktion – verbunden wird. In Beugung kann das Bein so aufgehängt werden, daß der Oberschenkel senkrecht und der Unterschenkel horizontal ist. Die Rotationsbewegung wird durch manuellen Zug unterstützt. Auch die Streckung kann mit Zug unter manueller Unterstützung durchgeführt werden.

Beispiele für freie Übungen im Hüftgelenk

Bewegung in den Hüftgelenken wird gewöhnlich von Bewegung der Wirbelsäule und der Kniegelenke begleitet. Eine Kombination von Hüft- und Kniebeugung mit lumbaler Beugung und Aufrichten des Beckens ergibt einen fixierten Ursprung für die Hüftbeuger. Die Bewegung verringert die Dehnspannung der antagonistischen Muskeln (der Mm. ischiocrurales). Die Streckung der Hüfte und des Knies mit lumbaler Streckung und Beckenkippung fordert dagegen ein Maximum an Leistungsfähigkeit der Mm. glutaeus maximus und ischiocrurales und bringen eine Verringerung der Dehnspannung der Hüftbeuger (M. rectus femoris eingeschlossen).

Um die Beweglichkeit zu vergrößern, wird die Bewegung endgradig mit Nachdruck ausgeführt, und es werden häufige Wiederholungen verlangt. Bei unbelasteten Übungen kann Widerstand gegeben werden, um die Wirkung zu erhöhen.

Unbelastetes Üben (Abb. 80)

a. *Seitlage;* Hüfte und Knie beugen, strecken und das Bein nach hinten führen.

b. *Stand auf einem Bein mit Erhöhung* (Handsicherung); Bein vorwärts und rückwärts schwingen.

c. *Bauchlage* (Knie gestreckt, Zehen und Füße dorsalflektiert); Innen- und Außenrotation des Hüftgelenks.

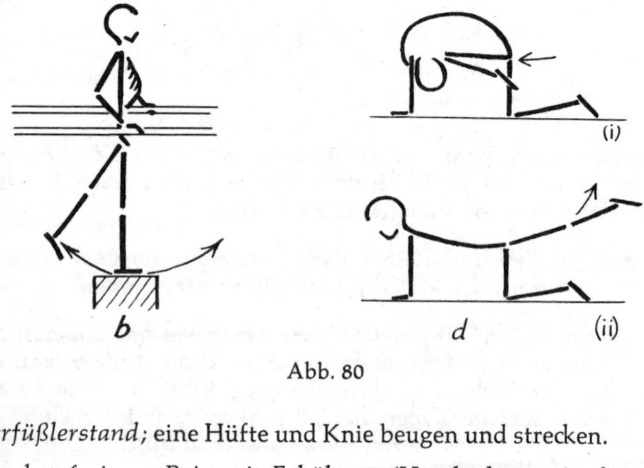

Abb. 80

d. *Vierfüßlerstand;* eine Hüfte und Knie beugen und strecken.

e. *Stand auf einem Bein mit Erhöhung* (Handsicherung); diagonaler Beinschwung.

Teilbelastete Übungen (Abb. 81)

f. *„Ausfallschritt" gegen die Sprossenwand;* Arme strecken und ein Knie beugen.

g. *Hockstand;* Übergang in den Liegestütz mit gespreizten Beinen (gehen oder hüpfen).

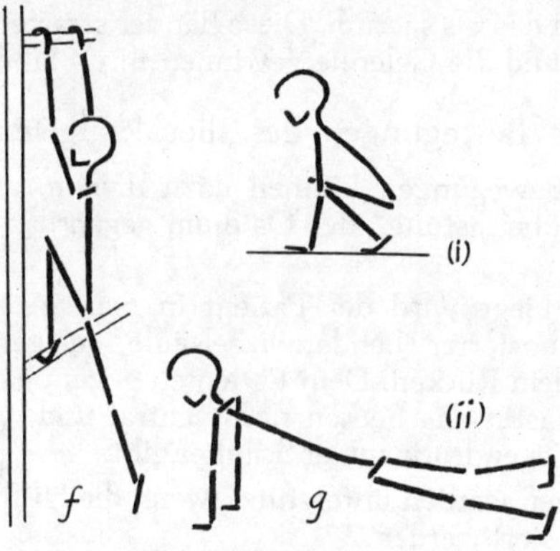

Abb. 81

Belastete Übungen (Abb. 82)

h. *Stand mit Handsicherung;* Wechsel in die Ausfallstellung seitwärts.

i. *Halber Kniestand oder Ausfallschritt;* Gewicht nach vorne verlagern.

j. *Hockstand;* Wechsel zur Grundstellung.

k. *Schrittstellung;* Becken- und Rumpfdrehung.

l. *Stand;* Gehen und Hüpfen, ein Bein seitwärts schwingen.

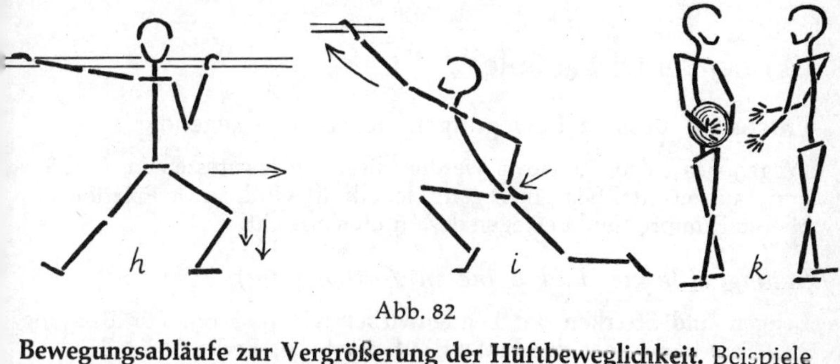

Abb. 82

Bewegungsabläufe zur Vergrößerung der Hüftbeweglichkeit. Beispiele sind Gehen, Laufen, Treppensteigen, Radfahren, Rudern, Brustschwimmen und Golf.

Gelenkartige Verbindungen des Beckens

Die Bewegungen in diesen „Gelenken" sind sehr gering und werden von Bewegungen der Hüfte und der Lendenwirbelsäule begleitet.

Während der Schwangerschaft werden die Beckenverbindungen jedoch mobiler. Ihre Bänder werden elastischer und erlauben eine Bewegung des Os ilium gegen das Os sacrum. Diese Bänder straffen sich während der Rückbildung, und die Gelenke gewinnen ihre Stabilität zurück.

Forcierte passive Bewegungen des Iliosakralgelenkes

Diese forcierten Bewegungen können dazu dienen, die sog. „rückwärtige Rotationsüberlastung" des Os ilium gegen das Os sacrum zu korrigieren.

Auf einer festen Liege wird der Patient in *Seitlage* mit gebeugten Hüften und kyphosierter Lendenwirbelsäule gelagert, der untere Arm liegt hinter dem Rücken. Dem Patienten gegenüber*stehend* zieht die Krankengymnastin das Becken nach ventral und unten, während die andere Hand Gegendruck an der Schulter gibt.

Andere Bewegungen werden unterstützt, wenn die Hüfte und Lendenwirbelsäule mobilisiert werden.

Die Gelenke der Wirbelsäule

Die Bewegung zwischen zwei benachbarten Wirbeln ist sehr begrenzt, die Summe dieser kleinen Bewegungen ergeben jedoch ein beträchtliches Bewegungsausmaß der Wirbelsäule als Ganzes. Die Bewegungsmöglichkeiten variieren in den Bereichen entsprechend der Form und Dicke der Bandscheiben, der Richtung der Wirbelgelenkflächen und der Form der Dornfortsätze. Die Wirbelsäule kann als Ganzes oder in Abschnitten mobilisiert werden.

(A) Lendenwirbelsäule

Entspannt passive Bewegungen der Lumbalgegend

Wegen des Körpergewichts werden diese am leichtesten in Aufhängung ausgeführt. Die günstigste Hebelkraft wird durch Fixation des oberen Rumpfes und Bewegen des unteren erreicht.

Seitlage (Becken und Beine in Aufhängung);

Beugen und Strecken der Lendenwirbelsäule (passiv). Für Beugung und Streckung liegt der Patient auf der Seite, Becken und Beine in lotrechter Aufhängung. Mit gestreckten Hüften und Knien wird die untere Rumpfhälfte vorwärts und rückwärts geschwungen.

Rückenlage (Becken und Beine in Aufhängung);

Seitneigung der Lendenwirbelsäule (passiv). Das Becken und die Beine werden schwunghaft von einer Seite zur anderen bewegt. Beim Schwung nach rechts wird in Taillenhöhe rechts gegengehalten (und umgekehrt).

Forciert passive Bewegungen der Lumbalgegend

Beugung. Der Patient liegt mit den Händen hinter dem Kopf, beide Hüften und Knie sind voll in Richtung Brust und Schulter gebeugt, bis sich das Gesäß von der Unterlage abhebt. Die Bewegung wird dann durch plötzlichen Druck auf den Tibiakopf forciert.

Streckung. Patient in Bauchlage: eine Hand der Krankengymnastin wird auf die Lumbalgegend gelegt, und ihr anderer Unterarm unterstützt beide Oberschenkel. Letztere werden dann energisch hochgehoben. Der Unterarm muß dauernd horizontal gehalten werden, um eine Verdrehung zu vermeiden.

Seitneigung. Der Patient hält sich in Seitlage an der Bank fest, seine Beine sind gestreckt. Die Krankengymnastin steht hinter ihm und übt einen festen Druck nach unten in Taillenhöhe mit einer Hand aus. Diese Hand benutzt sie als Drehpunkt und greift dann oberhalb der Knie an und hebt beide Beine mit Schwung hoch.

Unterstützte Übungen für die Lumbalgegend

Die Unterstützung wird gewöhnlich manuell gegeben, während der Patient die Bewegung aktiv ausführt (Beine in Aufhängung oder aus dem *Hang*).

Einige Stellungen halten die Lendenwirbelsäule an der Grenze des freien Bewegungsausmaßes.

Beugung. *Hocksitz, Langsitz, Hockersitz* (entspannt), *Fersensitz* (Rumpf vorgeneigt) (Abb. 83).

Streckung. *Rückenlage* (Unterschenkel hängen über das Fußende der Bank), *Rückenlage.* (Kissen unter einer Beckenseite).

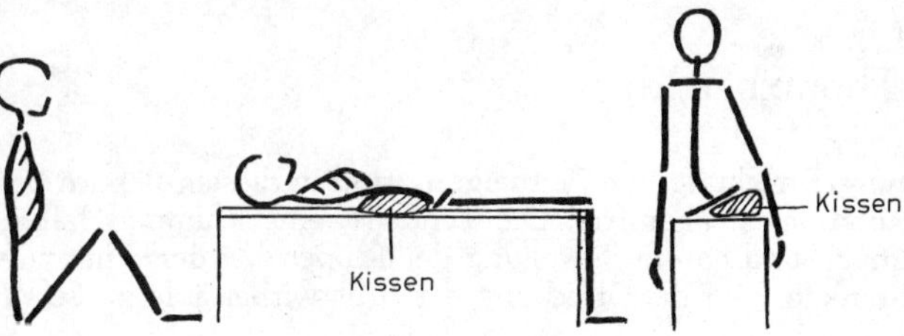

Abb. 83

Seitneigung. *Seitsitz, Sitz* (Kissen unter einer Beckenseite).

Beispiele für freie Übungen der Lumbalgegend

a. (I) *Rückenlage mit angestellten Beinen* oder (II) *Hockstand mit Handfassung;* „Becken rollen" (Abb. 84).

b. *Gegrätschter Langsitz* oder *gegrätschter Hocksitz;* Rumpf vorbeugen und wieder aufrichten.

c. *Schrittstellung mit Erhöhung* (Handsicherung); Rumpf vorbeugen und zurückneigen (Abb. 84 c).

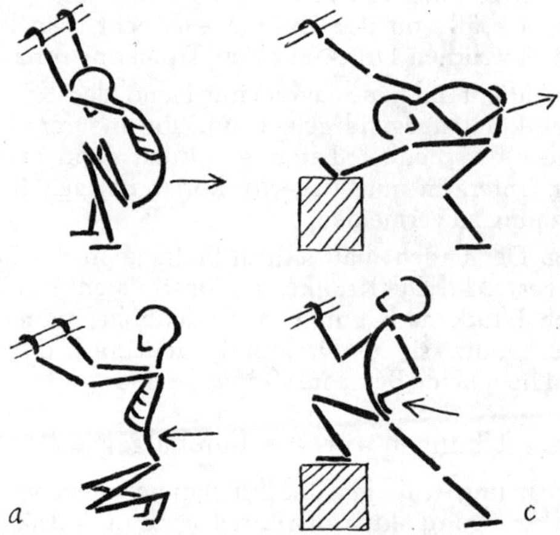

Abb. 84

d. *Vierfüßlerstand;* Becken seitwärts bewegen („schwänzeln").

e. *Stand auf einem Bein* (Fuß seitlich unterstützt); Rumpfseitneige.

f. *Hang;* Beine seitwärts schwingen (aus der Lendenwirbelsäule heraus).

(B) Thoraxbereich

Beugung, Streckung und Seitneigung sind in diesem Bereich begrenzt, die Rotation ist aber frei. Die Tendenz, eine krumme Haltung einzunehmen und so die Bewegung der Rippen bei der Einatmung einzuschränken, gibt der Streckung der Brustwirbelsäule große Wichtigkeit.

Um wirksam zu sein, müssen passive Bewegungen in dieser Gegend gewöhnlich forcierender Art sein.

Forcierte passive Bewegungen des Thoraxbereiches

Streckung. Für die Streckung der Brustwirbelsäule kann an der Halswirbelsäule oder am Kopf ein gleichmäßiger Zug gesetzt werden. (Manueller Zug, GLISSON-Schlinge oder ein anderes Gerät zur Extension der HWS).

Der Patient ist in *Bauchlage* entspannt. Der Handballen einer Hand der Krankengymnastin, verstärkt durch die andere, wird zentral auf die Konvexität des mittleren Thoraxbereiches gelegt. Der Patient wird dann aufgefordert „einzuatmen", dann „auszuatmen", und am Ende der Ausatmung wird ein plötzlicher Druck nach unten mit dem Körpergewicht gegeben, um die Wirbelsäule abzuflachen und die Strekkung zu forcieren.

Seitneigung. Bei schweren Skoliosen erreicht man ein verlängertes und gleichmäßiges Forcieren durch ein korrigierendes Gipskorsett, wie z. B. Rissergips (Operationsvorbereitung). In leichteren Fällen können manuelle Methoden angewandt werden. Z. B. ist die Ausgangsstellung des Patienten, um eine Seitneigung nach links zu forcieren, *Reitsitz, rechte Hand auf dem Kopf, linke Hand in die Seite gestemmt.* Die Krankengymnastin steht dahinter und lokalisiert die Bewegung durch Druck ihrer Hand auf dem Scheitelpunkt der Verbiegung, während ihre rechte Hand unter den Oberarm des Patienten greift und den Rumpf hoch und zur linken Seite hebelt. Gewöhnlich wird etwas Drehung hinzugenommen, um die stets vorhandene Rotation zu beeinflussen, die immer laterale Neigung bei strukturellen Fällen begleitet (Abb. 85 a).

Rotation. Aus *Seitlage,* unteres Bein gestreckt, oberes ungefähr rechtwinkelig in Knie und Hüfte gebeugt, wird die obere Schulter nach hinten und unten zur Unterlage forciert. Die obere Beckenseite wird nach vorn und unten gedrückt.

Bei einer anderen Methode sitzt der Patient im *Reitsitz* mit verschränkten Armen, und die Krankengymnastin steht auf der Seite, zu der die Bewegung stattfinden soll. Sie zieht die Schulter auf dieser Seite energisch nach hinten, während sie die andere nach vorne schiebt.

Unterstützte Übungen für den Thoraxbereich

Bei diesen Übungen muß die Lendengegend so weit wie möglich durch die Ausgangsstellung fixiert werden. In aufrechter Stellung hat das Gewicht des Kopfes und des Schultergürtels eine verkürzende Wirkung auf die Wirbelsäule. Wenn dieses Gewicht durch Zug oder horizontale Lagerung abgenommen wird, so streckt sich die Wirbelsäule und verlängert sich. Das Bewegungsausmaß ist vergrößert.

Die aktive Streckung wird durch passive Dehnung der Mm. pectorales verbessert und durch tiefe Einatmung unterstützt (Abb. 85b). Die

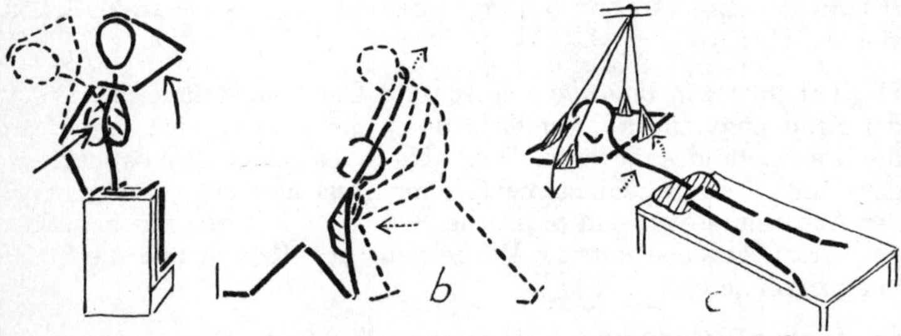

Abb. 85

Seitneigung kann lokalisiert und unterstützt werden, wenn der Rumpf horizontal in Streckung aufgehängt ist (Abb. 85c).

Beispiele für freie Übungen für den Thoraxbereich

Entspannung in *Rückenlage mit angestellten Beinen* und vertiefte Atmung strecken die Wirbelsäule.

a. *Fersensitz mit Handfassung an der Sprossenwand;* der Rumpf federt nach unten (Abb. 86a).

b. *Tiefer Vierfüßlergang, „Kriechen mit Beinstrecken"*, (Klapp). (Abb. 86b).

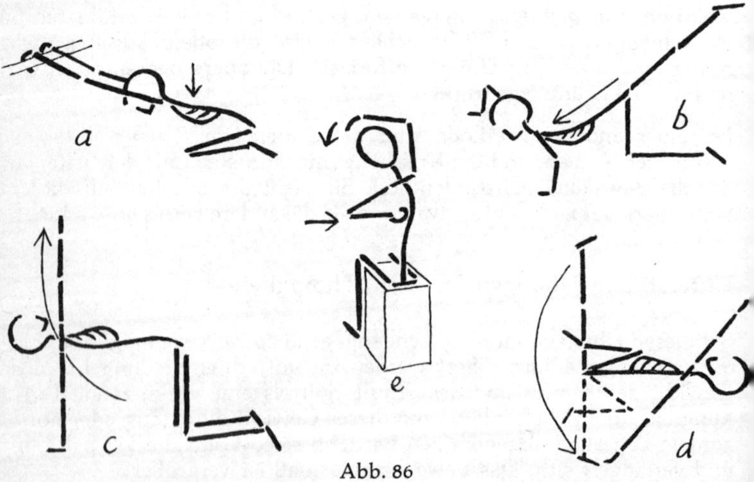

Abb. 86

c. *Vierfüßlerstand;* Rumpf drehen mit lockerem Armschwung (Abb. 86 c).

d. *Rückenlage mit gebeugten Beinen oder mit gestreckten Kniegelenken;* Rumpfrotation (Abb. 86 d).

e. *Reitsitz;* Rumpfseitneigung (Armhaltung s. Abb. 86 e).

f. *Tiefer Vierfüßlerstand;* tiefes Hundekriechen (KLAPP).

(C) Zervikalbereich

Bewegung in diesem Bereich und Bewegungen im Atlantookzipitalgelenk sind tatsächlich untrennbar. Beugung, Streckung und Seitneigung sind relativ frei, aber die Rotation ist begrenzt mit Ausnahme des Atlantoaxialgelenks.

Entspannte passive Bewegungen von Kopf und Hals

Der Patient liegt entspannt auf einer tiefen Behandlungsbank. Die Hände der Krankengymnastin unterstützen am Hinterkopf, während sie bequem sitzt und die Ellbogen auf ihre Knie stützt. Der Zug wird vor allen Bewegungen in der Längsachse der Wirbelsäule gegeben.

Forcierte passive Bewegungen von Kopf und Hals

Bei der Behandlung des Tortikollis wird der Kopf des Kindes mit den Händen gefaßt. Die Schultern werden von einer Hilfsperson fixiert. Zuerst wird der Zug für die Streckung der Halswirbelsäule gegeben. Dann wird die HWS zu einer Seite gebeugt und in entgegengesetzte Richtung gedreht. So erreicht man eine Maximaldehnung des verkürzten M. sternocleidomastoideus. Der Mutter des Kindes wird gewöhnlich die Streckbewegung beigebracht, sodaß sie oft während des Tages wiederholt werden kann.

Andere forcierte passive Bewegungen von Kopf und Hals werden hier weggelassen, da sie besondere Sorgfalt und Genauigkeit verlangen, um wirkungsvoll zu sein. Eine Beschreibung ihrer Technik kann in Büchern gefunden werden, die sich speziell mit dieser Bewegungsart befassen.

Kopfzug. Der Zug am Kopf (Halsextension) kann so angewandt werden, daß er entweder intermittierend oder andauernd ist. Manueller Zug, der gewöhnlich relativ intermittierend ist, kann durch die Krankengymnastin bei *Sitz* oder *Rückenlage* des Patienten ausgeführt werden. In letzterem Fall werden die Füße oder Schultern des Patienten fixiert, um die Wirkung des Zuges zu lokalisieren. Die Hände der Krankengymnastin liegen am Hinterhauptsbein und unter dem Kinn. Druck auf den Kehlkopf durch die Hand muß vermieden werden. Es gibt viele Methoden, um den Zug mit mechanischen

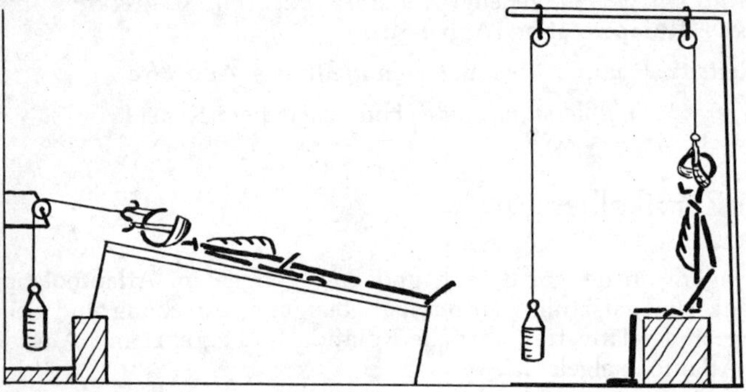

Abb. 87 Kopfzug

Mitteln anzuwenden. Um Entspannung der Nackenmuskeln und damit maximale Wirkung auf die Wirbelsäule zu erreichen, ist es wesentlich, daß die Methode sicher und angenehm ist. Der Zug wird über eine beträchtliche Zeitspanne ausgeübt, wenn der Patient sich einmal daran gewöhnt hat.

Kopfzug wird gewöhnlich zur Schmerzerleichterung angewandt. Der Schmerz behindert die Bewegung entweder im Hals oder Arm. Daher ist die für den Zug gewählte Kopf-Hals-Stellung diejenige, in der der Schmerz gelindert wird.

Unterstützte Übungen für Kopf und Hals

Wenn der Schultergürtel fixiert ist, kann manuelle Unterstützung für alle Bewegungen durch die Krankengymnastin (oder durch den Patienten selbst) gegeben werden.

Freie Übungen für Kopf und Hals

Schnelle endgradige Bewegungen des Kopfes geben leicht ein Schwindelgefühl. Daher sollten diese Übungen im Eigenrhythmus des Patienten ausgeführt werden. Oft wird ein Federn oder eine nachdrückliche Bewegung an der Grenze des Bewegungsausmaßes mit wenigen Wiederholungen angegeben. Der Schultergürtel kann fixiert werden oder die Bewegung kann auch die übrige Wirbelsäule beanspruchen. Das objektive Ziel ist die Berührung eines Gegenstands.

a. *Sitz, Schulterfixation durch tiefe Handfassung;* Kopf neigen und strecken, seitneigen, drehen und rollen.

b. *Vierfüßlerstand;* Kopf neigen, strecken, seitbeugen, drehen und rollen.

c. *Stand;* Werfen und fangen eines „Bohnensackes", Ringes oder Balles.

d. *Sitz oder Hocksitz;* Rumpfbeugung, um das rechte Ohr auf das linke Knie zu legen und Kopfheben mit Rechtsdrehung.

P. N. F. Die Techniken Halten - Entspannen sind sehr wirkungsvoll für die Halsmobilisation, da sie auf bestimmte Punkte lokalisiert werden können; d. h. auf das Atlantookzipital- Atlantoaxialgelenk und auf die Zervikalgelenke.

(D) Die gesamte Wirbelsäule

Beispiele für freie Übungen der ganzen Wirbelsäule

Viele Übungen mit Medizinball, Keulen, Stäben und Reifen fördern ein weites Ausmaß der Rumpfbewegung (Abb. 88).

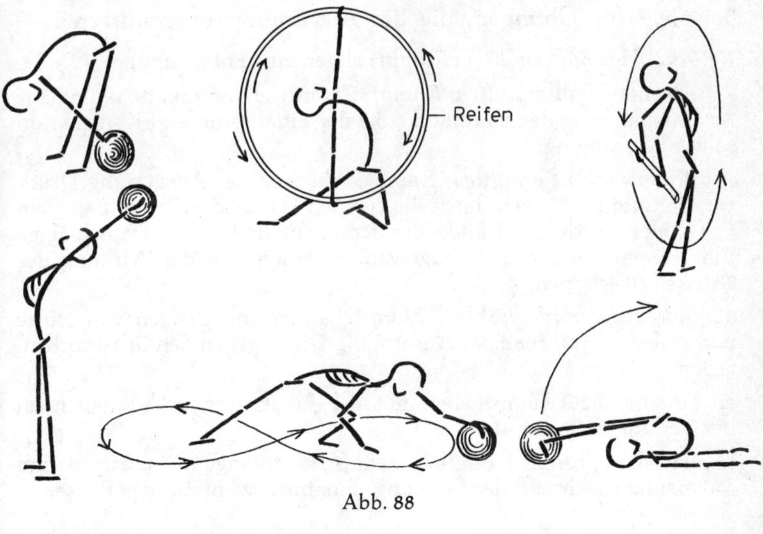

Abb. 88

Thorax

Die Rippen bewegen sich mit der Atmung und sind mit der Brustwirbelsäule gelenkig verbunden. Wenn das Ausmaß der Atembewegung reduziert ist, kann der Thorax entweder gedehnt und unfähig sein sich zu entspannen oder verspannt und unfähig sich auszudehnen. Im ersten Fall kann die Beweglichkeit durch Entspannung und Atemübungen mit Betonung der Ausatmung verbessert werden. Im zweiten Fall werden Entspannung und Atemübungen zur Verbesserung der Leistungsfähigkeit der Einatmungsmuskeln verlangt.

Übungen zur Ausatmung

Dies sind allgemeine Atemübungen mit Betonung der Ausatmung und Entspannung. Dem Patienten wird beigebracht, „die Anstrengung der Atmung umzukehren", sodaß die Ausatmung ein muskulärer Akt wird, die Einatmung die Rückwirkung davon. Die Einatmung soll leicht und so flach wie möglich sein, die Ausatmung ist verlängert und durch Druck auf die seitlichen Anteile des unteren Thorax unterstützt. Zunächst wird allgemeine Entspannung zwischen jeder Atmung geübt, da kontrolliertes Atmen sehr ermüdend ist und viel Konzentration verlangt. Übungen um Schultergürtel und Brustwirbelsäule zu mobilisieren werden auch benutzt. Sie werden so abgestimmt, daß sie die Bewegungen des neuen Atemmusters unterstützen.

Beispiele für Übungen, die die Ausatmung unterstützen

a. *Rückenlage mit erhöhtem Rumpf;* allgemeine Entspannung.

b. *Rückenlage mit erhöhtem Rumpf;* Zwerchfellatmung, Betonung auf der Entspannung der Bauchdecke bei der Einatmung und Kontraktion bei der Ausatmung.

c. *Rückenlage mit erhöhtem Rumpf;* während der Ausatmung Druck auf die unteren Rippen durch die eigenen Hände des Patienten, einen Gurt oder durch die Hände der Krankengymnastin. Grobschlägige Vibrationen können auch angewandt werden, um die Wirkung des Druckes zu erhöhen.

d. *Rückenlage mit erhöhtem Rumpf;* Atmen mit Beugen von Hüfte und Knie, um während der Ausatmung Druck gegen den Brustkorb zu geben.

e. *Kutschersitz;* Rumpfheben mit der Einatmung und Entspannen bei verlängerter Ausatmung.

f. *Sitz;* Rumpfdrehen mit lockerem Armschwingen. Ausatmen und Entspannen während der Drehung, Einatmen während der Pause.

Übungen zur Einatmung

Diese können für den ganzen Thorax (allgemein) oder für einen bestimmten Bereich (lokal) verlangt werden.

Allgemein. Um die Einatmung allgemein zu verbessern, müssen die Muskeln für die Einatmung stufenweise geübt werden und der Widerstand der verspannten ventralen Muskulatur herabgesetzt werden. Dies gilt besonders für die Mm. pectorales und außerdem für das Gewicht von Kopf und Schultergürtel, die eine Kyphose verursachen können. Mobilisation der Brustwirbelsäule und des Schultergürtels, korrigierte Haltung und Entspannung sind zusätzlich wichtig für den Patienten. Er soll die gesamte Ausdehnungsmöglichkeit seiner Lungen einsetzen und so neue und bessere Atemgewohnheiten bekommen. Tiefe Einatmung wird dem Patienten in seinem eigenen Rhythmus beigebracht, bei unterstütztem Rumpf, entspannt und gerade. *Rückenlage mit erhöhtem Rumpf* wird vorgezogen, da der Druck auf den Rücken nicht die Bewegung der Rippenwirbelgelenke behindert. Der Abdominaldruck auf das Zwerchfell ist verringert.

Bewegung in allen Teilen des Thorax wird durch Druck auf bestimmte Bereiche gefördert, wie auf die

unteren Rippen ventral und dorsal (Zwerchfell, basale oder untere Flankenatmung),

unter den Armen (axillare oder seitliche Rippenausdehnung)

oder über dem Sternum (Apikalausdehnung).

Übungen, bei denen die Arme außenrotiert und eleviert sind und die Wirbelsäule gestreckt wird, unterstützen die Ausdehnung des Brustkorbes. Geeignete Tätigkeiten, die den Patienten zum Lachen und außer Atem bringen, vergrößern die Atembewegung. Beinübungen mit Widerstand erhöhen den intraabdominalen Druck und regen die Zwerchfellbewegung an.

Beispiele für Übungen zur Vergrößerung der Einatmung

a. *Rückenlage mit erhöhtem Rumpf;* Entspannung und allgemeines Tiefatmen.

b. *Rückenlage mit erhöhtem Rumpf;* untere Rippenausdehnung gegen Widerstand von einem Gurtband. „Rundherum weit machen“.

c. *Hocksitz, entspannt;* Rücken wölben mit tiefer Einatmung.

d. *Sitz;* Arm nach außen rotieren mit tiefer Einatmung.

e. *Entspannter Sitz;* Arm heben und Rumpf aufrichten mit Einatmung wie beim Gähnen und Strecken.

f. *Seilhüpfen, Laufen oder Schwimmen um „außer Atem zu kommen“.*

Lokal. Es kann vom Patient verlangt werden, Atembewegungen auf einen bestimmten Bereich zu lokalisieren, um auf das darunterliegende Lungengewebe einzuwirken. Korrekte Haltung und Streckung werden zuerst verlangt. Der entsprechende Bereich wird durch festen manuellen Druck lokalisiert. Der Patient versucht dagegen einzuatmen und bei der Ausatmung „wegzuziehen“. Konzentration und Geduld werden verlangt, daher muß häufig aber kurz geübt werden.

Schultergürtel

Einschränkungen der Schulterblattbewegung und Mangel an Stabilität sind häufig die Ursache für Schmerz und Verzögerung bei der Mobilisation des Schultergelenkes. Schulterblattbewegung ist die Voraussetzung für die Bewegung der Gelenkpfanne, um die Schultergelenkbewegung zu vervollständigen, wenn Armbewegungen über der horizontalen Ebene stattfinden. Die Schulterblattstabilität stellt einen sicheren Hintergrund dar. Bewegungseinschränkungen können durch Spasmus bedingt sein (z. B. bei der Hemiparese) oder durch Muskelschwäche (z. B. nach Inaktivität des Armes infolge von Schmerz oder traumatischer Verletzung). Beweglichkeit des Schulterblattes wird durch bestimmte Bewegungen gegen Widerstand erreicht, d. h. Elevation (vorwärts oder rückwärts) mit Außenrotation und Senkung (vorwärts oder rückwärts) mit Innenrotation, gefolgt von verlängertem Halten.

Beispiele freier Übungen für den Schultergürtel

a. *Sitz;* Schultern heben.

b. *Vierfüßlerstand;* oberen Rücken abwechselnd rund und flach machen.

c. *Sitz, Hände auf den Schultern;* Schultern kreisen.

d. *Sitz;* Arme nach innen und außen rotieren.

Schultergelenk

Der Kopf des Humerus artikuliert mit der Schultergelenkpfanne des Schulterblattes im Artikulum humeri oder im Schultergelenk. Bei freien Bewegungen des Armes ist jede Bewegung in diesem Gelenk von Bewegungen in den Gelenken des Schultergürtels begleitet. Sie kann nur unter künstlichen Umständen lokalisiert werden, wenn der Schultergürtel durch äußeren Druck fixiert wird oder wenn Schultergelenkbewegungen ernsthaft pathologisch eingeschränkt sind.

Die Einschränkung im Bewegungsausmaß des Schultergelenks ist oft von Schmerz und Einschränkung der Hals- oder Skapulabewegungen begleitet. Der Schlüsselpunkt bei der Mobilisation des Schultergelenks ist eine Vermehrung der Innenrotation und/oder Außenrotation, da diese Bewegungen fast immer begrenzt sind. Der Versuch der Elevation des Armes ergibt gewöhnlich eine vermehrte Bewegung der Skapula, um die mangelnde Bewegung der Schulter auszugleichen. Ist die synergistische Arbeit der Schulterblattmuskeln einmal erreicht, so folgt jede mögliche Schultergelenkbewegung. Diese Änderung des normalen

Bewegungsrhythmus wird als eine Umkehr des „skapulären - humeralen Rhythmus" erwähnt. Um dies zu korrigieren, wird eine Hand fest über die Skapula gelegt, um die Stabilisierung des Schulterblatts zu Anfang der Armbewegung zu sichern. Dies führt zu zufriedenstellenderen Ergebnissen. Übungen, die den Einsatz beider Arme reziprok oder symmetrisch einschließen, sind auch zur Unterstützung der skapulären Stabilität nützlich. Es ist interessant zu beobachten, daß die normale Bewegungsfolge unverändert bleibt, wenn diagonale Rotationsmuster zur Wiedererlernung der Bewegung eingesetzt werden, da die synergistische Arbeit der Schulterblattmuskeln zeitlich der Bewegung im Schultergelenk vorangeht.

Entspannte passive Bewegungen des Schultergelenks

Mit fixiertem Schultergürtel

Rückenlage oder Rückenlage mit erhöhtem Rumpf;

Arm heben/senken/zurückführen, abspreizen/anspreizen (Zirkumduktion), *Außen-/Innenrotation* (passiv).

Rücken und Kopf des Patienten sind unterstützt, um seine Entspannung zu sichern. Der Patient liegt so auf der Behandlungsbank, daß auch in Rückenlage eine Retroversion möglich ist. Eine Hand der Krankengymnastin fixiert den Schultergürtel durch Druck auf das Akromion und das äußere Drittel der Klavikula, die andere greift über den Ellenbogen, der im rechten Winkel gebeugt sein soll, und unterstützt den Unterarm des Patienten auf ihrem Unterarm. Der Zug wird ausgeübt, um den Kopf des Humerus in die Gelenkpfanne einzustellen, wenn der Arm in Abduktion (ungefähr 80°) ist. Die Außenrotation muß beachtet werden, um den Unterarm in derselben Ebene zu halten (s. Abb. 89).

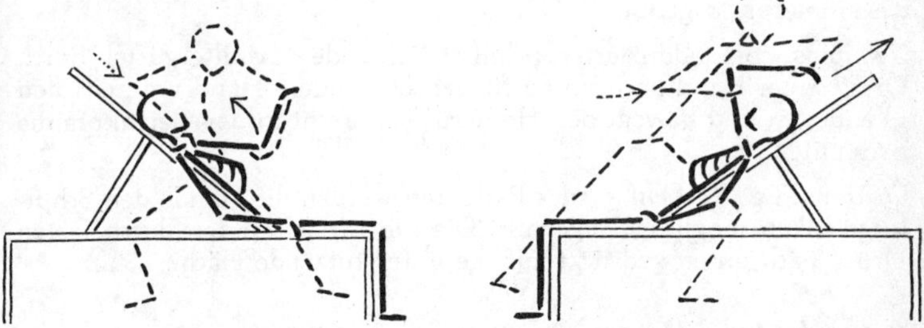

mit fixiertem Schultergürtel — mit Schulterblattbewegung verbunden

Abb. 89 Anteversion und Elevation in der Schulter

Elevation und Retroversion können entweder in Ab- oder Adduktion ausgeführt werden. In Adduktion geschieht die Elevation über dem

Körper und die Retroversion über die Seite der Behandlungsbank. Das natürliche Muster der Armbewegung, bei dem der Ellenbogen bei Retroversion gebeugt ist und mit Elevation gestreckt wird, folgt. Es ist nicht notwendig, den Schultergürtel bei freien Rotationsbewegungen zu fixieren. Auch diese können entweder in Ab- oder Adduktion bei rechtwinklig gebeugtem Ellenbogen ausgeführt werden. Eine Hand der Krankengymnastin wirkt als Drehpunkt und übt Zug proximal vom Ellenbogen aus, während die andere den Unterarm „als Hebel" benutzt, um die Bewegung auszuführen.

Entspannte passive Bewegungen des Schultergelenks

Verbunden mit Schulterblattbewegungen (Abb. 89). Der Arm wird am Ellenbogen und um das Handgelenk gefaßt. Die Bewegungen sind dieselben wie bei fixiertem Schultergürtel, jedoch ist die Abduktion ausgedehnt und mit maximaler Außenrotation verbunden, um volle Elevation zu erreichen. Die volle Elevation wird gewöhnlich mit Ellenbogenstrecken verbunden.

Forcierte passive Bewegungen des Schultergelenkes

Das Ziel dieser Bewegungen ist die Vergrößerung des Gelenkspalts zwischen Schulterkopf und -pfanne. Rotation, Abduktion und Retroversion sind wesentliche Bewegungen und am ehesten eingeschränkt.

Zunächst wird eine Distraktion oder Entfernung der Gelenkflächen voneinander ausgeführt. Der Patient sitzt auf einem Stuhl. Die Krankengymnastin stützt einen Fuß auf die Seite des Stuhles, sodaß ihr Knie an den axillaren Rand der Skapula des Patienten drückt und sie fixiert. Der Arm wird proximal vom Ellenbogen gefaßt. Das Schultergelenk steht etwa in 30° Abduktion, und der Zug wird in Längsachse des Humerus ausgeübt.

Zweitens: Bei adduzierter Schulter wird der Schultergürtel durch Druck einer Hand nach unten fixiert. Die andere Hand umgreift den Ellenbogen und bewegt den Humerus senkrecht in der Gelenkpfanne nach unten.

Drittens: Bei *Rückenlage* des Patienten werden die Hände den Schultergelenken möglichst angepaßt. Die Oberarme werden durch festen Druck nach unten gedrückt auf die unterstützende Fläche.

Beispiele für unterstützte Übungen im Schultergelenk

Die Bewegungen in der Schulter können in ihrem Ausmaß größer erscheinen als sie wirklich sind. Dies geschieht durch Mitbewegungen in der Wirbelsäule. Z. B. kann die Hand während der Elevation höher gehoben werden, indem die Lendenwirbelsäule gestreckt wird. Der

Ellenbogen kann durch Seitneigung zur anderen Seite gehoben werden, während Außen- und Innenrotation durch Streckung, respektive Beugung der Wirbelsäule vergrößert werden. Diese Wirbelsäulenbewegungen können durch geeignete Ausgangsstellungen bei den Übungen kontrolliert werden oder durch gleichzeitiges Üben beider Arme, zusammen oder gegeneinander.

Sowohl bei fixiertem als auch bei freiem Schultergürtel kann manuelle Unterstützung oder manuelle Unterstützung in Verbindung mit mechanischer Unterstützung durch Schlingen gegeben werden. Dabei wird *Seitlage* für die Elevation, Retroversion und Rotation benutzt und *Rückenlage* für die Ab- und Adduktion (Abb. 90). In *Rückenlage* verkürzt eine Beugung des Ellenbogens den Hebelarm, aber sichert die Außenrotation, die für eine Abduktion wesentlich ist. Dabei hält der

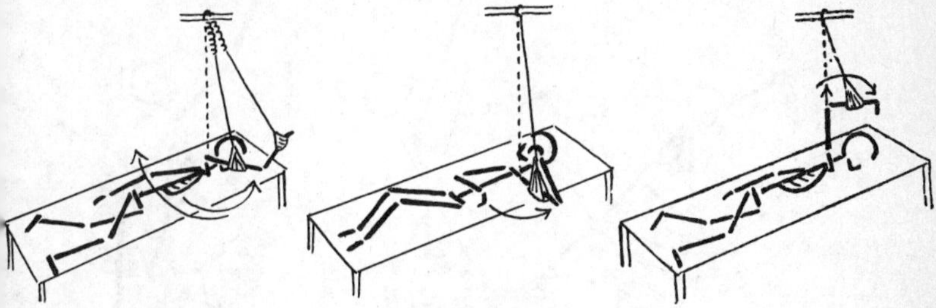

Elevation und Retroversion Ab- und Adduktion Rotation

Abb. 90

Patient selbst die Schlinge. *Seitlage*, mit unterstütztem Unterarm wird für die Rotation benutzt. Dabei steht der Oberarm senkrecht. Zug wird vor Beginn der Bewegung durch Druck der Skapula auf den Rumpf und einen Gegenzug über dem Ellenbogen gegeben.

Elevation und Retroversion kann durch Händefalten oder eigene Unterstützung unter dem Ellenbogen erleichtert werden. Der Auftrieb im Wasser wird die Abduktion unterstützen (bei senkrechter Rumpfhaltung). Die Rotation wird gefördert, wenn der Patient seinen eigenen Rücken mit einem kurzen Handtuch, senkrecht gehalten, reibt.

Beispiele für freie Übungen des Schultergelenks (Abb. 91)

a. *Sitz mit geneigtem Rücken;* die Arme schwingen vor und zurück.

b. *Ausfallschritt, ein Arm in Vorhalte;* dieser Arm schwingt zurück, vor und kreist.

c. *Sitz mit gekreuzten Armen;* der „vordere" Arm schwingt in Flughalte, diagonaler Schwung vor und aufwärts.

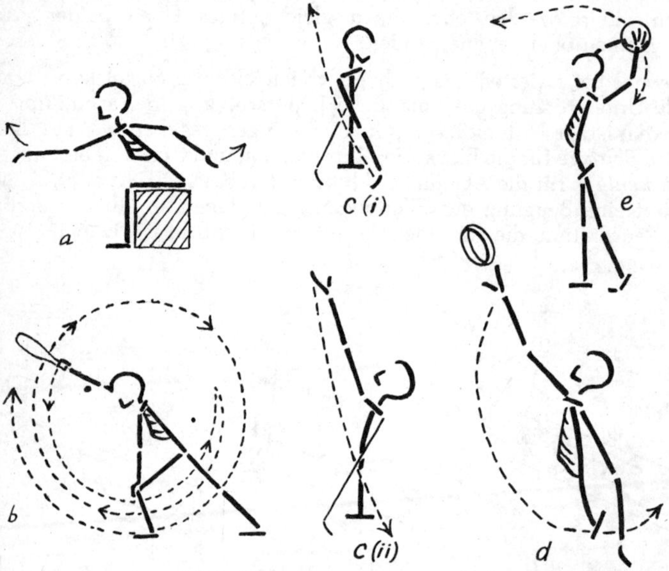

Abb. 91 Freies Üben für die Schulter

d. *Grätschstellung;* beidseitiger Frontalschwung mit Kreisen.

e. *Schrittstellung;* Überkopfwurf.

f. *Schrittstellung;* Werfen und Fangen eines Tennisringes.

Kräftigende Übungen im schmerzfreien Bewegungsausmaß sind sehr wichtig bei der Behandlung von Schultersteifen, da der Delta in seiner Struktur grobgefasert ist und schnell hypotrophiert.

Bewegungsabläufe für die Schulter

Viele Haushaltsarbeiten wie z. B. Fensterputzen, Polieren, Fußbodenschrubben und Wäsche auf eine Leine hängen sind zur Besserung von Bewegung und Kraft der Schultergegend nützlich. Freizeitbeschäftigungen wie Federball, Basketball, Ringspiel und Handball fördern die Schulterbewegung.

Ellenbogengelenk

Der Humerus artikuliert sowohl mit dem Radius als auch mit der Ulna im Ellenbogengelenk. Die Trochlea des Humerus und das Olekranon der Ulna bilden den ulnaren Anteil, das Kapitulum des Humerus und die kreisförmige Facette auf dem Radiusköpfchen bilden den radialen Anteil des Gelenkes. Bei voller Streckung ist der supinierte Unterarm um etwa 10° radial abduziert (als „tragender Winkel" bekannt). In Beugung liegt der Unterarm in derselben Ebene wie der Oberarm. Während der Beugung findet jedoch normalerweise eine leichte Innenrotation des Humerus statt, wenn die Finger gegen die Mitte der Klavikula (der Gegenseite) zeigen.

Versteifungen auf Grund traumatischer Verletzung werden nur durch freie Übung in den frühen Stadien mobilisiert. Die Betonung liegt auf der Erhaltung der Elevation, die für die Führung der Hand zum Mund wesentlich ist. Sie wird gewöhnlich gegen den Widerstand der Schwerkraft ausgeführt.

Entspannte passive Bewegungen für das Ellenbogengelenk

Rückenlage mit erhöhtem Rumpf;

Ellenbogen beugen und strecken (passiv). Der distale Anteil des Humerus wird von einer Hand der Krankengymnastin unterstützt, während die andere das Handgelenk umgreift, die Finger palmar, der Daumen dorsal. Wenn die Bewegung auf das Ellenbogengelenk lokalisiert wird, ist der Unterarm gewöhnlich dauernd supiniert. Die volle Streckung wird durch Druck der Hand, die oberhalb des Ellenbogens liegt, gesichert.

Es ist jedoch als allgemeine Regel vorzuziehen, die natürlichen Bewegungen des Armes zu benutzen. Dabei verbindet man Retroversion der Schulter mit Beugung im Ellenbogen und Supination, die Finger zeigen gegen die Klavikula. Es folgt die Elevation der Schulter mit Streckung von Ellenbogen und Pronation.

Forcierte passive Bewegungen des Ellenbogen

Diese werden selten, wenn überhaupt angewandt. Eine Ausnahme ist die betonte Dehnung der gemeinsamen Streckersehne am radialen Epicondylus humeri beim „Tennisellenbogen". Bei abduziertem Arm wird der Ellenbogen energisch gedehnt, während das Handgelenk in voller Beugung und der Unterarm in voller Pronation gehalten wird.

Unterstützte Übungen für den Ellenbogen

Mechanische Unterstützung ist für dieses Gelenk nicht geeignet, da die Gefahr besteht, daß sie sich in einen passiven Zug entwickelt. Dieser ist in vielen Fällen gegenangezeigt. Manuelle Unterstützung kann mit Sorgfalt gegeben werden. Und der Patient wird ermutigt, sich geringfügig selbst zu unterstützen, indem er mit den Fingern einer Hand eine Wand auf und ab oder über einen Tisch „kriecht" oder „läuft".

Beispiele von freien Übungen für den Ellenbogen

In den frühen Stadien der Behandlung kann der passive Zug, der durch das Gewicht des Unterarms ausgeübt wird, durch Aufhängung oder durch Unterstützung mit einem polierten Tisch oder einem Reedukationsbrett ausgeschaltet werden. Mitbewegungen der Schulter, des Unterarms und der Hand unterstützen die Funktion der Muskeln, die über beide Gelenke ziehen, und diese sollten gefördert werden.

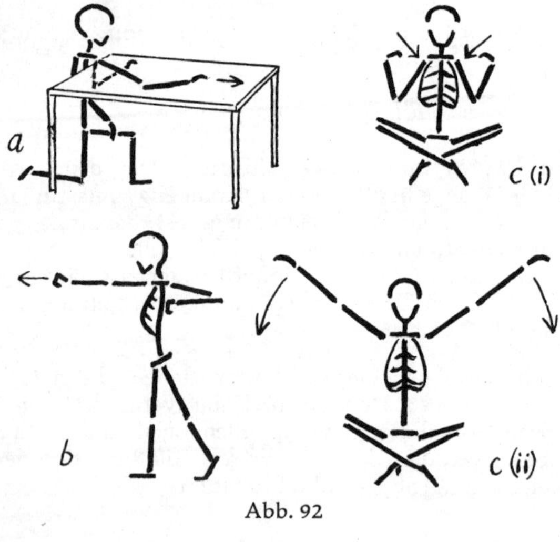

Abb. 92

a. *Sitz oder halber Kniestand, Arme aufgestützt;* Beugung und Streckung des Ellenbogens (Abb. 92 a).

b. *Schrittstellung;* Beugung und Streckung des Armes, „Boxbewegung".

c. *Schneidersitz;* schwunghafte Armbewegungen, um abwechselnd die Schulter zu berühren und auf den Boden zu klopfen.

d. *Grätschstellung;* Arme rhythmisch in alle Richtungen beugen und strecken.

Radioulnargelenke

Im proximalen Radioulnargelenk rotiert der Kopf des Radius in dem knöchernen fibrösen Ring, der durch das ringförmige Band und die radiale Inzisur der Ulna gebildet wird. Es gibt eine fibröse Verbindung zwischen den Schäften der Knochen, die als mittleres Radioulnargelenk bezeichnet werden kann, und im distalen Gelenk bewegt sich die Incisura ulnaris des Radius, der die Hand mit sich führt, um die Circumferentia articularis der Ulna. Wenn der Ellenbogen gestreckt ist, sind die Bewegungen von Pronation und Supination gewöhnlich von Innen- und Außenrotation im Schultergelenk begleitet. Daher wird zur Lokalisierung der Bewegung auf die Radioulnargelenke der Ellenbogen zum rechten Winkel gebeugt und der Oberarm still gehalten.

Entspannte passive Bewegungen der Radioulnargelenke

Sitz, angelehnt;

Pronation und Supination (passiv). Der Oberarm ist fixiert und der Ellenbogen zum rechten Winkel gebeugt. Der Unterarm der Krankengymnastin ist in einer Linie mit dem des Patienten. Die Krankengymnastin ergreift die Hand wie zum Händeschütteln und streckt ihren Zeigefinger und zweiten Finger über die Palmarseite des Handgelenks, um dieses Gelenk zu stabilisieren. Mit der anderen Hand unterstützt und umgreift sie den Ellenbogen des Patienten. Zug wird in der Längsachse des Unterarms gegeben, die Bewegung ist eine Rotation um diese Achse.

Forcierte passive Bewegungen in den Radioulnargelenken

1. **Im distalen Radioulnargelenk.** Der Kopf der Ulna bewegt sich während der Pronation auf dem Radius relativ nach hinten und während der Supination relativ nach vorne. Da die Bewegung nur in Mittelstellung des Ellenbogens frei ist, wird diese zusätzliche Bewegung in dieser Stellung bei gebeugtem und unterstützten Ellenbogen des Patienten gemacht. Das distale Ende des Radius wird mit einer Hand fixiert, während der Kopf der Ulna mit der anderen gefaßt und bewegt wird.

2. **In allen Radioulnargelenken.** Der Radius ist auch frei um sich nach dorsal und palmar auf der Ulna mit einem kleinen Bewegungsausmaß

zu bewegen. Für die Bewegung nach palmar (a) mit gebeugtem Ellenbogen wird Gegendruck gerade über dem Ellenbogen gegeben, der

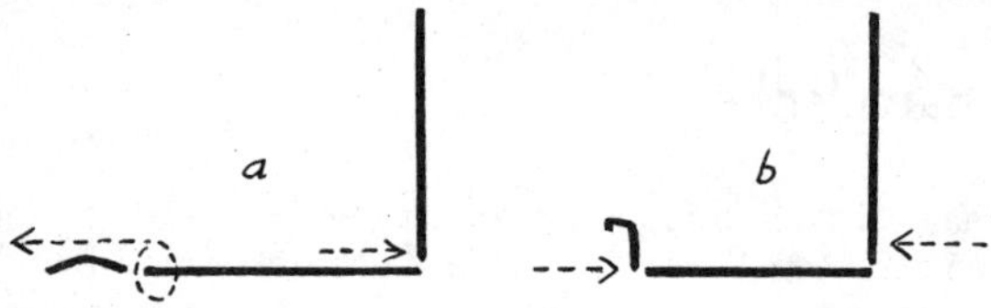

Abb. 93

Zug wird in der Längsachse des Unterarms mit Umfassen des Handgelenkes ausgeübt. Für die Bewegung nach dorsal (b) wird Fixation hinter und über dem Ellenbogen gegeben, während der Druck auf die Basis des Daumens mit gestrecktem Handgelenk ausgeübt wird.

Unterstützte Übungen für die Radioulnargelenke

Manuelle Unterstützung wird für die Bewegung gegeben, indem man das distale Ende der Knochen umgreift. Zusammengesetzte Bewegungen der Hand, d. h. Faustmachen mit Supination und Öffnen der Hand mit Pronation unterstützen die Bewegung.

Wenn der Patient einen Stab mit der Hand ergreift, wird zusätzliche Hebelkraft für mechanische Unterstützung erreicht (Abb. 94, links).

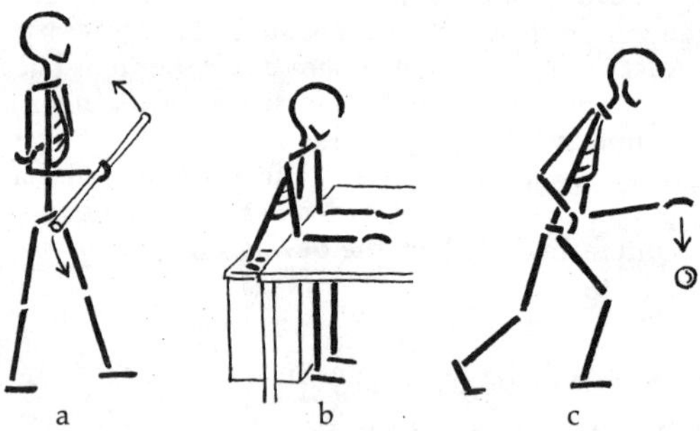

Abb. 94

Beispiele für freie Übungen der Radioulnargelenke

a. *Sitz mit aufgestützten Unterarmen;* Pronation und Supination.

b. *Sitz mit aufgestützten Unterarmen;* Karten von einem Stoß abheben und sie mit dem Bild nach oben auf den Tisch legen.

c. *Schrittstellung;* Ball prellen und „werfen und fangen" eines Bohnensackes.

Bewegungsabläufe, um das Ausmaß der Pronation und Supination zu vergrößern. Viele Tätigkeiten im Haushalt fördern die Bewegung in diesen Gelenken, z. B. Festschrauben und Losschrauben, Schraubenzieher benutzen, Türklinken drehen und Auswringen von Abwaschtüchern.

Gelenke der Hand

Die Hauptfunktion der Hand ist der Griff, und die Bewegungen in ihren zahlreichen Gelenken ermöglichen es der Hand, sich nach der großen Vielfalt von Formen und Größen, mit denen sie in Berührung kommt, zu formen. Die Fähigkeit, den Daumen in *Abduktion* zu opponieren, ist für eine zufriedenstellende Greiffunktion wesentlich.

Entspannte passive Bewegungen der Hand

Handgelenk

Sitz mit supinierten Unterarmen;

Handgelenk beugen/strecken, ab-/adduzieren, kreisen (passiv)

Der Patient sitzt auf einem Stuhl mit halb gebeugtem Ellenbogen, der Unterarm ist unterstützt und supiniert. Die Krankengymnastin unterstützt und fixiert den Unterarm über dem Handgelenk mit einer Hand und ergreift die Hand des Patienten von der Ulnarseite mit der anderen. Ihr Daumen liegt gestreckt und angenehm auf dem Handrücken und ihre Finger in der Handfläche. Man übt einen Zug aus und dann wird das Handgelenk gebeugt und gestreckt.

Es ist wichtig, die natürliche Bewegung der Finger, die diese Bewegungen begleitet, zu beobachten. D. h. Beugung der Finger erfolgt mit Streckung des Handgelenks und ebenso umgekehrt, als Antwort der Spannung der Sehnen, die über das Handgelenk laufen. Ein geringer Grad Pronation bei der Streckung des Handgelenks und Supination bei der Beugung erlaubt es auch, daß das natürliche Bewegungsmuster befolgt wird.

Ab- und Adduktion werden mit den gleichen Griffen ausgeführt; dazu muß bemerkt werden, daß das Bewegungsausmaß der Adduktion größer ist als das der Abduktion.

Das Kreisen berücksichtigt alle Bewegungsrichtungen durch Verbindung der vier achsengerechten Bewegungen.

Handwurzel-Mittelhandgelenke

(I) **Finger.** Eine „gleitende" Bewegung in diesen Gelenken ist mit Bewegung in den Intermetakarpalgelenken verbunden. Sie ist sehr gering auf der radialen Seite der Hand, jedoch freier auf der ulnaren Seite.

Zwei benachbarte Mittelhandknochen werden ergriffen und gegeneinander hin und her bewegt. All diese Gelenke können gleichzeitig bewegt werden, wenn die Handfläche zu einem Bogen modelliert wird und man sie dann wieder flach macht.

(II) **Daumen.** Aufgrund der Form der Gelenkflächen ist die Beugung in diesem Gelenk von einer Innenrotation begleitet und wird dann Opposition genannt. Der Daumenballen kann zu jedem Finger opponiert werden, wenn er *abduziert* und *opponiert* ist (gebeugt und innengedreht).

Mit einer Hand greift die Krankengymnastin um die Handwurzelknochen, um das Handgelenk zu fixieren und um den Unterarm zu unterstützen. Mit der anderen Hand übt sie Zug auf den Daumen aus, bevor sie die Beugung mit Innendrehung (Opposition) und die Streckung ausführt. Beide erfolgen in der Ebene der Handfläche.

Abduktion und Adduktion werden im rechten Winkel zur Ebene der Handfläche gemacht und, wenn alle achsengerechten Bewegungen in der Folge ausgeführt werden, ergibt sich eine Zirkumduktion, d. h. Opposition, Adduktion, Extension und Abduktion.

Fingergrundgelenke. Wenn jedes Gelenk einzeln bewegt wird, wird der entsprechende Mittelknochen fixiert, und die proximale Phalanx wird gefaßt. Unter Zug wird das Gelenk in seinem vollen Ausmaß in Beugung/Streckung, Ab-/Adduktion und Zirkumduktion bewegt. Es ist wichtig zu bemerken, daß die Beugung in diesen Gelenken die Finger über der Handfläche gegen die Daumenballenerhöhung richtet.

Mit Ausnahme des Daumens können alle diese Gelenke zusammen bewegt werden. In diesem Fall fixiert die Krankengymnastin die Hand und das Handgelenk des Patienten mit einer Hand und ergreift die Endphalangen aller vier Finger mit der anderen. Unter Zug wird die Bewegung mit gestreckten Fingern ausgeführt. Die Beugung muß im korrekten Winkel geschehen. Ab- und Adduktion werden durch Bewegen aller Finger zuerst zur radialen und dann zur ulnaren Seite erreicht. Die Zirkumduktion verbindet diese Bewegungen.

Die Trennung der Gelenkflächen ist während des Zuges beträchtlich, und man kann eine zusätzliche Rotationsbewegung ausführen. Während dieser Bewegung muß aufgepaßt werden, daß der Zug immer in der Längsachse des Gelenkes geschieht, sonst kann sich Überbelastung und Verrenkung ergeben.

Fingergelenke. Jedes dieser Gelenke kann einzeln bewegt werden, indem die Phalanx auf der proximalen Seite des Gelenkes fixiert wird und die Phalanx, die distal liegt, bewegt wird. Da die distal zu diesen Gelenken ansetzenden Sehnen auch über die Nachbargelenke laufen, so müssen letztere so gestellt werden, daß Spannung ausgeschaltet wird, die sonst das volle Bewegungsausmaß verhindern würde. Alle Grund-, Mittel- und Endgelenke der Finger können zusammen gebeugt und gestreckt werden. Die Krankengymnastin greift mit einer Hand um das Handgelenk und legt die andere auf die Fingerrücken des Patienten, sodaß ihre Finger in dieselbe Richtung wie die des Patienten zeigen. Die Fingergrundgelenke werden zuerst voll gebeugt und dann, wenn die proximalen und schließlich distalen Fingergelenke folgen, werden die Grundgelenke gestreckt, um für die Fingerspitzen Raum zu schaffen und um die Spannung der Sehnen der langen Strecker zu vermindern. Die Streckung in den proximalen und distalen Fingergelenken folgt allmählich.

Eine Erleichterung der Bewegung wird durch den Bewegungsablauf des natürlichen Musters und durch Streckung des Handgelenkes mit Beugung der Finger und umgekehrt erreicht.

Forcierte passive Bewegungen der Hand

Diese bestehen nur aus Nebenbewegungen, von anderen forcierten passiven Bewegungen nimmt man an, daß sie die Beweglichkeit eher reduzieren als vergrößern.

Handgelenk und Mittelhandgelenk. Die Hand des Patienten liegt in Pronation; die Krankengymnastin greift um das distale Ende des Radius und um die distale Reihe der Handwurzel. Der Zug wird in der Längsachse des Unterarms gegeben, und dann wird die Hand des Patienten senkrecht zum Unterarm nach dorsal und palmar geführt.

Metakarpal- und Interkarpalgelenke. Die Köpfchen von zwei benachbarten Mittelhandknochen werden fest ergriffen und in palmarer und dorsaler Richtung gegeneinander bewegt. Die Bewegung zwischen dem 4. und 5. Mittelhandknochen ist, verglichen mit der zwischen dem 2. und 3., relativ frei. Danach folgen die Modelierung und das Hohlmachen der Handfläche, um einen Bogen zu formen und sie dann abzuflachen.

Fingergrundgelenke. Das Köpfchen des Mittelhandknochens wird gut fixiert und die proximale Phalanx zwischen Daumen und Zeigefinger ergriffen. Der Zug wird in der Längsachse des Gelenkes gegeben. Dadurch ergibt sich eine beträchtliche Trennung der Gelenkflächen, und es werden kleine gleitende Bewegungen in palmar-dorsaler Richtung zugelassen. Wenn das Gelenk leicht gebeugt ist, ist eine beträchtliche Rotation möglich.

Unterstützte Übungen für die Hand

Manuelle Unterstützung kann mit den gleichen Griffen wie für die entspannt passiven Bewegungen gegeben werden. Mechanische Unterstützung ist ungeeignet, obwohl manchmal ein leichter elastischer

„Rücklauf" angelegt wird, um das Handgelenk oder die Fingerstrekkung in Fällen zu unterstützen, wo Beugekontrakturen wahrscheinlich auftreten werden.

Beispiele freier Übungen für die Hand

Da die Hand eine funktionelle Einheit ist, so kann man wohl nicht anzweifeln, daß Bewegungen, die die Hand als Ganzes benutzen, am nützlichsten zur Förderung der Beweglichkeit sind. Bewegungen für einzelne Gelenke im größtmöglichen Bewegungsausmaß können angewandt werden, besonders im warmen Handbad oder nach Wachsbehandlung. Sorgfältig muß beachtet werden, daß die benachbarten Gelenke korrekt gestellt sind, d. h. Fingerbeugung, um eine volle Streckung des Handgelenkes zu gewinnen.

a. *Sitz;* Stab greifen.

b. *Sitz;* Beugung und Streckung in den Fingergrundgelenken (die Mittel- und Endgelenke werden gestreckt gehalten, Fingerspitzen und Daumen werden zusammengezogen; dann wird die Hand flach gelegt und die Finger gespreizt; Abb. 95).

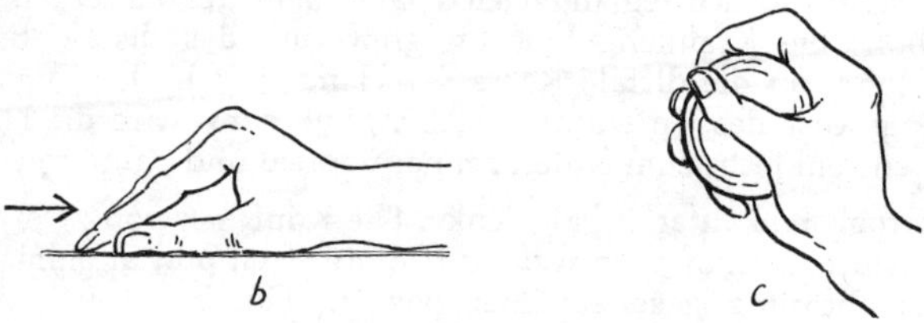

Abb. 95

Diese und viele andere Bewegungen sind sehr zufriedenstellend, wenn sie mit dem objektiven Ziel ausgeführt werden, einige Gegenstände, wie Sand, Reis oder Bohnen auf einem Tablett zusammenzulesen oder auszustreuen.

c. *Stand;* die Hand um einen weichen Ball legen, wiederholt zusammenpressen und dann los lassen.

d. *Sitz;* Nudelholz ergreifen (oder einen Stab mit ungefähr 5 cm Durchmesser) und auf den Oberschenkeln vor und zurück rollen.

e. *Sitz;* Knoten machen und lösen.

f. *Sitz;* Streichhölzer von einer Schachtel in eine andere, etwa 15 cm entfernt, legen. Jedes Streichholz wird einzeln aufgehoben, das erste wird zwischen Daumen und Zeigefinger, das zweite zwischen Daumen und 2. Finger gehalten und so weiter.

Kriechübungen

Kriechen ist eine natürliche und instinktive Art der Fortbewegung, die von den meisten Kindern benutzt wird, ehe sie laufen.

In der horizontalen oder Bauchlage auf „vier Füßen" ist die Wirbelsäule von Gewicht und Spannung entlastet, und sie wird beweglicher, erlaubt größere Bewegungsfreiheit und harmonische Entwicklung der Rumpfmuskulatur. Da das Bewegungsmuster beim Gehen und Laufen auf dem Muster von Kriechübungen aufgebaut ist, werden sie vom Kind zur Fortbewegung benutzt, bis es gelernt hat, sich selbst auf beiden Füßen im Gleichgewicht zu halten.

Kriechen ist ein natürliches Mittel, um Beweglichkeit zu erlangen, Ausdauer zu erreichen und um Koordination als Vorbereitung zum Gang zu üben. Zu diesem Zweck ist eine große Matte auf dem Boden erforderlich. Ist der Patient einmal leidlich stabil im Vierfüßlerstand, so fühlt er sich sicher und gibt daher sein Möglichstes. Bewegung kann in jeder Richtung stattfinden, vorwärts, rückwärts und seitwärts je nach den Muskelgruppen, die Betonung erfordern. Die Wirkung der Übung wird erheblich vergrößert, wenn an den Füßen, Händen, Schultern oder Becken Widerstand gegeben wird.

Abänderungen dieser natürlichen Kriechübungen wurden zuerst von Professor Klapp (Berlin/Marburg) gemacht und von ihm in der Behandlung von Skoliosen benutzt, da er beobachtet hatte, daß Vierfüßlertiere niemals diese Deformierung entwickeln. Später wurden sie für die Behandlung anderer Wirbelsäulenverbiegungen angepaßt und, obwohl einige Übungen, die heute benutzt werden, leicht von den ursprünglichen Übungen abweichen, so sind sie doch im allgemeinen als Klappsches Kriechen bekannt.

Kriechübungen werden in erster Linie als Mobilisationsübungen betrachtet, aber sie verbessern auch Muskelkraft und Koordination. Der Rhythmus der fortlaufenden Wiederholung, der bei ihrer Ausübung benutzt wird, verringert die Ermüdung, und nachdem sie einmal erlernt sind, können sie für eine beträchtliche Zeitspanne ausgeführt werden.

Stellung des Rumpfes

Die Bewegung wird auf bestimmte Bereiche der Wirbelsäule durch Änderung der Rumpfhaltung lokalisiert. Je näher der Rumpf der senkrechten Haltung ist, um so kaudaler in der Wirbelsäule liegt der

Bereich der größten Beweglichkeit. Und je weiter die Neigung des Rumpfes nach vorne ist, um so weiter verlagert sie sich nach kranial. Auch laterale Beweglichkeit wird mit dem Grad der Streckung vergrößert.

Kriechen aus dem Vierfüßlerstand. Bei horizontaler Stellung des Rumpfes findet laterale Bewegung in alle Richtungen statt, hauptsächlich aber im Brustbereich.

Kriechen aus tiefem Vierfüßlergang. In der geneigten oder „tiefen" Haltung findet laterale Bewegung hauptsächlich im Brustbereich statt, der auch gestreckt ist. Die Lendengegend ist gebeugt und relativ fixiert.

Beispiele für Kriechübungen

a. *Vierfüßlerstand;* „Hundekriechen". Aus dem Vierfüßlerstand wird die ganze Wirbelsäule seitlich durch die Vorwärtsbewegung von diagonaler Hand und Knie geneigt. Der Kopf ist zur Seite des vorderen Knies geneigt, nicht gedreht, sodaß das Ohr zu dieser Schulter zeigt, und das Hüftgelenk ist auf dieser Seite innenrotiert, sodaß der Unterschenkel seitwärts zeigt. Die Seitneigung wechselt dann durch Vorwärtsbewegung der gegenüberliegenden Hand und Knie (Abb. 96).

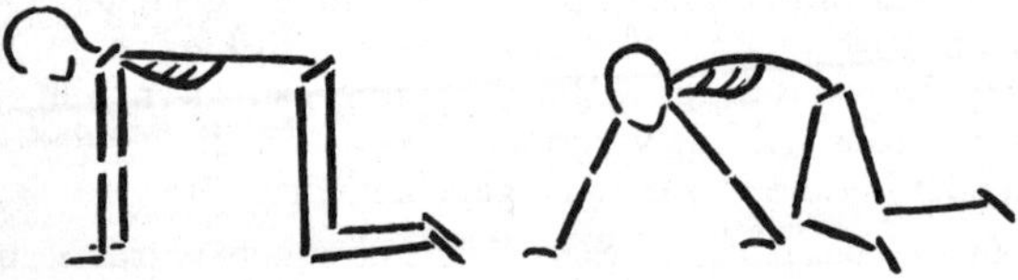

Abb. 96 „Hundekriechen"

Beim Lehren der Übung ist es besser, man gestattet, daß der Rhythmus der Arm- und Beinbewegungen sich zuerst einprägt, ehe man die Wirkung durch Hinzufügen der Kopfneigung und Hüftrotation verstärkt.

Bewegung nur zu einer Seite kann durch eine Rückkehr in die Ausgangsstellung in wechselnder Bewegung erzielt werden. In diesem Falle geht der Patient in einem Kreis, in dem er sich immer gegen das Zentrum dieses Kreises neigt.

b. *Tiefer Vierfüßlerstand;* tiefes „Hundekriechen". Bei dieser Ausgangsstellung stehen die Oberschenkel senkrecht und die Arme abduziert in einer Linie mit den Schultern, in den Ellenbogen gebeugt, sodaß die Hände direkt unter den Ellenbogen stehen. Der Thorax wird zum Boden gedrückt und gedehnt, der Kopf gut erhoben. Ein Knie wird nach vorne bewegt, und die Wirbelsäule wird zu dieser Seite durch Heben oder Gleiten der Hände geneigt, der Oberarm und die Schultern werden in einer Linie gehalten. Der Kopf wird wie bei der vorherigen Übung zur Seite geneigt. Vorwärtsbewegung entsteht dadurch, daß das andere Knie nach vorne bewegt wird und durch eine schwunghafte Bewegung oder eine Rückkehr zur Ausgangsstellung (Abb. 97).

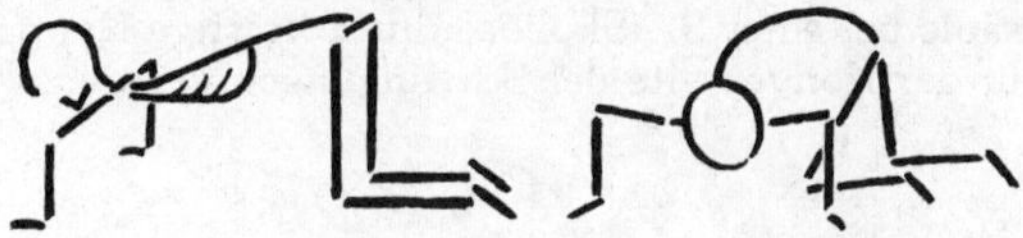

Abb. 97 Tiefes „Hundekriechen"

Betonung muß auf fließende rhythmische Bewegung gelegt werden und darauf, daß der Thorax dauernd gut in Richtung zum Boden gedrückt wird. Diese Übung ist verglichen mit der vorherigen anstrengend.

c. *Rutschstellung;* Kriechen mit gestreckten Armen. Der Thorax wird gut in Richtung zum Boden gedrückt, und die Oberschenkel bleiben fast senkrecht während der Bewegung. Der Patient bewegt sich durch kleine Schritte mit den Knien vorwärts und schiebt die Hände auf dem Boden vorwärts, entweder zusammen oder abwechselnd. Dieses Kriechen wird zur Verbesserung der Streckung der Brustwirbelsäule und zur Kräftigung der aufgelagerten Rückenmuskeln benutzt (Abb. 98).

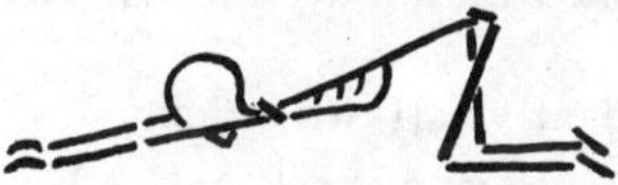

Abb. 98 Rutschen

d. *Tiefer Vierfüßlerstand;* Kriechen mit Beinstrecken. Die Ausgangsstellung ist gleich der bei Übung (b) und die Wirkung wie bei Übung (c), nur verstärkt. Die Bewegung ist folgendermaßen:

(I) ein Knie wird nach vorne bewegt,

(II) die Arme werden aus den Schultern nach vorne bewegt,

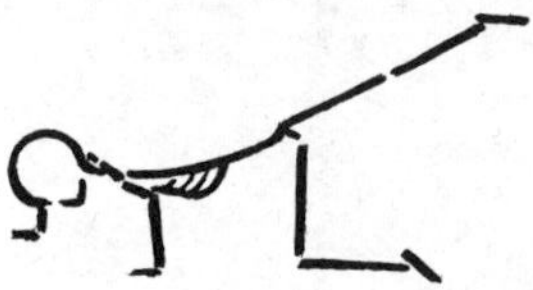

Abb. 99 Tiefkriechen mit Beinstrecken

(III) das andere Bein wird soweit gehoben, daß es in einer Linie mit dem Rumpf steht, wenn dieser sich nach vorne und unten bewegt, um die Schultern wieder in eine Linie mit den Oberarmen zu bringen (Abb. 99).

Diese Stellung wird für einen Augenblick gehalten und dann das Bein gesenkt, das Knie gebeugt und zur Wiederholung nach vorne gebracht (I).

e. *Tiefer Vierfüßlerstand;* tiefes S - Kriechen. Diese Übung dient dazu, die Wirbelsäule bei einer S - Skoliose durch kräftige Kontraktion der Muskeln auf der Konvexseite der Schwingungen gerade zu richten.

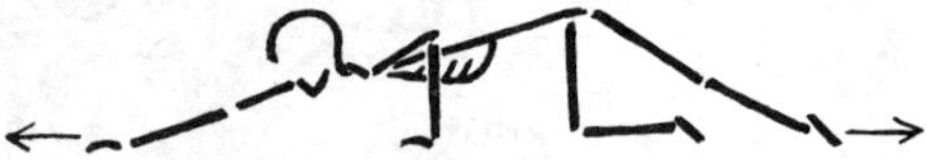

Abb. 100 S-Kriechen

Aus der Ausgangsstellung:

(I) Der Arm auf der Seite der Konkavität der Thoraxschwingung wird nach vorne gestreckt, während das Bein auf der Seite der Lumbalkonkavität nach hinten gestreckt wird.

(II) Der Oberschenkel des unterstützenden Beines bleibt dauernd senkrecht, während der Patient versucht, die Hand und den Fuß so weit als möglich voneinander weg zu strecken.

(III) Das gestreckte Knie wird gebeugt und nach vorne bewegt, während die gegenüberliegende Hand zur Ausgangsstellung zurückkehrt.

(IV) Ein kurzer Schritt wird mit der anderen Hand und dem anderen Knie gemacht.

Die Bewegung wird dann von (I) wiederholt.

Sind diese Kriechübungen einmal bekannt, so können sie nach Musik, die sorgsam für den eigenen Rhythmus des Patienten passend ausgewählt wurde, ausgeführt werden. Filzpolster müssen gestellt werden, um die Hände und Knie zu schützen, falls die Übungen für einige Zeit fortgesetzt werden oder falls die Oberfläche des Bodens ungeeignet ist.

TEIL IV

Muskelkraft

Einführung

Aktive Bewegung des Skeletts entsteht durch die Kontraktion der Muskulatur, die dem Willen unterworfen ist. Dieses Muskelgewebe hat kontraktile Eigenschaften, die durch Nervenimpulse aktiviert werden, um die Kraft zu liefern, die zur Bewegung oder zur Stabilisierung der Körperhebel notwendig ist.

Strukturelle Merkmale

Die strukturelle Einheit willkürlicher Muskeln oder Skelettmuskeln ist die Muskelfaser (groß, außerhalb der Muskelspindel gelegene Faser), die in der Form zylindrisch ist und im Durchschnitt 20-40 Millimeter lang. Der Durchmesser beträgt $^1/_{10}$ bis $^1/_{100}$ eines Millimeters. Sie ist von einer elastischen Hülle, genannt Sarkolemm, umschlossen.

Einige Fasern erscheinen „rot", infolge einer reichen Blutzufuhr und ihres Pigments. Ihre Kontraktion auf eine Reizung hin ist langsam, aber kann für eine beträchtliche Zeit ohne Ermüdung beibehalten werden. Diese Art Fasern dominiert daher in den Anti-Schwere-Muskeln, die hauptsächlich für die Aufrechterhaltung der Haltung verantwortlich sind, z. B. der M. soleus.

Andere Fasern, heller in der Farbe und „weiß" genannt, antworten schnell auf Erregung, sind aber schnell ermüdet. Diese bilden den größeren Teil der Muskeln, die hauptsächlich für Bewegung verantwortlich sind, z. B. gastrocnemius.

Muskelfasern, die zueinander parallel laufen, sind zusammengefaßt und von Bindegewebe umgeben, um Bündel zu bilden. Viele Bündel wiederum sind durch dichteres Bindegewebe zusammengefaßt, um die Substanz eines Muskels zu bilden. Muskeln sind an beiden Endpunkten durch fibröse Gewebe an Knochen, Knorpel oder Faszie verhaftet. Dieses fibröse Gewebe geht kontinuierlich aus dem Bindegewebe hervor, das die Muskeln umschließt. Es enthält elastische nicht kontraktile Elemente und kann konzentriert sein, um einen kurzen Strang zu bilden oder flächig ausgebildet, um eine Aponeurose zu bilden.

Die Verhaftung, die weiter proximal liegt, bleibt gewöhnlich relativ fixiert, wenn sich der Muskel kontrahiert. Sie ist als Ursprung bekannt, um sie von dem Ansatz zu unterscheiden, der die Befestigung bildet, in dem die Kraft der Kontraktion konzentriert ist, um Bewegung der Körperhebel hervorzubringen. Jede Befestigung kann sich jedoch frei gegen das Zentrum des Muskels bewegen, oder der Ansatz kann relativ fixiert bleiben und der Ursprung bewegt werden. In diesem Falle sagt man, daß der Muskel mit umgekehrtem Ursprung und Ansatz arbeitet.

Die Form eines Muskels variiert entsprechend seiner Funktion. Ein großes Bewegungsausmaß und Tempo wird durch die Kontraktion langer spindelförmiger Muskeln hervorgebracht, in denen die Fasern alle relativ parallel oder in einer Reihe untereinander und mit der Sehne der Befestigung verbunden sind. Bei dieser Anordnung ist die eingeschlossene Zahl der Muskelfasern relativ gering und begrenzt durch die Länge des Muskels, mit dem Ergebnis, daß keine größere Kraft ausgeübt werden kann, da die Kraft der Muskelkontraktion direkt proportional zu der Zahl der erregten Fasern ist. Bei Muskulatur, die hauptsächlich für kraftvolle Kontraktion bestimmt ist, wird die Zahl der Fasern erheblich durch das Einschließen von Fibern erhöht, die diagonal oder im rechten Winkel zu der Zuglinie des gesamten Muskels angeordnet sind. Die Kräfte der Kontraktion greifen gemeinsam im Befestigungspunkt an (s. S. 2), aber das Ausmaß der Bewegung ist offensichtlich begrenzt.

Muskeln werden von Nerven versorgt, die sowohl motorische als auch sensorische Fasern enthalten. Jede motorische Faser hat eine Zelle im Vorderhorn des Rückenmarks oder im Nucleus eines Hirnnerven, der von einer Vielfalt von Quellen beeinflußt werden kann. Die Fasern oder der Neurit dieses tieferen motorischen Neurons teilt sich bei der Einstrahlung in den Muskel in 5 bis 50 Äste auf, von denen jeder in einer motorischen Endplatte unter dem Sarkolemm einer Muskelfaser endet. Ein motorisches Neuron und die Muskelfasern, die es versorgt, bilden eine motorische Einheit. Die Einheit wird durch Erregung ihrer Zelle aktiviert, die Impulse zur Übertragung auf die Muskelfasern aussendet. Wenn sie erregt sind, kontrahieren sich die Muskelfasern in der maximalen Leistungsfähigkeit ihrer Möglichkeiten. D. h. die Maximalkontraktion, die sich aus einem einzigen Reiz ergibt, summiert sich durch die folgenden Reize, die in einer genügend hohen Frequenz ankommen. Die Zahl der motorischen Einheiten, die zu einer Zeit aktiviert werden, bestimmt die Kraft der Muskelkontraktion im Ganzen. Die Stärke der Kontraktion ist durch den Widerstand bestimmt, welcher der Kontraktion geboten wird.

Sensorische Rezeptoren, die die Spannung passiver Dehnung, den Grad der Kontraktion, Schmerz oder tiefen Druck melden, werden in Muskeln oder Sehnen gefunden. Die Impulse, die dies verzeichnen, werden zum Zentralnervensystem geleitet. Die auf Dehnung des Muskels empfindlichen Rezeptoren sind Bestandteile der Muskelspindeln, die zwischen und parallel zu seinen Fasern liegen. Der Muskel antwortet auf die Erregung seiner Dehnrezeptoren mit einer Erhöhung der intramuskulären Spannung. Die Funktion der Spindeln und ihrer nervösen Verbindungen dient auch dazu, die Wirksamkeit oder Aktivität der motorischen Einheit zu vergrößern. Dehnrezeptoren in Sehnen werden durch verlängertes Dehnen erregt, dies ergibt eine Hemmung der Muskelkontraktion. Sensorische Fasern von Rezeptoren in fibrösem Gewebe, welches das Gelenk umgibt, verlaufen in denselben Nerven, die die Muskeln versorgen, die über die Gelenke ziehen. Eine Reflexkontraktion dieser Muskeln bei Belastung ist ein wichtiger Faktor bei der Verhütung von Gelenkverletzungen.

Arten der Muskelkontraktion

Muskelkontraktion schließt eine Erhöhung der intramuskulären Spannung ein. Wenn sie von einer Veränderung der Muskellänge begleitet wird, so nennt man die Kontraktion isotonisch. Wenn intramuskuläre Spannung ohne Änderung der Muskellänge erhöht wird, so ist die Kontraktion isometrisch.

Arten der Muskelarbeit

Eine Veränderung in der Länge eines Muskels tritt auf wenn er arbeitet, um Bewegung gegen eine äußere Kraft zu produzieren. Außerdem verändert sich die Länge, wenn er arbeitet, um einer Bewegung Widerstand zu leisten, die durch eine äußere Kraft hervorgerufen wurde. Dabei überwindet die äußere Kraft stufenweise diesen Widerstand. Wenn die Ansatzstellen eines arbeitenden Muskels gegen das Zentrum dieses Muskels gezogen werden, so arbeitet er konzentrisch, d. h. gegen das Zentrum hin oder „sich verkürzend" (Abb. 101). Wenn die Ansätze vom Zentrum entfernt werden, da sein Widerstand durch eine äußere Kraft überwunden wird, so arbeiten die Muskeln exzentrisch, d. h. vom Zentrum fort oder „sich verlängernd" (Abb. 102).

Ein Muskel, der zur Stabilisierung eines Gelenkes arbeitet, erfährt keine Verlängerung. Die Muskelkraft der Kontraktion entspricht genau den Kräften, die ihr entgegen- und gegenüberstehen. In diesem Fall bleiben die Ansätze des Muskels feststehend, er arbeitet statisch.

Konzentrische Muskelarbeit. Muskeln, die konzentrisch arbeiten, werden kürzer und dicker, wenn sich ihre Ansätze nähern, und es ergibt sich eine Gelenkbewegung. Ein Patient, der konzentrische Muskelarbeit leistet, führt eine Bewegung aus. Damit überwindet er eine Kraft, die Widerstand leistet, z. B. Reibung, Schwerkraft, manueller

Druck durch die Krankengymnastin oder irgendeinen mechanischen Widerstand.

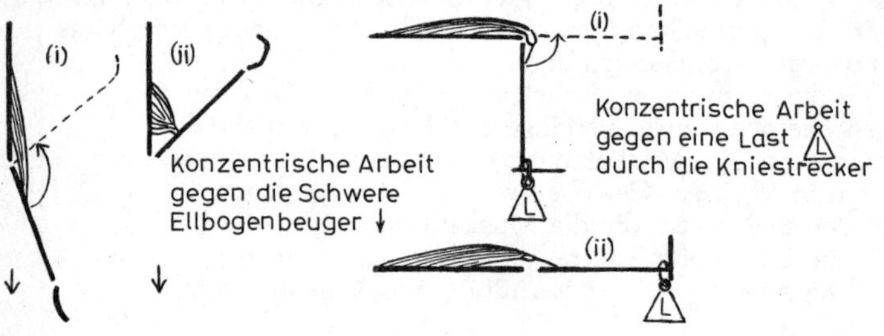

Abb. 101

Die physiologischen Kosten dieser Arbeit sind hoch, da nur ungefähr ein Viertel der während der Kontraktion freigesetzten Energie als mechanische Arbeit verfügbar ist. Einiges davon wird benutzt, um die Anfangsträgheit zu überwinden, und einiges wird in Wärme umgewandelt. Konzentrische Muskelarbeit wird angewandt, um Muskelkraft aufzubauen, und obwohl die meisten Alltagsbewegungen alle Arten von Muskelarbeit einschließen, scheint es natürlicher zu sein und weniger Konzentration zu verlangen, die konzentrische Art zu benutzen.

Exzentrische Muskelarbeit. Muskeln, die exzentrisch arbeiten, werden länger und dünner, wenn sie nachgeben und zulassen, daß sich ihre Ansätze durch eine bewegungserzeugende Kraft voneinander entfernen.

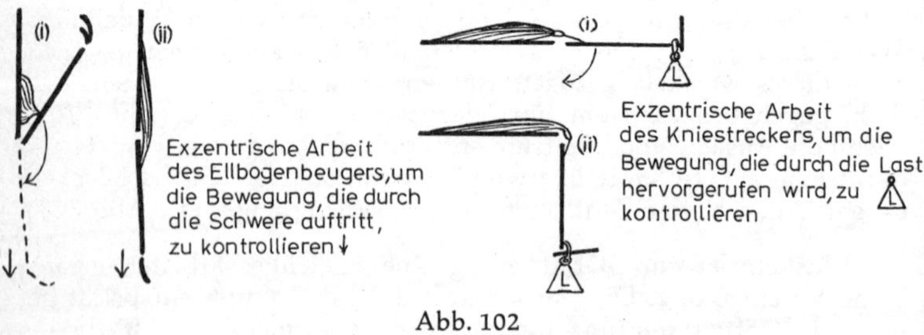

Abb. 102

Die physiologischen Kosten dieser Muskelarbeit sind gering, wahrscheinlich nur ungefähr ein Viertel von denjenigen, die für die konzentrische Arbeit erforderlich sind. Daher kann ein Muskel, der sich von einer Lähmung erholt, manchmal dazu gebracht werden sich zu kontrahieren, um Widerstand zu leisten, ehe er versuchen wird, Bewegung zu erzeugen. Beträchtliche Konzentration ist während der

Übungen erforderlich, die dazu bestimmt sind, die Muskeln in dieser Art zu betätigen. Dies ist wahrscheinlich notwendig, um das Tempo der Bewegung zu kontrollieren, da exzentrische Arbeit bei natürlicher Bewegung meist ziemlich schnell ist.

Statische Muskel„arbeit". Dabei bleibt die Muskellänge die gleiche während der Kontraktion, und es ergibt sich keine Bewegung.

Statische Muskelarbeit ist sparsamer als jede der vorherigen Arten, aber sie ist ermüdend, wenn sie länger durchgeführt wird, wahrscheinlich durch die Behinderung der Muskeldurchblutung auf Grund der erhöhten intramuskulären Spannung. Statische Kontraktionen gegen maximalen Widerstand stellen die schnellste Methode dar, um eine Muskelhypertrophie in einem *bestimmten Punkt des Bewegungsausmaßes* zu erhalten. Ursache ist der Widerstand, der die größtmögliche Erhöhung der intramuskulären Spannung verlangt.

Statische Kontraktionen der haltungsbildenden Muskeln werden angewandt, um das Muster einer guten Haltung zu üben. Haltung wird durch ähnliche Kontraktionen erreicht. Diese sind jedoch nicht anstrengend aufgrund ihres geringen Stoffwechselumsatzes, mit dem die benutzten Muskelfasern sich kontrahieren und wegen der besonderen Natur ihrer Reflexkontrolle.

Bewegungsausmaß der Muskelarbeit

Das Ausmaß der Muskelarbeit ist der Weg der Muskelkontraktion, der aus der Gelenkbewegung resultiert.

Volles Ausmaß. Das Gelenk wird bewegt, wenn die Muskeln von der Stellung, in der sie voll gedehnt sind, zu der Stellung, in der sie voll kontrahiert sind, konzentrisch arbeiten oder wenn sie von der Stellung voller Kontraktion bis zur Stellung maximaler Dehnung exzentrisch arbeiten.

Unter normalen Umständen wird von den Muskeln selten verlangt, in vollem Ausmaß zu arbeiten, aber in Notfällen kann es sein, daß sie es tun müssen. Aktive endgradige Übungen werden bei Patienten verwandt, da die Übungen Gelenkbeweglichkeit erhalten, die Durchblutung verbessern und sichern, daß die Notreserve der Kraft und Beweglichkeit bewahrt bleibt.

Inneres Ausmaß. Der Muskel arbeitet entweder konzentrisch aus einer Lage, in der er teilweise kontrahiert ist (ungefähr auf halbem Wege zwischen den Grenzen des vollen Ausmaßes) zu einer Stellung voller Kontraktion oder umgekehrt, wenn er exzentrisch arbeitet.

Üben im inneren Bereich wird angewandt, um Bewegung eines Gelenkes in der Richtung des Muskelzuges zu gewinnen oder zu erhalten und um einige Extensoren zu trainieren, die für die Stabilisierung der Gelenke verantwortlich sind.

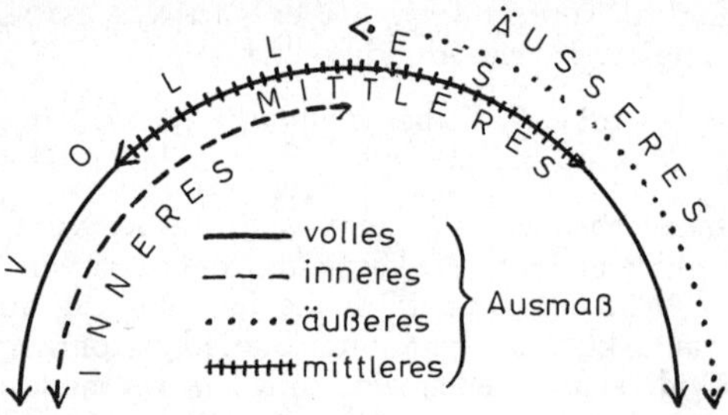

Stellung voller Kontraktion.
Kontraktionsstellung des Muskels

Stellung voller Dehnung.
Dehnstellung des Muskels

Abb. 103

Äußeres Ausmaß. Die Muskeln arbeiten konzentrisch aus einer Stellung, in der sie voll gedehnt sind, zu einer Stellung, in der sie teilweise (halb) kontrahiert sind oder umgekehrt, wenn sie exzentrisch arbeiten.

Das äußere Ausmaß der Muskelarbeit wird umfassend bei der Muskelschulung angewandt, da eine Kontraktion bei den meisten Muskeln leichter aus Dehnung begonnen wird.

Mittleres Ausmaß. Die Muskeln sind nie voll gestreckt noch voll kontrahiert. Dies ist der Bereich, in dem Muskeln am meisten im täglichen Leben benutzt werden und in welchem, allgemein gesprochen, sie am leistungsfähigsten sind. Übungen in diesem Ausmaß erhalten den Muskeltonus und die normale Kraft, aber volle Gelenkbewegung wird niemals erreicht.

Gruppenfunktion der Muskeln

Muskeln arbeiten nicht allein, sondern in Gruppen, und es ist die harmonische Zusammenarbeit von mehreren Gruppen, die eine koordinierte Bewegung ergibt.

1. Die Primärkräfte oder Agonisten sind die Gruppe, die Bewegung durch ihre Kontraktion zustande bringen.

2. Die Antagonisten, die die opponierende Gruppe bilden, entspannen und verlängern sich nach und nach, sodaß die Bewegung kontrolliert, aber nicht verhindert wird.

3. Die Synergisten sind die Muskeln, die arbeiten oder entspannen, um die Arbeit der Agonisten zu ändern. Sie können die Richtung des Zuges ändern oder, im Falle von Primärkräften, die über mehr als ein Gelenk ziehen, fixieren, oder bewegen sie das Gelenk, in dem die Haupttätigkeit nicht verlangt wird, in einer Stellung, die am vorteilhaftesten ist.

4. Die Fixatoren sind Muskeln, die arbeiten, um den Ursprung der Agonisten oder ihrer Synergisten zu stabilisieren.

BEISPIEL. Bei der Beugung der Finger, wie beim Faustmachen, arbeiten die Flexoren der Finger als Primärkräfte, um die Bewegung auszuführen. Die Antagonisten, die Extensoren der Finger, entspannen. Die Extensoren des Handgelenkes arbeiten als Synergisten, um das Handgelenk in voller Extension zu fixieren oder zu bewegen, sodaß die Kraft der Flexoren der Finger, die auch dieses Gelenk beugen können, nicht zu diesem Zweck verwendet wird. Sie vergrößert sich im Gegenteil, da das gestreckte Handgelenk als Drehpunkt für ihre Aktion wirkt.

Die entsprechenden Impulse für die Kontraktion oder Entspannung werden zu den Muskeln, die an einer bestimmten Bewegung teilnehmen, vom Zentralnervensystem geleitet. Da es die *Bewegungen* und nicht einzelne Muskeln oder gar einzelne Muskelgruppen sind, die in der Hirnrinde dargestellt sind, so kann die Wichtigkeit der Konzentration eher auf die Bewegung als auf die Kontraktion eines bestimmten Muskels oder einer Muskelgruppe in der Wiederherstellung nicht genug betont werden. Überdies sind sie von höchster Wichtigkeit, da Bewegungen, die dargestellt werden, diejenigen sind, mit denen der Patient vertraut ist, d. h. natürliche Bewegungen.

Zweigelenkige Muskeln. Die meisten Muskelgruppen enthalten wenigstens einen Muskel, der über mehr als ein Gelenk zieht. Diese Muskeln sind am wirksamsten bei der Bewegung eines Gelenkes, wenn sie über das andere gedehnt sind, da unter diesen Umständen das letztere Gelenk als ein Drehpunkt benutzt wird und die Dehnung des Muskels als zusätzlicher Reiz für die Kontraktion wirkt.

BEISPIEL. Um die Mm. ischiocrurales als Kniebeuger zu innervieren, muß das Hüftgelenk beugen oder durch synergistische Arbeit gebeugt werden. Andererseits muß das Kniegelenk gestreckt sein, um die Ischiokruralen als Extensoren der Hüfte arbeiten zu lassen oder sie werden während der Bewegung der Hüftstreckung gedehnt.

Gruppenbewegung der Gelenke

Die meisten natürlichen Bewegungen enthalten eine Reihe von Gelenken, die auch von der ergänzenden Arbeit vieler Muskelgruppen kontrolliert werden. Die Kontrolle dieser Bewegungen kann willkürlich und bewußt geschehen, aber in vielen Fällen ist sie unbewußt und reflexartig und von den Stammganglien oder den Reflexzentren im Rückenmark kontrolliert. Die Grundmuster scheinen Stoßen, Zurückziehen, Schwung und Schlag zu sein (Abb. 104).

BEISPIEL. Beim Gehen ergeben Plantarflexion des Fußgelenkes und Extension in Knie und Hüfte nach und nach die Antwort auf festen

Druck gegen den Vorfuß. Sollten aber Schmerzen im Fuß auftreten durch Verletzung oder schlecht passende Schuhe, so ist die Beuge-

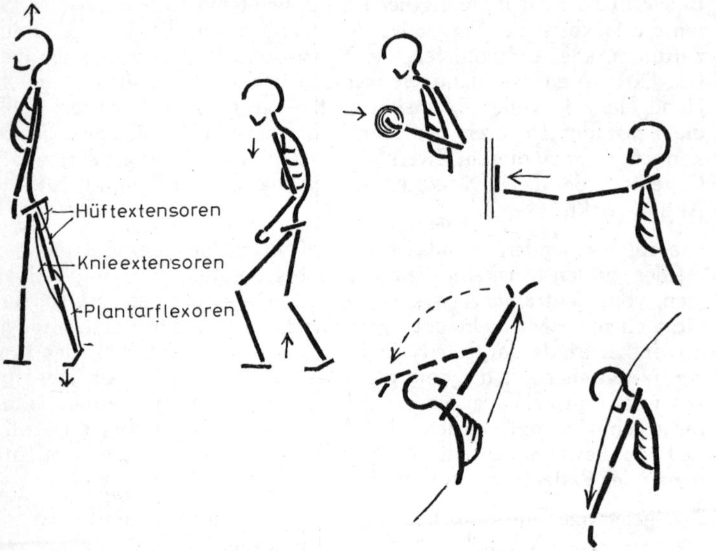

Abb. 104 Stoßen und Zurückziehen, Schwung und Schlag

reaktion oft unvollständig gehemmt und ruft eine gesenkte Haltung und einen hinkenden Gang hervor (Abb. 104).

Muskuläre Schwäche und Lähmung

Schwäche und Lähmung in irgendeinem Muskel oder in einer Gruppe von Muskeln führt nicht nur zu Verlust der Bewegung oder zum Verlust der Stabilität eines bestimmten Gelenkes, sondern ruft auch eine Störung des Muskelgleichgewichts hervor. Diese Störung betrifft alle Gruppen, die an der Produktion koordinierter Bewegung beteiligt sind. Wenn die geschwächten Muskeln ihre volle Funktion wiedererlangen sollen, so müssen sie, während sie leistungsunfähig sind, geschützt und durch Schulung gefördert werden. Diese Förderung ist notwendig bis zu dem Zeitpunkt, zu dem sie fähig sind, ihre Arbeit wieder als wirksames Glied der Muskelgruppen aufzunehmen, die zusammenarbeiten, um natürliche und geschickte Bewegungen auszuführen.

Ursachen von Schwäche und Lähmung

Da Kontraktion das einzige Mittel ist, durch welches Muskelkraft erhalten oder vermehrt werden kann, so führt jede Schädigung oder Gewohnheit, die Kontraktion verhindert oder beschränkt, zu Muskelschwund. Völliger Verlust der Fähigkeit sich zu kontrahieren, wird Paralyse genannt, teilweiser Verlust wird Parese genannt, oder ein Muskel kann lediglich schwach oder minderwertig sein.

Verletzungen, die die Vorderhornzellen betreffen. Zerstörung der Vorderhornzellen ergibt dauernde Inaktivität der motorischen Einheit, d. h. eine schlaffe Lähmung. Schaden an diesen Zellen kurz vor ihrer Zerstörung kann ihre Reizschwelle zu solch einem Ausmaß erhöhen, daß sie „schlafend" bleiben.

Verletzungen, die die motorischen Bahnen betreffen. Störung in der Passage der Impulse auf ihrem Weg in den motorischen Bahnen verursacht Lähmung. Spastische Lähmung resultiert aus Verletzungen des oberen motorischen Neurons und schlaffe Lähmung von Verletzungen des unteren motorischen Neurons.

Verletzungen, die das Muskelgewebe betreffen. Degeneration des Muskelgewebes ergibt Verlust der Kraft, er ist gewöhnlich fortschreitend, d. h. eine muskuläre Dystrophie. Ischämie verursacht strukturelle Veränderungen, eine VOLKMANNsche ischämische Kontraktur. Und ausgedehntes Narbengewebe kann nach tiefen Fleischwunden kontraktiles Gewebe ersetzen.

Nichtgebrauch des normalen Nerven- und Muskelgewebes. Verlust der Kraft und Schwund wegen Nichtgebrauch ist keinesfalls ungewöhnlich. Ein Patient benutzt seine Muskeln nicht –

a. weil er nicht kann; da seine Kontraktion durch Schmerz oder Schutzspannung antagonistischer Muskeln verhindert wird.

b. weil er es nicht nötig hat; Gelenke, durch eine Schienung fixiert, sind stabil und unfähig sich zu bewegen, daher ist keine Notwendigkeit für den Patienten gegeben seine Muskeln zu kontrahieren. Dies dauert an, bis er dazu durch einen starken Widerstand gegen andere kräftige Muskeln in derselben Kette oder durch seine eigene willkürliche Anstrengung genötigt ist. Statische Kontraktionen dieser Art sind für die Durchblutung, die Muskelkraft und die Bewegung der Sehnen, die über die zeitweilig ruhig gestellten Gelenke laufen, wichtig, da sie zur Wiederherstellung der Funktion wesentlich sind, wenn die Schienung abgenommen wird.

c. weil er nicht will; einige Patienten widerstehen allen Bemühungen, sie ausreichend muskuläre Kontraktion ausführen zu lassen, um eine Inaktivitätsatrophie zu verhindern.

Einige konstitutionelle Krankheiten. Ein markanter Grad von Muskelschwund, der nicht auf Inaktivität zurückgeführt werden kann, tritt bei manchen Krankheiten auf, ganz besonders bei rheumatoider Arthritis.

Funktionell. Es liegt keine organische Ursache vor, aber die Muskeln arbeiten nicht, obwohl sie durch elektrische Erregung des Nerven oder durch Methoden der Bewegungsbahnung zur Kontraktion gezwungen werden können.

Verhütung von Muskelschwund

Bei schlaffen Lähmungen

Muskeln, die ihre motorische Nervenversorgung eingebüßt haben, sind hypoton und unfähig sich zu kontrahieren. Dieser schnelle Schwund findet statt und kann nicht verhütet werden, obwohl man denkt, daß er aufgehalten werden könnte durch Elektrotherapie, die eine Verbesserung der Blutzufuhr in dem entsprechenden Bereich durch Erregung der Muskelfasern bewirkt. Obwohl in diesen Fällen wenig dazu getan werden kann, einen Schwund zu verhindern, so werden doch Maßnahmen getroffen, um sowohl die Muskeln als auch die Gelenkstrukturen in einem möglichst guten Zustand zu halten, als Vorbereitung für die Rückkehr zu normaler Funktion.

Grundlagen der Behandlung schlaffer Lähmungen

1.**Die betroffenen Muskeln müssen vor andauernder Überdehnung durch angemessene Unterstützung und Schienung bewahrt werden.** Normale Muskeln schützen sich selbst vor Überdehnung durch eine Reflexkontraktion. Jedoch die Muskeln, die unter schlaffen Lähmungen leiden, sind unfähig dies zu tun, da sie sich nicht kontrahieren können. Folglich können sie über ihre physiologische Grenze gedehnt und durch die Schwerkraft oder durch die ungehinderte Funktion gesunder Antagonisten verletzt werden.

BEISPIEL. Eine Verletzung, die die Funktion des M. tibialis anterior betrifft, ergibt einen Spitzfuß, da die Schwere und die ungehinderte Arbeit der Wadenmuskeln den Fuß plantarflexieren. Um Verletzungen des M. tibialis anterior zu verhüten, muß eine Schiene oder eine Peronaeusfeder getragen werden, bis seine Kontraktionskraft ausreichend ist, das Muskelgleichgewicht wieder herzustellen.

2. **Die Durchblutung des Bereiches muß aufrecht erhalten werden, um die angemessene Ernährung für die gelähmten Muskeln zu sichern. Dies geschieht durch aktives Üben der anderen gesunden Muskeln in diesem Bereich, Wechselbäder usw.**

Lähmung führt zu Abkühlung und livider Färbung des Gebietes. Dies zeigt mangelhafte Durchblutung an. Die arterielle Durchblutung der

Muskeln ist während aktiver Arbeit sehr erhöht, um Sauerstoff und Nahrung zu liefern, die für die Regeneration wesentlich sind. Zur gleichen Zeit wird der lokale venöse Rückstrom durch intermittierenden Druck der sich kontrahierenden Muskeln auf die Gefäße und durch die Bewegung der Gelenke unterstützt.

3. **Das Bewegungsausmaß in Gelenken, die durch Lähmung inaktiv sind, und die Dehnbarkeit der betroffenen Muskeln müssen durch passive Bewegungen erhalten werden.**

Das fibröse Gewebe, das die Hüllen der Muskeln bildet, die Bänder der Gelenke und Faszien unterliegen anpassungsfähigen Verkürzungen, wenn sie längerer Ruhigstellung ausgesetzt werden. Eine endgradige Bewegung in häufigen Abständen ist ausreichend, um dies zu verhindern, und in der Praxis werden zwei endgradige Bewegungen, zweimal täglich ausgeführt, als ausreichend befunden.

4. **Die Erinnerung an das Bewegungsmuster muß wachgehalten werden und durch passive Bewegung angeregt werden solange aktive Bewegung unmöglich ist.**

Bewegung ist im Gehirn mit zahlreichen sensorischen Impulsen von Gelenken, Muskeln, Haut und Augen assoziiert. Fehlt willkürliche Bewegung, so kann die Erregung das Gehirn an das Bewegungsmuster erinnern. Dies dient zur Vorbereitung für die Zeit, in der die motorischen Bahnen wieder intakt sein werden. Auf diese Weise erinnert man sich der koordinierten Bewegung, wenn sie durch Wiederkehr der Kraft der betroffenen Muskeln wieder möglich sein wird. Sie muß dann nicht wiedererlernt oder wiederentwickelt werden.

Die passiven Bewegungen, die für diesen Zweck angewandt werden, müssen offensichtlich dem natürlichen Bewegungsmuster mit Hinblick auf die Gliederketten der Gelenke folgen.

5. **Die Kraft und der Einsatz gesunder Muskeln in diesem Bereich müssen durch Widerstandsübungen erhalten werden.**

Jede Tätigkeit, die möglich ist, muß gefördert werden, außer wenn die Extremität schlaff ist (alle Muskeln gelähmt). So wird Muskelschwund auf Grund von Inaktivität verhütet, und die Durchblutung in der Extremität wird verbessert.

BEISPIEL. Ein Mann mit Lähmung des M. tibialis anterior kann gehen, vorausgesetzt er trägt eine Peronäusfeder. Der Vorteil, daß er fähig ist zu arbeiten, ist wohl offensichtlich.

Bei spastischer Lähmung

Muskeln, die eine motorische Nervenversorgung nur durch einen spinalen Reflex erhalten, da sie von den höheren Zentren durch eine Verletzung, die das obere motorische Neuron betrifft, abgeschnitten sind, sind gespannt, hyperton und unfähig eine willkürliche Kontraktion oder Entspannung auszuführen. Dieser Zustand ist als spastische Lähmung bekannt, und der Muskelschwund ist nicht ausgeprägt.

Wenn eine Gliedmaße oder ein Abschnitt des Körpers durch Spasmus „blockiert" ist, so ist die Durchblutung behindert, und es können sich mit der Zeit Muskel- und Gelenkkontrakturen entwickeln. Das Ziel der Behandlung ist der Bewegungsbeginn, um ein normales Bewegungsausmaß des Gelenkes und die Muskeldehnbarkeit zu erhalten und um zur gleichen Zeit die Durchblutung zu verbessern. Solange die Gliedmaße unbewegt bleibt, ist jede Möglichkeit für eine willkürliche Kontrolle durch den Spasmus verhindert. Reflexbewegung, die mit Komplexbewegungen begonnen wird, d. h. mit Dehnungsreiz, verbunden mit einem Kommando für willkürliche Anstrengung, entwickelt jede willkürliche Kontrolle, die verblieben ist, und kann zu einer andauernden Verminderung des Spasmus führen. Auch anhaltende passive Dehnung hemmt den Spasmus genügend, um Bewegung zuzulassen. Aktive oder passive Mobilisation kann mit Massage oder Eispackungen zur Herabsetzung des Spasmus eingeleitet werden und Bewegung leichter machen.

Bei direkter Verletzung des Muskelgewebes

In diesem Fall kann der Kraftverlust nicht aufgehalten werden, obwohl eine vorübergehende Verbesserung oft nach leichter Übung eintritt bei Fällen, die vorher keine Behandlung bekommen haben. Dies ist wahrscheinlich das Ergebnis, daß der beste Gebrauch von Fasern gemacht wurde, die noch funktionieren.

Bei Inaktivitätsatrophie

Unter der Voraussetzung, daß keine konstitutionelle Krankheit vorliegt, z. B. rheumatoide Arthritis, kann eine Muskelatrophie durch Inaktivität durch kräftige und häufige Kontraktionen gegen Widerstand verhütet oder kontrolliert werden. Es tritt nämlich Muskelschwund auf, weil eine ungenügende Anforderung gestellt wurde, um eine genügend kräftige Kontraktion zu erreichen. Die Übung muß in den Grenzen der Behinderung ausgeführt werden, aber mit Geschicklichkeit und Vorstellungskraft kann man dies erreichen. Jede Art aktiver Arbeit ist geeignet, vorausgesetzt, die richtigen Muskeln werden genügend aktiviert, um ihre normale Kraft und Ausdauer zu erhalten und zu verbessern. Übungen mit manuellem Widerstand sind in den frühen Stadien ratsam, um sicher zu gehen, daß die Kontraktion schmerzfrei und zufriedenstellend ist. Diese geben der Krankengymnastin die Möglichkeit, die Fähigkeit des Patienten für die Leistung zu bestimmen und um Unterweisung in den Behandlungsabläufen zu geben, die er allein üben muß. Es ist wichtig, daß der Patient die Notwendigkeit für seine eigene Anstrengung völlig versteht und schätzt, damit seine Mitarbeit bei der Durchführung eines Planes von *freien Übungen* gesichert ist. Hier gilt das Schlagwort „fünf Minuten in jeder Stunde". Falls seine Mitarbeit zweifelhaft oder seine Fähigkeit, willkürliche Anstrengung zu machen, vermindert ist, so benötigt der Patient ständige Überwachung oder eine Einzelbehandlung. Wenn möglich, sollte der Patient mit seiner normalen Arbeit fortfahren. Wenn dies unmöglich ist, sollten andere *beschäftigende Tätigkeiten*, seinen Fähigkeiten nach geeignet, an diese Stelle gesetzt werden. Geeignete *Spiele und Sportarten* mit Wettkampfnatur verlangen Aktivität, aber benötigen sorgsame Überwachung und Kontrolle, um Entwicklung von „Ausweichbewegungen" zu vermeiden, z. B. ein falsches Gangmuster, um schneller vorwärtszukommen.

Der Muskelschwund bei rheumatoider Arthritis ist nicht völlig von Inaktivität abhängig. Isometrische Kontraktion der Muskeln *im schmerzfreien Ausmaß* hilft, Atrophie vermeiden und führt oft zur Erweiterung schmerzfreier Bewegung, die für funktionelle Bewegungsabläufe verwandt werden kann.

Beginn muskulärer Kontraktion

(Frühbehandlung)

Nicht innervierte Muskeln können sich nicht kontrahieren, außer durch direkte Erregung der Muskelfasern durch geeignete elektrische Anwendungen.

Innervierte Muskeln kontrahieren sich als Antwort auf eine Bewegungsforderung, vorausgesetzt, die Forderung ist ausreichend. Da Kontraktion das einzige Mittel ist, durch das Muskeln ihre normale Funktion wiedergewinnen, so ist es wichtig, daß eine Antwort so früh wie möglich von den gelähmten Muskeln erhalten wird.

Die Läsion, die die Lähmung verursacht und die darauffolgende Inaktivität erhöhen beide die Schwelle der Erregbarkeit der Vorderhornzellen (VHZn). Ist die akute Phase der Läsion einmal vorbei, so ist die Reaktivierung der motorischen Einheit möglich, es sei denn, es war ein dauerhafter Schaden, z. B. Tod einer Zelle oder Zusammenhangstrennung seiner Neuriten. Die VHZ ist viel schwieriger zu erregen, wenn ihre Reizschwelle erhöht ist; daher versäumt sie, auf ein normales Reizniveau zu reagieren. In diesem Falle ist die maximale willkürliche Anstrengung des Patienten ungenügend, um eine Antwort zu gewinnen. Eine Vergrößerung der Forderung wird durch die Erregung sensorischer Rezeptoren verlangt und geliefert, d. h. von Propriozeptoren und Exterozeptoren, die Impulse zu den VHZn aussenden, um die zentrale Erregung zu erhöhen und um die Reizschwelle der Zellen herabzusetzen. Mit einer tieferen Schwelle sind die VHZn leichter erregbar, und die Ankunft von wiederholten Reizen verringert die Schwelle noch mehr und erleichtert den Durchgang von Impulsen entlang aller benutzten nervösen Bahnen. Wenn die VHZn gereizt sind, senden sie Impulse zu den Muskelfasern aus, die mit Kontraktion antworten. Eine einzige Aussendung von Impulsen ergibt eine Muskelzuckung, aber die Aussendung — ausreichend wiederholt — führt häufig zu Summation und zu einer anhaltenden Kontraktion.

Maßnahmen, um den Beginn einer Kontraktion zu erhalten

1. **Wärme.** Der betroffene Bereich muß warm sein, da mäßige Wärme die Qualität der Kontraktion verbessert. Jede Methode, die dazu bestimmt ist, die Durchblutung in dem Bereich zu verbessern, ist wirksam. Aktive Übung der nichtbetroffenen Muskeln gegen starken Widerstand ist die beste Methode.

2. **Stabilisierung.** Stabilisierung der proximalen Gliedabschnitte der betroffenen Muskeln und der Gelenke distal von denjenigen, über die diese Muskeln arbeiten, verbessern ihre Leistungsfähigkeit. Wenn möglich, sollte die Stabilisierung durch isometrische Kontraktion kräftiger synergistischer Muskeln erreicht werden, die gegen maximalen Widerstand arbeiten, da ihre Anstrengung die entsprechenden Muskeln verstärkt. Z. B. werden für den Kontraktionsbeginn der Ellenbogenflexoren die Schulter und das Handgelenk durch ihre Flexoren stabilisiert. Diese arbeiten gegen Widerstand, der durch die Hände der Krankengymnastin gegeben wird.

3. **Griff oder manueller Kontakt.** Die Hände der Krankengymnastin geben nur *in der Richtung der Bewegung* Druck, um die Anstrengung des Patienten zu dirigieren und um sensorische Erregung zu geben.

4. **Dehnung.** Erregung der Muskelspindeln lockt eine Reflexkontraktion dieses Muskels hervor, vorausgesetzt, der Reflexbogen ist intakt. Der scharfen, doch kontrollierten Dehnung der betroffenen Muskeln an der Grenze ihrer Dehnbarkeit folgt *sofort* eine maximale Anstrengung des Patienten für die Kontraktion, wie

Jetzt (dehnen) - **Ziehen!** (bewegen lassen)

Die Muskeln müssen insgesamt in allen Funktionen gedehnt werden und je genauer die Dehnung ist, desto größer ist ihre Wirkung für die Erzeugung einer Kontraktion. Verlängerte Dehnung oder das Versäumnis, den Muskel arbeiten zu lassen, verhindert die Kontraktion.

5. **Bedarf willkürlicher Anstrengung.** Das Kommando für willkürliche Anstrengung muß kurz, kraftvoll und die zeitliche Folge so sein, daß sie mit dem Dehnungsreiz zusammentrifft.

6. **Wiederholung.** Der Dehnungsreiz wird mehrere Male in schneller Folge angewandt und dann nach einer kurzen Pause wiederholt, solange bis eine zufriedenstellende Antwort erreicht wird.

Einige Muskeln antworten auf den Dehnungsreiz, angewandt in dem gedehnten Bereich, nicht so gut wie andere, z. B. der M. triceps. Ist die Fähigkeit, eine Kontraktion einzuleiten, einmal erreicht, so geht die Muskelkräftigung voran, bis die normale Funktion wiederhergestellt ist.

Kräftigende Methoden

(Wiederherstellung)

Die Kunst, Muskeln zu üben und zu kräftigen liegt darin, Bedingungen zu schaffen, unter denen sie aufgefordert werden, mit voller Leistungsfähigkeit gegen einen immer zunehmenden Widerstand zu arbeiten. Verbesserung von Kraft und Hypertrophie treten als Antwort mit einer Zunahme der intramuskulären Spannung auf, die durch die Faktoren aufgebaut wird, die ihrer Kontraktion Widerstand leisten. Es ist daher wesentlich, daß diese opponierenden Faktoren, die den Widerstand bilden, vergrößert werden, wenn die Kraft der Muskeln zunimmt.

Eine zu schnelle Steigerung des Widerstandes ergibt eine Überanstrengung, die Kontraktion verhindert und die Muskeln schädigen kann. Ein zu geringer Reiz vermehrt die Kraft nicht, kann aber ausreichen, den Muskelschwund zu verhüten.

Bei Beginn der Behandlung ist die Bestimmung der Kraft der Muskeln wesentlich. Ein geeigneter Widerstand wird dann ausgewählt; die Beachtung des Gewichtes der widerstandsgebenden Kraft, die Hebelkraft, das Tempo und die Dauer der Bewegung sind mit eingeschlossen. Wenn die Behandlung fortschreitet, wird eine Steigerung einer oder aller dieser Faktoren gemacht, wenn sich Muskelkraft entwickelt hat. *Alle* Arbeit, die die in Frage kommenden Muskeln ausführen sollen, muß in Betracht gezogen werden, seien es Übungen in der Krankengymnastikabteilung, der Beschäftigungstherapie, bestimmte Heimübungen, Arbeit oder die gewöhnlichen Tätigkeiten des Alltagslebens.

Die Wiederherstellung kann als ein fortlaufender Prozeß betrachtet werden, der als ein Versuch der Kontraktionseinleitung beginnt, während die Muskeln noch gelähmt sind, und der sich ausdehnt, bis das Maximum an Funktion erreicht ist.

Das genaue Stadium in diesem Wiederherstellungsprozeß, in dem irgendeine bestimmte Muskelgruppe beginnt, wird durch den Befund der Beurteilung bestimmt, der am Anfag der Behandlung gemacht wurde.

Behandlung zur Verbesserung muskulärer Kraft und Funktion

Ist die Kraft der Kontraktion einmal wiedergewonnen, so werden die Muskeln nach und nach gekräftigt, bis ein Maximum der Funktion erreicht ist. Passive Bewegungen, Unterstützung und Methoden zur Unterstützung der Durchblutung, bei denen Hilfsmittel verwendet werden, werden stufenweise weggelassen und durch aktives Üben ersetzt.

Grundlagen der Behandlung, um Kraft und Funktion zu verbessern

1. **Die betroffenen Muskeln müssen allmählich durch Widerstandsübungen gekräftigt werden, die für die Gruppe bestimmt sind, der die Muskeln angehören.**

a. *Ausmaß.* Das Bewegungsausmaß wird vergrößert.

b. *Art der Muskelarbeit.* Sowohl konzentrische als auch exzentrische und statische Kontraktion wird angewandt.

c. *Widerstand.* Der Widerstand wird vergrößert durch:

(I) Vergrößerung des Gewichts des Widerstandes;

(II) Vergrößerung der Hebelkraft des Widerstandes.

d. *Tempo.* Zunahme oder Abnahme im Tempo der Bewegung bedeutet eine Steigerung der konzentrischen Arbeit. Abnahme im Tempo ist eine Steigerung für exzentrische Arbeit. Verlängerung der Kontraktionszeit ist eine Steigerung für statisches Halten.

e. *Dauer.* Erhöhung der Zahl der Wiederholungen oder die Verringerung der Ruhepause zwischen jeder Übungsserie oder eine Kombination von beiden, den Umständen entsprechend, bedeutet größere Arbeit für die Muskeln.

2. **Volle Funktion der betroffenen Muskeln als Glied von Muskelketten, die arbeiten, um geschickte und koordinierte Bewegung zu erzeugen, muß durch freie Tätigkeit, natürliche und geschickte Bewegungen wieder hergestellt werden.**

Steigerung dieser Übungen folgt den Richtlinien, wie sie oben für die Widerstandsübungen aufgestellt wurden. Pendelbewegungen, die relativ wenig Kraft verlangen, werden zuerst angewandt, um die Wiederherstellung des Muskelgleichgewichts zu unterstützen. Dann wird zu langsam anhaltenden oder schnellen Bewegungen übergegangen, die mehr Kraft verlangen. Bewegungen mit kleinem Ausmaß, bei denen viele Gelenke kontrolliert werden müssen, sind am differenziertesten.

Übungsarten, die zur Kräftigung von Muskeln und zur Wiederherstellung der Funktion angewandt werden

Alle aktiven Übungen erhalten oder verbessern die Muskelkraft, vorausgesetzt, die intramuskuläre Spannung ist durch die Anforderung der verbliebenen Kräfte ausreichend erhöht. Schwache Muskeln werden durch unterstützte Widerstandübungen, freie Übungen oder durch Widerstandsübungen zur Arbeit gebracht, während objektive Tätigkeiten, erholende und beschäftigende Tätigkeiten ihre Rückkehr zu funktionellem Gebrauch sichern.

Es kann nicht genug betont werden, daß die Wahl einer bestimmten Übung nicht notwendigerweise die gewünschte Wirkung sichert: es ist die Art und das Tempo, in der die Übung ausgeführt wird, die die erzeugte Wirkung bestimmen. Im allgemeinen sind kräftigende Übungen langsam und genau.

Unterstützte Widerstandsübungen. Diese werden selten zur Kräftigung von Muskeln verwandt, außer in Fällen markanter Schwäche, wenn die Kraft nicht ausreicht, das Bewegungsausmaß zu vervollständigen.

Freie Übungen. Freie Übungen sind wertvoll, da sie in regelmäßigen und häufigen Abständen und zu Hause geübt werden können. Sorgfältige Auswahl der Ausgangsstellungen und genaue Anweisung sichern den Einsatz der in Frage kommenden Muskeln und stufen die Übung ein, um sie ihrer Leistungsfähigkeit anzupassen.

Widerstandsübungen. Diese Übungen schaffen eine Spannung in den Muskeln, die zur Verbesserung der Kraft und zur Hypertrophie wesentlich ist. Betonung auf der Aktivität der betroffenen Gruppe stellt das Gleichgewicht der Muskelkraft schnell wieder her und verhütet so Ausweichbewegungen und Überbeanspruchung an einer anderen Stelle.

Bewegungsabläufe. Diese sind wichtig, um die ergänzende Arbeit von Muskelgruppen bei der Bewegungsbildung zu sichern. Sie stellen auch Vertrauen und allgemeine Gesundheit wieder her.

Beurteilung des Fortschritts. Erneute Beurteilung der Fähigkeit des Patienten wird oft gemacht, um die Steigerung der Tätigkeit zu führen und um den Fortschritt abzuschätzen.

Technik der Muskelkräftigung

Fußmuskeln

Die Funktion der Fußmuskeln ist Stabilisierung, um das Körpergewicht zu unterstützen. Außerdem stellt sie die nötige Kraft für Einsatz des Fußes als Hebel zur Vorwärtsbewegung des Körpers.

Die „tiefen" Muskeln des Fußes

Mangel an Kraft in diesen Muskeln ergibt ein gesenktes Quergewölbe, krumme Zehen und einen Hallux valgus. Um das Muskelgleichgewicht wieder herzustellen, müssen die schwachen Muskeln geübt werden, um zwei Bewegungen zu erzielen.

(I) **Beugung der Zehengrundgelenke, verbunden mit Streckung der Zehenzwischengelenke.** Dies korrigiert die Stellung des Quergewölbes und richtet die Zehen durch die Mm. interossei, lumbricales, adductor hallucis, flexor hallucis und minimi brevis wieder her und gleicht so die Arbeit der langen Flexoren (und des M. flexor digitorum brevis) aus, die die Zehen einkrallen, wenn ihnen kein Widerstand geleistet wird.

(II) **Zehenab- und Zehenadduktion.** Die Mm. interossei dorsales, abductor hallucis und abductor minimi digiti entfernen die Zehen von der Mittellinie des Fußes und strecken sie. Die Mm. interossei plantares und adductor hallucis ziehen die Zehen zusammen und beugen sie.

Mm. flexor digitorum brevis und flexor accessorius werden von den langen Flexoren begleitet und helfen, die Fußsohle zu wölben, sodaß sich die Haut fältelt. Der M. extensor digitorum brevis arbeitet nur mit den langen Extensoren der Zehen.

Unterstütztes Üben für die tiefen Muskeln. Da viele Leute weit davon entfernt sind, „fußbewußt" zu sein, so ist es oft nötig, manuelle Unterstützung anzuwenden, um dem Patienten das Gefühl der Bewegung zu geben. Auch faradische Reizung wird angewandt, um die Muskeln zu „finden" und den Patienten so von seiner Fähigkeit zu überzeugen, daß er sie kontrahieren kann.

Beispiele freier Übungen für die tiefen Muskeln. Zunächst sind diese unbelastet und steigern sich bis zu belasteten Übungen. Jede Übung, die Krümmen der Zehen bewirkt, d. h. Streckung der Zehengrundgelenke bei Beugung der Zehenzwischengelenke muß vermieden werden. Die ausgewogene Arbeit der tiefen Muskeln mit der der langen Flexoren, wie beim Abdruck mit den Zehen beim Gehen, wird gelehrt und geübt, bis das normale Reflexmuster wieder hergestellt ist.

a. *Sitz* (Zehen liegen auf einem Buch); Zehenbeugung und -streckung im Zehengrundgelenk mit Druck auf den Vorfuß (siehe Beispiel (g), Absatz 3, S. 118).

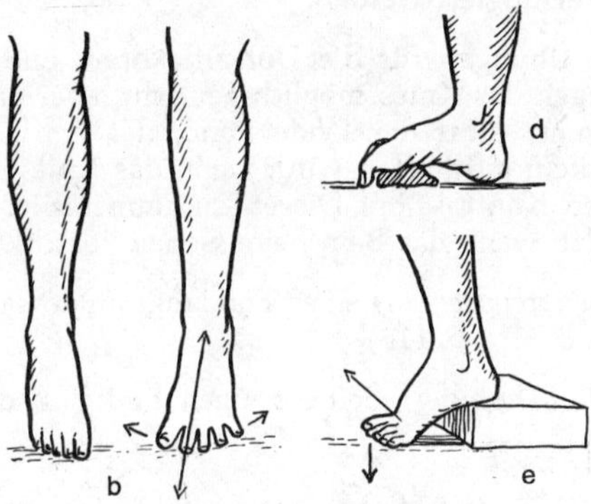

Abb. 105

b. *Sitz;* Zehenspreizen (Abb. 105).

c. *Sitz;* Fuß wölben.

d. *Sitz;* Fuß um einen Bohnensack oder Ball formen, um ihn zu heben (Abb. 105).

e. *Stand* (Fersen gehoben und unterstützt); dieselbe Bewegung wie bei (a), um das Abdrücken von den Zehen zu üben (Abb. 105).

Widerstandsübungen für die tiefen Muskeln. Die Krankengymnastin kann die Bewegungen lokalisieren und ihnen Widerstand geben.

Bewegungsabläufe. Der Einsatz der Muskeln muß beim Gehen, Springen und Laufen trainiert und geübt werden. Ein Spiegel ist von großem Nutzen, bis der Patient „fußbewußt" wird und fähig ist, das Gefühl der Bewegung zu schätzen.

Dorsalflexoren

Endgradige Kontraktion dieser Muskeln ist nur bei gebeugtem Knie möglich, da die Dehnspannung der Wadenmuskeln das Bewegungsausmaß einschränkt, wenn das Knie gestreckt ist.

Unterstütztes Üben für die Dorsalflexoren. *Aus Seitlage mit gebeugtem Knie* kann Unterstützung mit den Händen gegeben werden. Falls der Patient sitzt, so muß das Knie wieder gebeugt werden, und eine geeignete Handfassung durch die Krankengymnastin geschieht um die Ferse, sodaß der Fuß auf ihrem Unterarm ruht, während die andere Hand den Unterschenkel fixiert und die Muskeln während der Kontraktion tastet.

Mechanische Unterstützung kann mit einem Flaschenzug und mit einem Gewicht arrangiert werden.

Beispiele freier Übungen für die Dorsalflexoren. Endgradige Arbeit wird durch Beugen des Knies möglich gemacht, aber da die Kraft der Muskeln zunimmt, führt der Widerstand, der durch die Spannung der Wadenmuskeln geschaffen wird, wenn das Knie gestreckt ist, zu einer kräftigeren Kontraktion. Dieses Zusammenspiel der Bewegungen wird benutzt, wenn das Bein beim Gehen vorschwingt.

a. *Sitz mit gekreuzten Beinen;* einen Fuß langsam dorsal- und plantarflektieren (s. Abb. 69 a, S. 118).

b. *Langsitz mit Erhöhung;* Beine beugen und Fuß dorsalflektieren (Abb. 106).

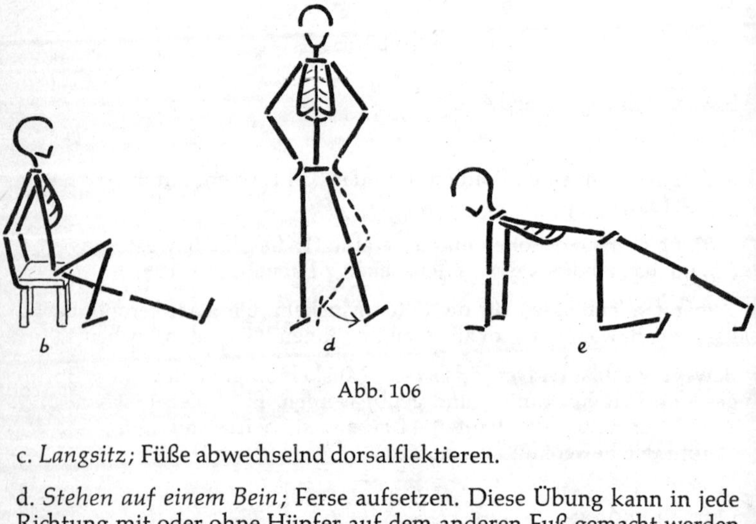

Abb. 106

c. *Langsitz;* Füße abwechselnd dorsalflektieren.

d. *Stehen auf einem Bein;* Ferse aufsetzen. Diese Übung kann in jede Richtung mit oder ohne Hüpfer auf dem anderen Fuß gemacht werden (Hüpfen oder Reel tanzen) (Abb. 106).

e. *Vierfüßlerstand;* ein Fuß dorsalflektiert, mit oder ohne Beinbewegung (Abb. 106).

Beispiele für Widerstandsübungen gegen die Dorsalflexion. Es kann manueller Widerstand gegeben werden. Die Funktion des M. extensor hallucis kann durch Widerstand auf der Dorsalseite der Großzehe betont werden, die des M. extensor digitorum longus (und brevis) durch Widerstand auf der Dorsalseite der Zehen. Der M. tibialis anterior kontrahiert sich am kräftigsten, wenn der Dorsalflexion und der Supination Widerstand gegeben werden. Widerstand kann auch durch Lasten, Flaschenzug mit Gewicht und durch Federn

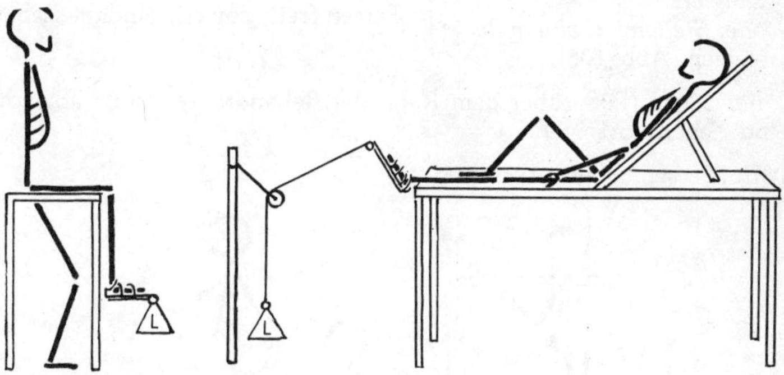

Abb. 107

gegeben werden. Eine verlängerte Sohle, fest und angenehm an dem Schuh des Patienten befestigt, stellt eine zusätzliche Hebelkraft für den Widerstand dar und ist ein geeignetes Mittel für den Angriffspunkt.

Bewegungsabläufe. Gehen, Bergaufsteigen und Klettern, Radfahren (mit Fußgurten), Gehen auf allen Vieren und Weitsprung sind alles Tätigkeiten, bei denen diese Muskeln benutzt werden.

Plantarflexoren

Diese Muskeln sind kraftvoll, da sie den Körper vorwärtsbringen und dem Fuß und dem Knöchel zur Stabilität verhelfen. Mit Ausnahme des M. soleus arbeiten sie alle über mehr als einem Gelenk, und daher sind die langen Flexoren der Zehen in ihrer Leistung am wirksamsten, wenn das Zehengrundgelenk gestreckt ist. Der M. gastrocnemius ist am leistungsfähigsten, wenn das Knie gestreckt ist, während die Funktion des M. soleus hauptsächlich stabilisierend für das Verhältnis der Stellung von Bein zum Fuß ist. Der tibialis anterior ist hauptsächlich ein Supinator und unterstützt das Längsgewölbe des Fußes, auch kann er bei der Dorsalflexion helfen.

Unterstütztes Üben für die Plantarflexoren. Die Schwerkraft ist ausgeschaltet, wenn diese Muskeln, das Bein medial oder lateral unterstützt, in horizontaler Stellung arbeiten. Bei gestrecktem Knie kann Unterstützung in jeder unbelasteten Stellung gegeben werden.

Beispiele freier Übungen für die Plantarflexoren

Unbelastet

a. *Langsitz* oder *Stehen auf einem Bein* } (Fersen frei); abwechselnd die Zehen vorzeigen (Abb. 108).

b. *Bauchlage* (Füße über dem Rand der Behandlungsbank); abwechselnd Zehen vorzeigen.

c. *Sitz;* Fersen heben (Abb. 108).

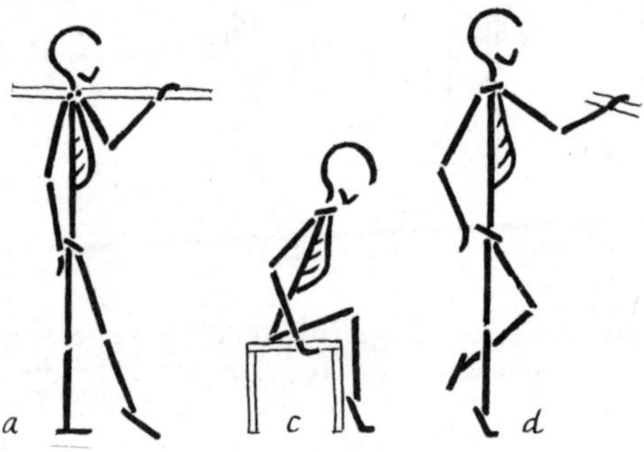

Abb. 108

Belastet

d. *Stehen auf einem Bein;* eine Ferse heben (Abb. 108 d).

e. *Stehen, Handfassung an der Sprossenwand;* Fersen heben und langsam senken.

f. *Stand;* „federndes“ Springen, Hüpfen oder Tanzschritte.

Widerstandsübungen für die Plantarflexoren. Manueller Widerstand kann den Muskeln gegeben werden, Patient in Stellungen wie *Langsitz* oder *Bauchlage* (mit gebeugten Knien). Sorgfältig wird beachtet, daß der Widerstand auf einem genügend großen Bereich der Sohle gegeben wird, um zu vermeiden, daß die Intertarsalgelenke und das Fußsohlengewebe überbelastet werden. Die Funktion der langen Flexoren kann durch Fixieren der Fußgelenke in Dorsalflexion und Widerstand unter den Zehen lokalisiert werden.

Mechanischer oder eigentätiger Widerstand wird durch eine Pedalanordnung gegeben oder kann folgendermaßen arrangiert werden (Abb. 109).

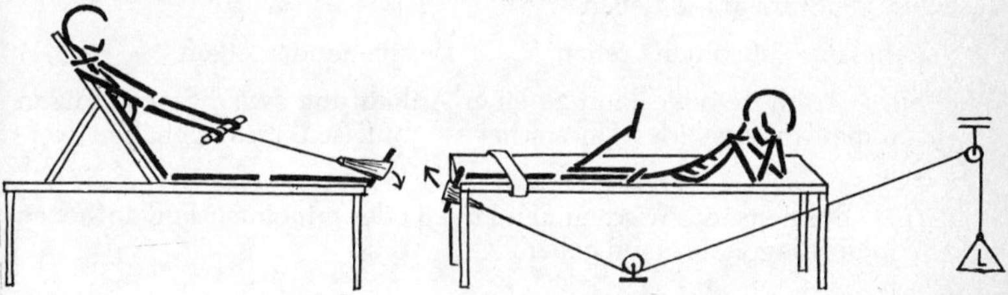

Abb. 109

Bewegungsabläufe. Geeignete Tätigkeiten umfassen Gehen, Laufen, Springen, ausbalanciertes Gehen seitwärts oder eine Schräge aufwärts, Radfahren oder Rudern.

Supinatoren

Diese Muskeln drehen den Fuß einwärts, hauptsächlich im oberen und unteren Sprunggelenk und erhalten das Längsgewölbe des Fußes; zusätzlich helfen sie bei der Bewegung im Fußgelenk.

Unterstütztes Üben für die Supinatoren. Patient im *Langsitz* oder in *Rückenlage mit erhöhtem Rumpf;* die Krankengymnastin gibt manuelle Unterstützung, indem sie mit der einen Hand über dem Knöchel fixiert und die andere um die Ferse greift, die Fußsohle wird durch ihren Unterarm unterstützt. Bewegung erfolgt dann um eine vertikale Achse, die Schwerkraft ist ausgeschaltet. Andererseits kann ein aufgehängtes Brett vom Patienten benutzt werden. Die Neigung des Brettes, auf dem der Fuß ruht, wird durch Zug an den Seilen geändert (Abb. 110).

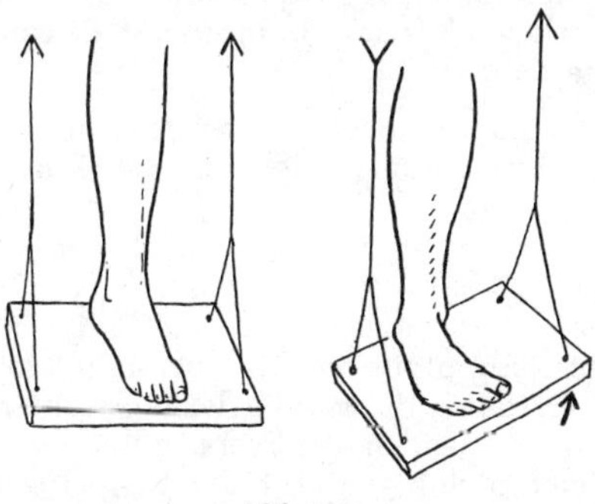

Abb. 110

Beispiele freier Übungen für die Supinatoren

Unbelastet

a. *Sitz;* Fußinnenrand heben.

b. *Langsitz;* Fußsohlen drehen, sodaß sie zueinanderzeigen.

c. *Sitz;* Strümpfe oder Sand zu einer Anhäufung zwischen den Füßen zusammenscharren (der Unterschenkel muß senkrecht gehalten werden).

d. *Sitz;* Bohnensack zwischen den Füßen oder mit einem Fuß aufheben und in die diagonale Hand geben.

Belastet

e. *Stand;* Längsgewölbe verkürzen. Das Grundgelenk der Großzehe muß auf dem Boden bleiben. Die Bewegung wird durch Außenrotation der Hüfte unterstützt, sodaß die Patella nach außen zeigt.

f. *Stand;* auf einer schiefen Fläche, wie ein Schaukelbrett oder eine geneigte Bank, balancieren.

Widerstandsübungen für die Supinatoren. Manueller Widerstand kann mit einem festen Griff, Patient in *Rückenlage mit erhöhtem*

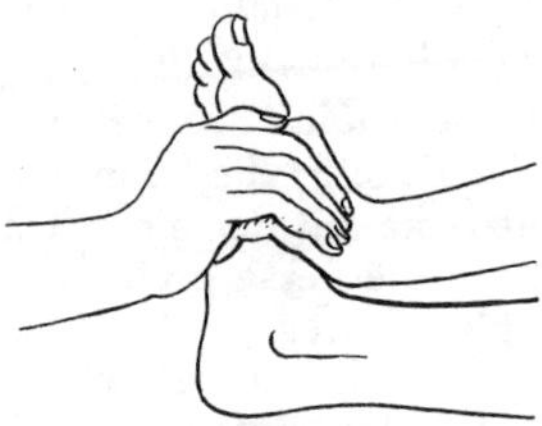

Abb. 111

Rumpf, gegeben werden. Auch mechanischer Widerstand kann angelegt werden, jedoch sind freie Übungen mit Belastung gewöhnlich zufriedenstellender.

Bewegungsabläufe. Laufen oder Balancieren auf unebenem Boden und einen Fußball treten sind Tätigkeiten, bei denen diese Muskeln kräftig arbeiten.

Pronatoren

In unbelasteter Stellung pronieren Mm. peronaeus longus und brevis den Fuß und unterstützen die Plantarflexion, während der M. peronaeus tertius, wenn vorhanden, die Eversion und Dorsalflexion unterstützt. In belasteter Stellung drückt der M. peronaeus longus den 1. Strahl des Fußes nach unten und ermöglicht es dem Fuß, plantarausgerichtet zu bleiben, während das mediale Gewölbe durch die Supinatoren erhalten wird.

Unterstützte Übungen für die Pronatoren. Diese werden in gleicher Weise wie die für die Supinatoren angewandten ausgeführt.

Beispiele freier Übungen für die Pronatoren

Unbelastet

a. *Sitz;* Außenrand heben.

b. *Sitz;* „fegende“ Bewegung nach außen.

Belastet

c. *Stand;* 1. Strahl des Fußes auf den Boden pressen und den Außenrand des Fußes heben.

d. *Stand oder Zehenstand;* Balancieren auf einer Oberfläche, die sich nach unten und medial neigt.

Widerstandsübungen für die Pronatoren. Widerstand kann durch manuellen Druck auf den Außenrand des Fußes gegeben werden. Widerstand mit Gewichten kann in *Seitlage* arrangiert werden (Abb. 112).

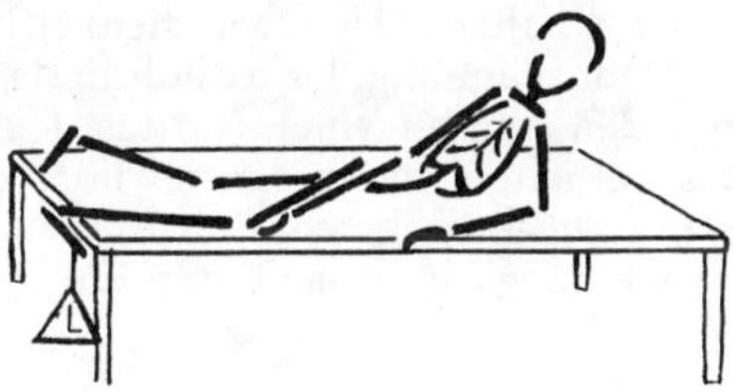

Abb. 112

Bewegungsabläufe. Gehen auf unebenem Boden und hoher Zehengang.

Die Funktionen aller vorherigen Muskelgruppen sind bei Übungen wie Fußkreisen vereinigt, das mit Betonung auf einer Bewegung, die von einer bestimmten Gruppe oder von einem bestimmten Muskel hervorgerufen wird, ausgeführt werden kann.

Kniestrecker

Der M. quadriceps femoris streckt das Kniegelenk und ist von großer Wichtigkeit für die Beibehaltung seiner Stabilität. Die Faserung dieser Muskeln ist grob, und sie atrophieren schnell, wenn sie nicht benutzt werden. Zusätzlich zu seiner Funktion als Kniestrecker unterstützt der M. rectus femoris die Beugung des Hüftgelenks, und die Funktion des M. vastus medialis ist für das Erreichen der letzten wenigen Grade der Kniestreckung und für die Innenrotation des Femur auf der Tibia wichtig, was die „Verschraubung" oder blockierende Wirkung bei der Vollendung der Bewegung ausmacht.

Unterstütztes Üben für die Knieextensoren. Eine geeignete Stellung für den Patienten ist die *Seitlage,* das Bein in horizontaler Lage unterstützt oder aufgehängt (Abb. 113), um die Wirkung der Schwere

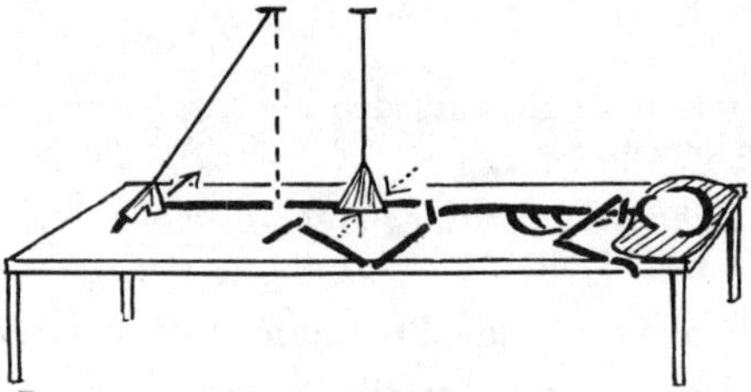

Abb. 113

in diesem Gelenk auszuschalten. Der Oberschenkel ist in Hüftstrekkung fixiert, um die Dehnspannung der ischiokruralen Muskelgruppe aufzuheben und um den Vorteil einer leichten Dehnspannung im M. rectus femoris zu erhalten, da er ventral über die Hüfte zieht. Manueller Widerstand im kräftigeren Bereich des Bewegungsausmaßes wird so früh wie möglich gegeben, um die Qualität der Kontraktion zu verbessern.

Beispiele freier Übungen für die Kniestrecker

Unbelastet

a. *Rückenlage;* statische Quadrizepskontraktion (oder isometrisch).

Die drei Methoden, die zur Erreichung dieser Kontraktion angewandt werden können, sind:

(I) Die Kontraktion wird am nicht geschädigten Bein gelehrt und wird dort vom Patienten gesehen und getastet, der Patient versucht dann, eine gleiche Kontraktion am anderen Bein auszuführen.

(II) In *Rückenlage* gibt eine Hand Druck auf die Fußsohle und gibt der Plantarflexion kräftig Widerstand, während die andere Hand unter der Kniekehle plaziert wird. Die Angabe, das Knie gegen Widerstand unten und gestreckt zu halten, wird dann gegeben, wenn alle Gelenke des Beines angenähert werden. Ähnlich regt im *Stand* mit gestrecktem Knie und Druckbelastung durch die Hände der Krankengymnastin in der Kniekehle, mit dem Versuch das Knie zu beugen, die Kniestreckung an (Abb. 114).

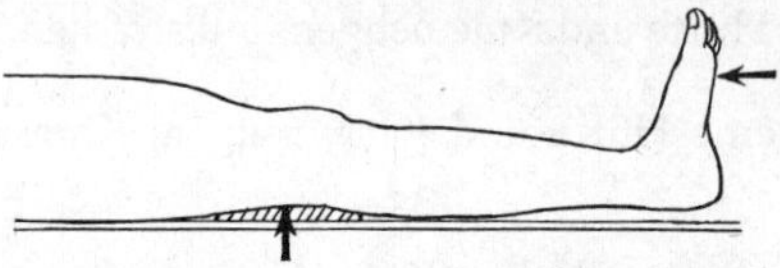

Abb. 114 Quadrizepskontraktion (III)

(III) Die Krankengymnastin legt eine Hand auf die Muskeln und die andere unter die Ferse des Patienten. Der Patient wird dann aufgefordert, den Gegendruck an der Ferse zu fühlen und zu versuchen, ihn durch Heben des Beines zu erleichtern. Es findet keine Bewegung statt, aber die Muskeln kontrahieren sich kräftig.

Quadrizepskontraktionen werden durch kräftige Dorsalflexion des Fußgelenkes und Supination des Fußes verstärkt. Wenn ein Erguß vorhanden ist, so werden nur unbelastete Übungen angewandt, und es ist, wenn überhaupt, nur ein geringes Ausmaß an Beugung erlaubt.

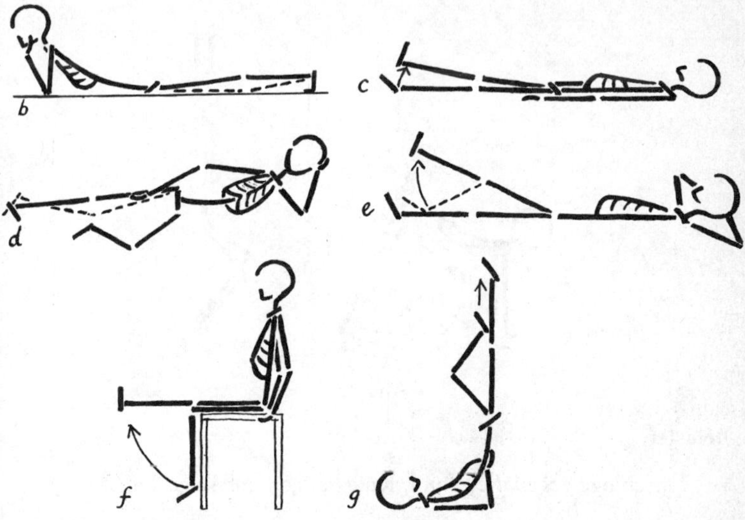

Abb. 115

b. *Bauchlage* (Füße dorsalflektiert); Kniestreckung (Abb. 115).

c. *Rückenlage;* Quadrizepskontraktionen werden von langsamem Heben und Senken eines gestreckten Beines gefolgt. Das Bein darf nicht zu hoch angehoben werden, da diese Bewegung durch die Dehnspannung der Ischiokruralen das Knie zur Beugung zwingt.

d. *Seitlage;* eine Hüfte und Knie beugen und strecken.

e. *Rückenlage;* eine Hüfte und Knie beugen, Knie strecken und das Bein senken.

f. *Sitz auf einem hohen Hocker;* Knie strecken.

g. *Kerze;* Hüfte und Knie beugen und strecken (Abb. 115 g).

Dies ist nur für junge und bewegliche Patienten geeignet.

Teilbelastet

h. *Vierfüßlerstand;* Knie strecken (Abb. 116).

i. *„Hängestand";* Knie beugen und strecken. Ein Teil des Gewichtes wird dauernd durch die Arme abgenommen.

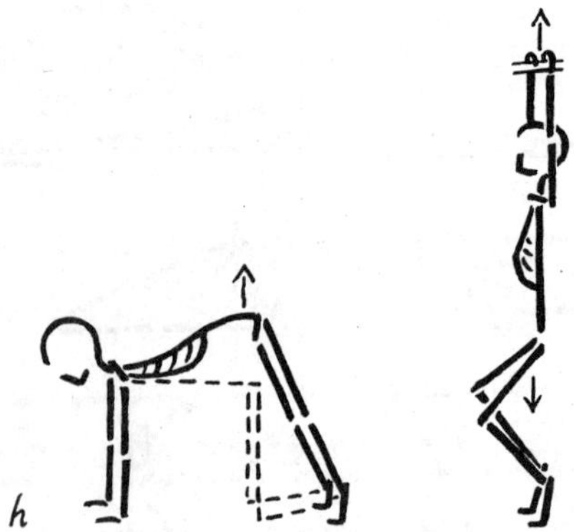

Abb. 116

Belastet

j. *Rückenlage gegen die Wand;* Knie beugen und strecken.

k. *Ausfallschritt;* zum Stand abstoßen.

l. *Stand;* Treppauf- und Treppabgehen.

m. *Zehenstand;* ruckartig hochspringen oder gegrätscht hochspringen.

n. *Zehenstand;* Schritt und hüpfen, gebeugte oder gestreckte Knie.

Beispiele für Widerstandsübungen der Kniestrecker. Manueller Widerstand kann in einer Vielfalt von Stellungen, einschließlich *Rückenlage mit erhöhtem Rumpf, Sitz auf einem Hocker* und *Bauchlage,* gegeben werden. Der natürlichen Stoßbewegung des gesamten Beines wird in *Rückenlage* oder in *Seitlage* mit Druck auf der Fußsohle und auf den ischiokruralen Muskeln Widerstand gegeben.

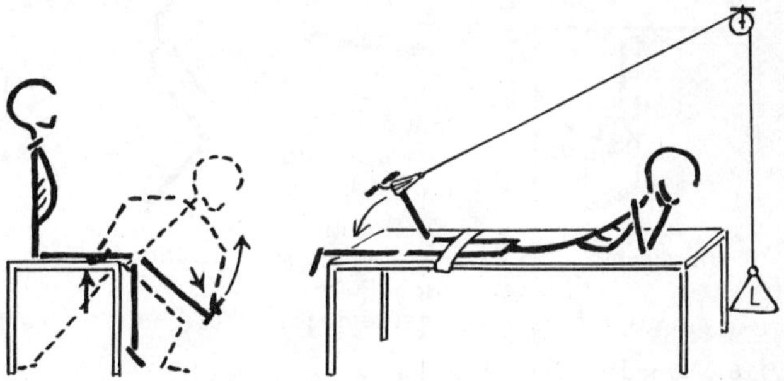

Abb. 117

Der Patient kann seiner eigenen Kniestreckung durch das Gewicht oder den Druck der kontralateralen Extremität Widerstand leisten, wenn er die Fußgelenke kreuzt (s. S. 59), oder Gewichte und Flaschenzüge können vielfältig arrangiert werden (s. S. 62). Federn sind in einigen Stellungen brauchbar, oder ein Medizinball kann zwischen den Füßen gehalten werden, oder der Medizinball kann mit den Füßen durch eine Kniestreckung aus dem *Sitz auf der Behandlungsbank* geworfen werden.

Erschwerte Widerstandsübungen (s. S. 60) werden oft angewandt, um die Kraft und Ausdauer der Knieextensoren zu verbessern. Die Anwendungsmethoden dieser Übungen ändern sich beträchtlich, aber in jedem Falle scheint es, daß die Auswahl der Ausgangsstellung und der Grad der Steigerung wichtige Faktoren sind, die bei jeder aufeinanderfolgenden Behandlungsphase in Betracht gezogen werden müssen. Eine genaue, aber abwandelbare Routine muß eingehalten werden, um den Fähigkeiten des einzelnen Patienten entgegenzukommen, und seine Anstrengungen müssen sorgfältig beobachtet werden. Einige Vorschläge für geeignete Stellungen und Methoden sind folgende:

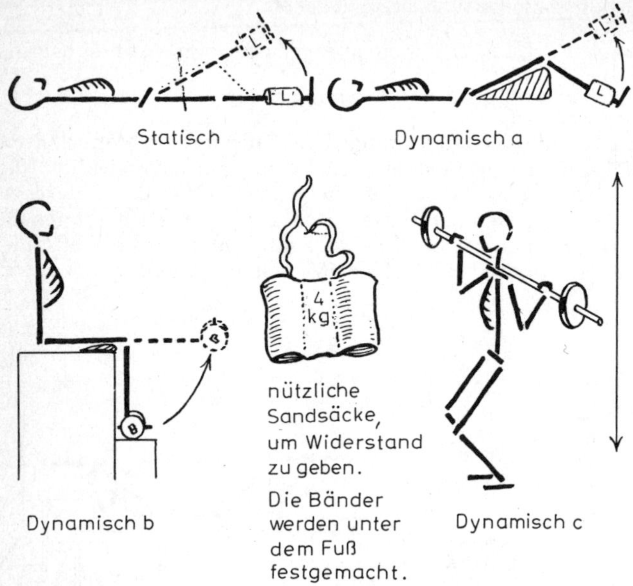

Abb. 118 Methoden, Gewichte zu heben
Widerstandsübungen für die Kniestrecker

(I) Statisches Gewichtheben. Statische Muskelarbeit wird während eines Ergusses angewandt oder wenn bei dem Zustand eines Gelenkes Bewegung gegenindiziert ist. Aus *Rückenlage mit erhöhtem Rumpf und angestellten Beinen* werden die Muskeln zuerst kontrahiert, um die Belastung der Widerstandskraft abzunehmen. Das Bein wird dann mit voll gestrecktem Knie gehoben, bis es in einer Linie mit dem Oberschenkel des gebeugten Beines ist und wird dann zu Boden gesenkt und entspannt, ehe der Vorgang wiederholt wird. Ein Konditionstraining auf der Basis eines 10 RM ist gewöhnlich höchst geeignet, mit Erhöhung der Wiederholung bis zum Maximum von 100, ehe eine Neueinstufung vorgenommen wird.

(II) Dynamisches Gewichtheben A. Aus *Rückenlage mit angestellten Beinen* (die Oberschenkel gut unterstützt) wird der Unterschenkel voll gestreckt und dann zu Boden gesenkt. Üben in dieser Stellung ist ein nützliches Zwischenstadium zwischen statischer Arbeit und der Methode, bei der der „De Lorme-Stiefel" aus dem *„Sitz auf dem hohen Hocker"* gehoben wird, da letztere Stellung beträchtliche Belastung der ventralen Gewebsanteile des Gelenkes bedeutet, wenn das Bein zum rechten Winkel angebeugt ist. Muskelkontraktionen, die Gelenkbewegungen einschließen, werden normalerweise nur benutzt, wenn sich der Erguß gelegt hat, aber in vielen Fällen wird das Vorhandensein von chronischer oder minimaler Schwellung ignoriert; es sei denn sie wird durch die Reibung vermehrt. Ein Kraftprogramm wird gewöhnlich in dieser Phase begonnen.

(III) Dynamisches Gewichtheben B. Aus dem *Sitz auf dem hohen Hocker*, mit einem schmalen Kissen unter der Kniekehle, wird das Knie voll gestreckt, um den „De Lorme-Stiefel" zu heben und dann zu senken. Die Bewegung muß fließend und kontrolliert sein. Der Stiefel kann zwischen jedem Heben oder zwischen jeder Gruppe von Wiederholungen auf einer Unterstützung ruhn.

(IV) Dynamisches Gewichtheben C. Die Hantel wird hinter dem Rücken, von den Schultern unterstützt, gehalten, während Kniebeugen und -strecken in einer bestimmten Zahl von Wiederholungen ausgeführt wird. Der Rücken wird während der Bewegung gerade gehalten. Falls die Wadenmuskeln verkürzt sind, kann eine kleine Erhöhung unter die Ferse gestellt werden. Diese Methode verlangt kräftige Arbeit von den Knieextensoren im Rahmen des normalen Stoßmusters der Bewegung des Unterschenkels, und sie muß daher als sehr günstig angesehen werden.

Beispiele von Bewegungsabläufen, um die Knieextensoren zu benutzen. Sie sind sehr zahlreich. Aus unbelasteten Stellungen wie *Sitz auf dem hohen Hocker* und *Hocksitz* können Bohnensäcke und Bälle auf den Füßen balanciert werden und durch schnelle Streckung eines oder beider Knie geworfen werden. Radfahren, Brustschwimmen, Seilklettern und Rudern mit einem Rollsitz ergeben sämtlich eine gute Übung für diese Muskeln.

Benutzung der Knie beim Lastentragen, beim Aufstieg und Abstieg von Bergen oder Treppen, beim Laufen, Springen, Seilspringen und Heben schwerer Gewichte, balancierendes Gehen mit Kniebeugung und -streckung, wobei ein Gewicht in den Händen getragen wird, sind weitere Beispiele. Sorgfältig muß beachtet werden, daß rhythmische und gleichmäßige Bewegung gesichert ist, um zu garantieren, daß voller Vorteil aus dem Streckstoß gezogen wird.

Kniebeuger

Die Ischiokruralen (Mm. biceps femoris, semitendenosus und semimembranosus) sind die wichtigsten Beuger des Knies, und da sie auch die Hüfte strecken, können sie durch diese Bewegung mit gestrecktem Knie gekräftigt werden. Unterstützung bei der Kniebeugung wird den Ischiokruralen durch Mm. sartorius, gracilis und popliteus gegeben, und wenn der Fuß auf dem Boden ist, helfen auch die Mm. gastrocnemius und plantaris mit.

Unterstütztes Üben für die Kniebeuger. In *Seitlage* ist das Bein in horizontaler Stellung mit gebeugtem Hüftgelenk unterstützt oder aufgehängt; der Oberschenkel wird fixiert und die Kniebeugung manuell unterstützt. Ein leicht geneigtes Reedukationsbrett kann auch benutzt werden, vorausgesetzt, der Reibungswiderstand, den es bietet, ist ausreichend, um die passiv auftretende Kniebeugung zu verhindern (Abb. 119). Manueller Widerstand wird der Beugung so früh wie

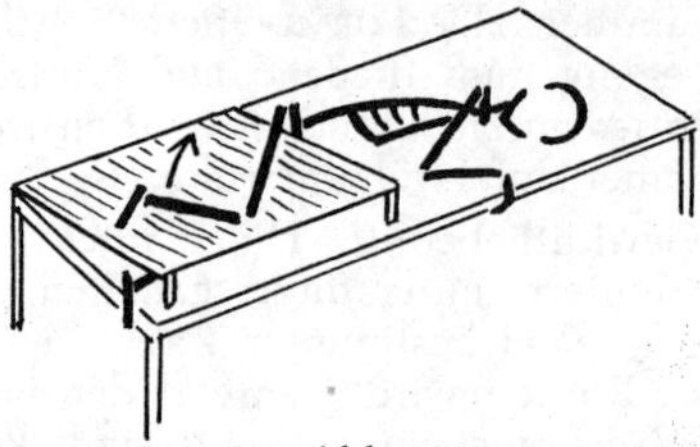

Abb. 119

möglich im kräftigsten Bereich des Bewegungsausmaßes gegeben, um die Qualität der Kontraktion zu verbessern.

Beispiele freier Übungen, um die Knieflexoren zu üben

a. *Seitlage;* eine Hüfte und Knie beugen.

b. *Hang;* Knie beugen.

c. *Stand;* eine Hüfte und Knie beugen.

d. *Bauchlage auf der schiefen Ebene;* Knie langsam beugen und strekken (Abb. 120).

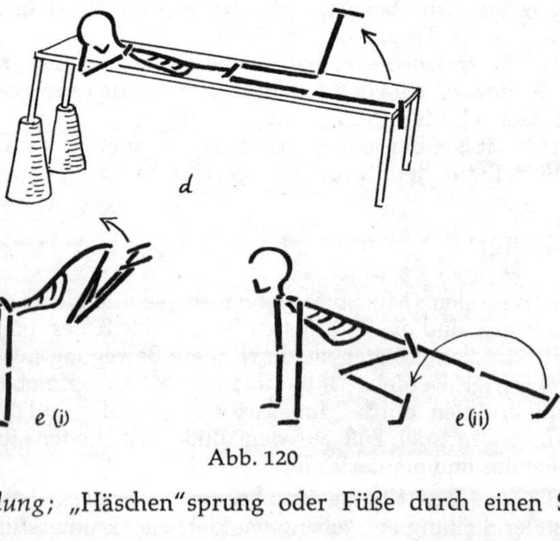

Abb. 120

e. *Hockstellung;* „Häschen"sprung oder Füße durch einen Sprung wechseln.

Widerstandsübungen für die Knieflexoren. *Seitlage,* Bein unterstützt und Hüfte gebeugt und außerdem *Bauchlage* sind brauchbare Stellungen für manuellen Widerstand. Der totalen Beugung des Knies wird mit einer Hand auf der Fußsohle und mit der anderen proximal vom Kniegelenk Widerstand gegeben. Ein Widerstand mit einem Gewicht kann im *Stand auf einem Bein* oder in *Bauchlage* am Fuß gesetzt werden. In letzterem Fall arbeiten die Muskeln nur in ihrem äußeren Ausmaß.

Federn oder Gewicht und Flaschenzüge können in *Seitlage* mit unterstütztem Bein, *Bauchlage* oder *Rückenlage mit erhöhtem Rumpf und angestellten Beinen* angelegt werden.

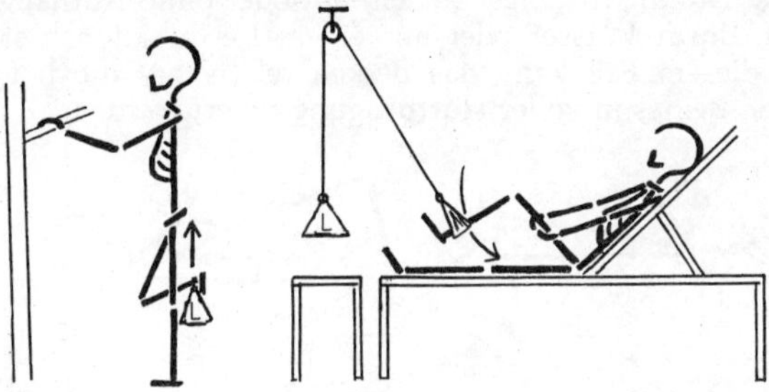

Abb. 121

Bewegungsabläufe. Diese Muskeln werden beim Gehen und Laufen gebraucht und bei jedem Sprung, bei dem die Füße mit gebeugten Knien hochgehoben werden, wie zum Beispiel bei Sprüngen aus der Hocke und Schlußsprung über ein Seil.

Muskeln des Hüftgelenks

Bei vielen Zuständen, die Schmerzen in diesem Gelenk bereiten, wird die Hüfte in einer Stellung von Beugung, Adduktion und Außenrotation gehalten. Daher ist es oft wichtig, die Hüftextensoren, Abduktoren und Innenrotatoren zu üben, um der Neigung zur Entstellung entgegenzuwirken. Bei Oberschenkelamputationen, wenn die Ischiokruralen und einige der Adduktoren durchtrennt sind, müssen die verbliebenen Extensoren und Adduktoren bis zur Hypertrophie gekräftigt werden, um das Gleichgewicht der Muskelkraft wiederherzustellen. Dies ist für den korrekten Gebrauch der Prothese wesentlich.

Hüftextensoren

Am Becken entspringend strecken diese Muskeln die gebeugte Hüfte, bis das Bein in einer Ebene mit dem Körper ist. Darüberhinaus ist eine Retroversion von ca. 15° möglich, bis die Bewegung gestoppt wird. Wenn sie mit umgekehrtem Ursprung und Ansatz arbeiten, wird das Becken in der Hüfte nach dorsal aufgerichtet wie beim Aufrichten des Rumpfes aus gebeugter Haltung. Der M. glutaeus maximus wird als der wahre Antagonist der Beuger angesehen. Er wird durch die Mm. ischiocrurales unterstützt, wenn ein starker Widerstand gegeben wird. Dieser ist am wirkungsvollsten, wenn das Knie gestreckt ist. Das innere Ausmaß der Kontraktion wird betont, um den Mangel an voller Extension beim Gehen zu korrigieren.

Unterstütztes Üben für die Hüftextensoren. *Seitlage* ist die natürliche Stellung, um diese Muskeln arbeiten zu lassen. Manueller Widerstand ist am wirkungsvollsten, mit oder ohne Aufhängung der Extremität, durch Wasser oder auf einem Reedukationsbrett unterstützt. In diesem Fall kann das Becken relativ gut durch Lagerung des anderen Beines in voller Hüftbeugung fixiert werden.

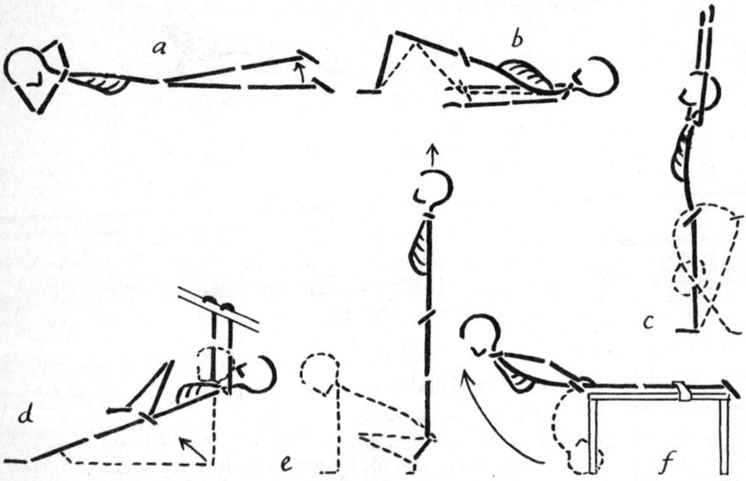

Abb. 122

Beispiele freier Übungen für die Hüftextensoren (Abb. 122)

a. *Bauchlage oder Stand;* ein Bein nach dorsal heben.

b. *Rückenlage mit angestellten Beinen;* Glutaealkontraktion und Becken abheben.

c. *Grätschstellung, Oberkörper entspannt nach vorne gebeugt;* Rumpf zur vollen Streckung aufrichten.

d. *Langsitz, Arme ergreifen nach oben einen Halt;* Hüfte zum Fallhang abheben.

e. *Hockstellung;* Wechsel zum Stand (oder Sprung nach oben).

f. *Bauchlage auf dem Behandlungstisch, Überhang;* Rumpf heben.

Widerstandsübungen für die Hüftextensoren. Widerstand gegen diese Muskeln kann auf verschiedene Arten, dem verlangten Ausmaß an Arbeit entsprechend, gegeben werden.

Für manuellen Widerstand, wenn das Bein bewegt wird, sind *Bauchlage* oder *Seitlage* geeignete Stellungen für den Patienten. Widerstand wird auf der plantarflektierten Fußsohle und in Höhe der Ischiokruralen gegeben. Der Bewegung des Rumpfes wird aus *Hockersitz mit gebeugtem Rumpf* oder *Sitz mit gebeugtem Rumpf und gegrätschten Beinen* Widerstand geleistet (Abb. 123).

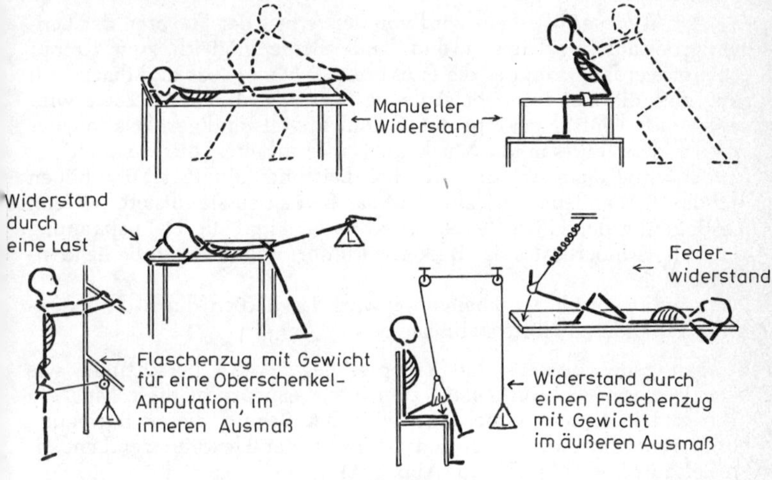

Abb. 123

Eine einfache und wirkungsvolle Methode, um Widerstand mit einem Gewicht zu geben, geschieht aus dem *Stand, Rumpf nach vorne geneigt* (mit Unterstützung). Ein Gewicht wird am Fuß befestigt, ein Medizinball wird zwischen den Füßen gehalten, oder es wird manueller Widerstand gegeben. Ein oder beide Beine können geübt werden.

Widerstand mit Federn oder Flaschenzug und Gewicht kann auf viele Arten angeordnet werden. Aus der *Rückenlage* wird das Bein gegen einen Federwiderstand gestreckt, oder ein Flaschenzug mit einem Gewicht gibt der Streckung des Beines Widerstand. Das Bein wird als Ganzes während einer Stoßbewegung gestreckt, oder es arbeitet beim Sitz nur aus der Hüfte (Abb. 123).

Bewegungsabläufe, die Arbeit für die Hüftextensoren einschließen. Auch diese sind zahlreich und umfassen Gehen, Laufen, besonders bergauf, Springen und viele andere Formen des Sports wie Gewichtheben, Seilspringen, Schwimmen, Gesellschaftstanz, Heben, Stoßen und Rudern.

Hüftbeuger

Die Hüftbeuger sind die Mm. psoas major und iliacus, unterstützt von Mm. pectineus, rectus femoris (langer Kopf) und sartorius. Letzterer ist am wirkungsvollsten, wenn beide Gelenke, Hüfte und Knie gleichzeitig, gebeugt sind. Wenn starker Widerstand gegeben wird, können auch die Adduktoren die Beugung unterstützen.

Die Arbeit dieser Muskeln wird von der Arbeit der Flexoren der Lendenwirbelsäule begleitet. Wenn beide Beine zugleich zum Rumpf gebeugt werden, bringt es die Funktion der Mm. psoas und iliacus mit sich, daß die Lendenwirbelsäule gestreckt wird. Das Becken wird dabei nach ventral gekippt auf Grund unvollständiger Fixation der Ursprünge der gesamten Muskeln. Daher arbeiten die Flexoren der Lendenwirbelsäule kräftig, um ihre Leistungsfähigkeit zu erhöhen und um die Lendenwirbelsäule und das Becken zu stabilisieren. Wenn die Beugung der Hüftgelenke fortschreitet, kippt die Dehnspannung der Mm. ischiocrurales das Becken nach dorsal und beugt die Lendenwirbelsäule.
Wenn nur eine Hüfte gebeugt ist, wird das Becken durch die Extensoren der anderen Hüfte stabilisiert.

Bewegung des Beckens und Rumpfes gegen die Oberschenkel, wie beim Wechsel von *Rückenlage* zum *Sitz*, beansprucht diese Muskeln kräftig. Die Lendenwirbelsäule wird bei Beginn dieser Bewegung hohl, wenn sie nicht durch den Gebrauch der Flexoren der Lendenwirbelsäule kontrolliert wird (Abb. 124).

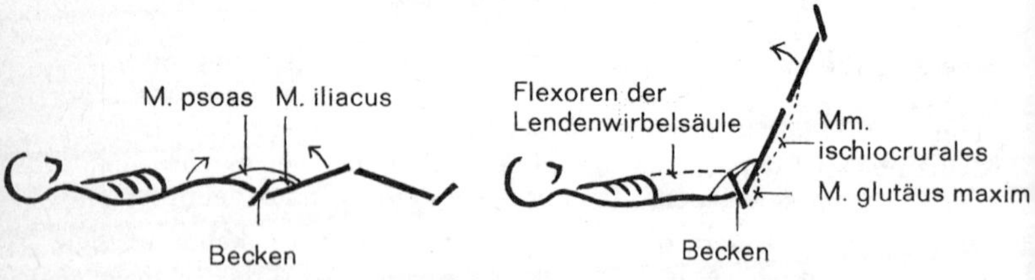

Abb. 124 1 Lordose der Lendenwirbelsäule bei mangelhafter Fixation der Ursprünge von Mm. psoas und iliacus bei Beginn der Hüftbeugung

2 Fixation der Ursprünge der Mm. psoas und iliacus durch die Arbeit der geraden Bauchmuskeln und durch die Dehnspannung der Mm. ischiocrurales. Die Spannung ist vermehrt, wenn die Knie gestreckt sind.

Unterstütztes Üben für die Hüftbeuger. *Seitlage* oder *Rückenlage* sind geeignete Stellungen, um die Bewegung manuell zu unterstützen. Der Lumbalbereich und die Beckenkippung wird durch die Streckung der anderen Hüfte kontrolliert. Gleichzeitige Beugung von Knie und Hüfte des bewegten Beines macht Arbeit im inneren Ausmaß möglich, und die Bewegung folgt dann dem natürlichen Muster. Selbstunterstützung kann auch gegeben werden, wenn der Patient seine Hände unter dem Oberschenkel faltet. Widerstand im kräftigen Bereich des Bewegungsausmaßes wird so früh wie möglich eingeschaltet.

Beispiele freier Übungen für die Hüftbeuger (Abb. 125)

a. *Rückenlage mit erhöhten Beinen;* eine oder beide Hüften und Knie beugen.

b. *Rückenlage oder Rückenlage mit angestellten Beinen;* Wechsel zum Hocksitz.

c. *Vierfüßlerstand;* eine Hüfte und Knie beugen (um den Kopf zum Knie zu führen).

d. *Stand;* eine Hüfte und Knie beugen (um Bohnensack unter dem Oberschenkel durchzugeben).

e. *Hang;* eine oder beide Hüften und Knie anbeugen.

f. *Langsitz;* Beine heben (um einen Ball unter die Knie zu rollen).

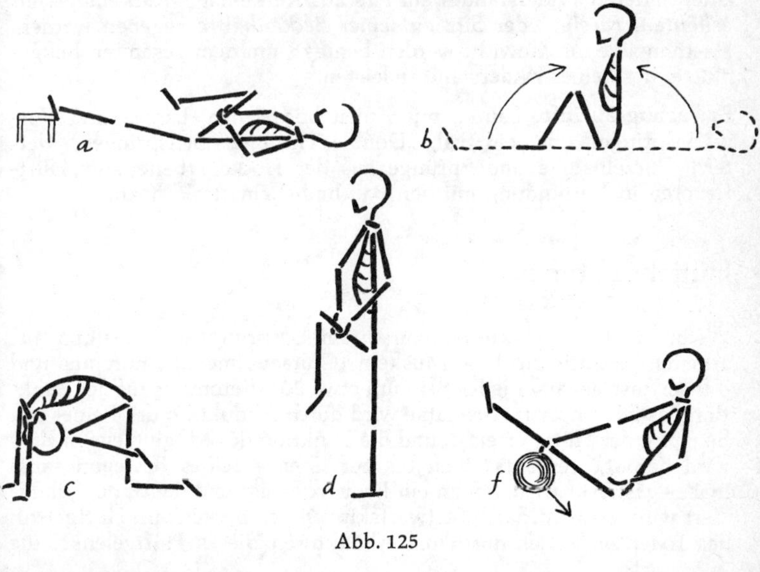

Abb. 125

Widerstandsübungen für die Hüftbeuger. Starker Widerstand wird der Hüftbeugung durch die Schwerkraft in aufrechter Stellung gegeben, besonders wenn das Knie gestreckt ist, da die Muskeln mit einem beträchtlichen mechanischen Nachteil und bei zunehmender Beugung gegen die wachsende Spannung der Ischiokruralen arbeiten.

Manueller Widerstand wird mit einer Hand auf dem Fußrücken gegeben, der voll dorsalflektiert ist und über dem M. quadriceps. Das Knie kann entweder gebeugt werden, wenn die Bewegung fortschreitet oder gestreckt bleiben.

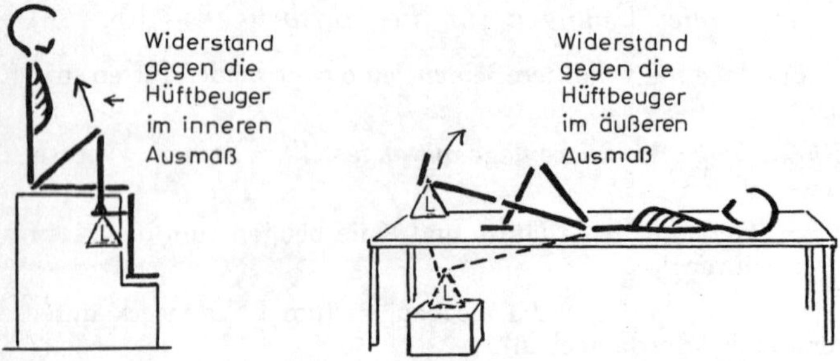

Abb. 126

Mechanischer Widerstand kann durch Anbringen eines Gewichtes oder eines anderen Widerstandes am Fuß aus *Rückenlage, Rückenlage mit erhöhtem Rumpf* oder *Sitz auf einer Beckenhälfte* gegeben werden. Flaschenzüge mit Gewicht werden benutzt, um dem gesamten Beugemuster des Beines Widerstand zu leisten.

Bewegungsabläufe. Laufen mit Knien hochziehen, Längs- und Vorwärtsspringen über ein Seil, „Double Through" Seilspringen, Klettern, Purzelbäume und Sprünge aus der Hocke arbeiten die Hüftflexoren in Verbindung mit den Bauchmuskeln stark durch.

Hüftabduktoren

Wenn die Hüftabduktoren von ihrem Ursprung am Os ilium aus arbeiten, abduzieren diese Muskeln (Glutaeus medius, minimus und Tensor fasciae latae) jedes Bein um etwa 30°. Betonung auf der Funktion des M. tensor fasciae latae wird durch Abduktion des Beines mit Beugung der Hüfte erreicht, und die Funktion des M. glutaeus medius wird betont, wenn das Bein bis zur Grenze seines Bewegungsausmaßes gestreckt wird. Wenn ein Bein fixiert ist und das andere abduziert wird, so wird durch Seitwärtskippen des Beckens im Hüftgelenk des fixierten Beines durch die Abduktoren dieses Hüftgelenks, die mit umgekehrtem Ursprung und Ansatz arbeiten, eine scheinbare Vergrößerung im Ausmaß des abduzierten Beines erzeugt. Um das ganze Gewicht des Körpers auf ein Bein, wie z. B. beim Gehen, zu verlagern, arbeiten die Hüftabduktoren des Standbeines mit umgekehrtem Ursprung und Ansatz, um das Becken seitwärts zu kippen, während der Rumpf durch die Seitbeuger auf der anderen Seite aufrecht gehalten wird (Abb. 127).

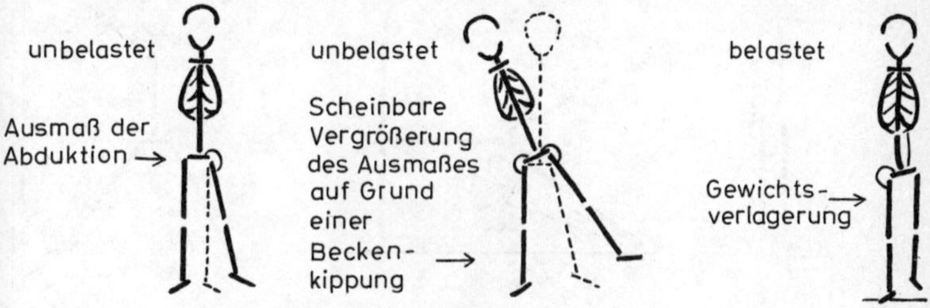

Abb. 127

Unterstütztes Üben für die Hüftabduktoren. Unterstützung oder Aufhängung des bewegten Beines in horizontaler Stellung hebt die Wirkung der Schwere auf. Beide Beine können gleichzeitig aus *Bauch- oder Rückenlage (Beine grätschen)* bewegt werden (Abb. 128). Wenn ein Bein bewegt wird, so wird das andere voll abduziert, um das Becken zu fixieren und um die Bewegung auf dieses Hüftgelenk zu begrenzen.

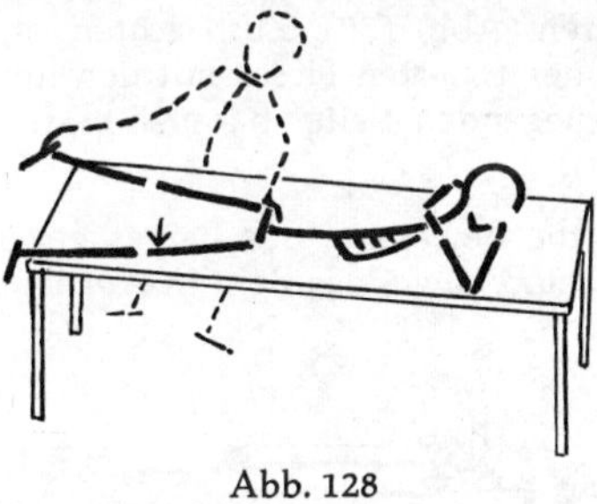

Abb. 128

Manuelle Unterstützung wird in *Rückenlage, Rückenlage mit erhöhtem Rumpf* oder in *Seitlage* gegeben.

Beispiele freier Übungen für die Hüftabduktoren (Abb. 129)

a. *Rückenlage, Bauchlage oder Hang;* Beine grätschen.

b. *Rückenlage oder Stand auf einem Bein auf einer Erhöhung;* Bein aus der Hüfte schieben und hereinziehen.

c. *Stand auf einem Bein;* ein Bein seitwärts heben.

d. *Seitstütz;* ein Bein heben.

e. *Seitlicher Hang an der Sprossenwand;* Wechsel zur „Stern"haltung.

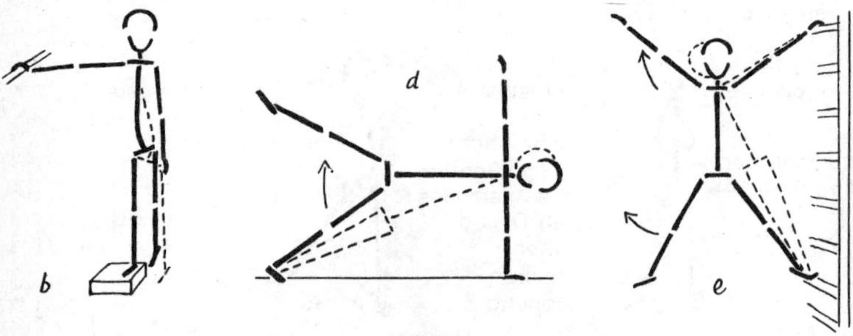

Abb. 129

Widerstandsübungen für die Hüftabduktoren. Da der geringe Grad Abduktion, der für ein seitliches Kippen auf dem Standbein während der Gleichgewichtsverlagerung erforderlich wird, von großer Wichtigkeit ist, so muß das Muster dieser Bewegung betont werden. Manueller oder mechanischer Widerstand gegen das *Beinhereinziehen,* um die Hüftabduktoren des Standbeins arbeiten zu lassen, ist leicht durch Fixieren eines Fußes und Widerstand für die Bewegung des anderen Beines zu arrangieren (Abb. 130). Zu beachten ist, daß die Hüftmuskeln auf der Seite des fixierten Fußes mit den lumbalen Seitbeugern auf der gegenüberliegenden Seite, hauptsächlich dem M. quadratus lumborum, arbeiten.

Widerstand gegen die Bewegung des Beines gegen das Becken wird in *Bauchlage* oder *Rückenlage,* das Bein in Aufhängung, gegeben; der

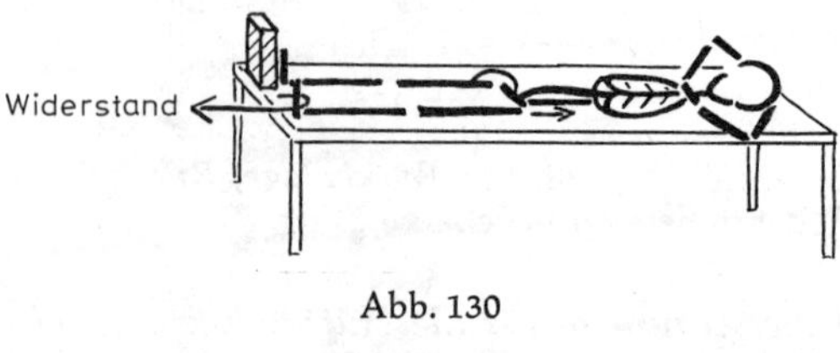

Abb. 130

Widerstand wird horizontal arrangiert. Widerstand mit Gewicht wird im *Stand auf einem Bein* oder *in Seitlage* mit entweder kurzem oder langem Hebel gegeben.

Bewegungsabläufe. Brustschwimmen, Überkopfwerfen mit gestrecktem Arm beim Kricket, Bockspringen, Geh- und Laufübungen üben diese Muskeln.

Hüftadduktoren

Diese Muskeln (Mm. adductor magnus, longus und brevis, unterstützt von pectineus und gracilis) bilden eine kräftige Gruppe. Sie unterliegen häufig adaptiver Verkürzung, sind aber relativ selten im Vergleich zur antagonistischen Gruppe geschwächt, außer bei Oberschenkelamputationen. Ihre Funktion soll sich mit der Funktion der Muskeln des Beckenbodens verbinden.

Unterstütztes Üben für die Hüftadduktoren. Wenn beide Hüften gleichzeitig aus unbelasteter Stellung adduzieren, ist das Becken fixiert, aber es ist bemerkenswert schwer, den Einsatz einer seitlichen Beckenbewegung und einer Seitneigung der Lendenwirbelsäule zu kontrollieren, wenn nur ein Bein bewegt wird. *Rückenlage,* die Wirbelsäule extrem zur gegenüberliegenden Seite des bewegten Beines geneigt, wird als Mittel vorgeschlagen, um die Bewegung auf das Hüftgelenk zu lokalisieren. Diese Bewegung läßt auch ein weites Ausmaß reiner Adduktion zu. Arbeit im inneren Bewegungsausmaß mit gestreckter Hüfte ist gewöhnlich durch den Kontakt mit dem anderen Bein begrenzt, aber wenn die Hüfte gebeugt ist, erhält man durch Überkreuzen der Oberschenkel ein weiteres Ausmaß.

Manueller Widerstand kann in *Rückenlage* oder in *Bauchlage* mit abgenommener Schwere für ein oder beide Beine gegeben werden. Dabei können die Extremitäten durch Aufhängung oder Wasser unterstützt werden oder nicht. In *Rückenlage* kann ein Reedukationsbrett unter dem Bein benutzt werden. Widerstand wird im kräftigsten Bereich des Bewegungsausmaßes so früh wie möglich gegeben.

Beispiele freier Übungen für die Hüftadduktoren (Abb. 131)

a. *Rückenlage oder Langsitz mit gegrätschten Beinen;* Beine übereinanderkreuzen.

b. *Sitz;* Beine kreuzen.

c. *Rückenlage mit erhobenen Beinen oder „umgedrehter Hang";* Beine auseinander führen und wieder schließen.

d. *Rückenlage mit erhobenen Beinen oder Hang;* Umklammern und Halten eines Sandsackes oder Balles zwischen den Füßen oder Knien.

e. *Seitlicher Ausfallschritt, ein Fuß unterstützt, Hände in Hüftstütz;* Abstoßen des Fußes vom Boden, um das Gewicht auf den höher stehenden Fuß zu nehmen.

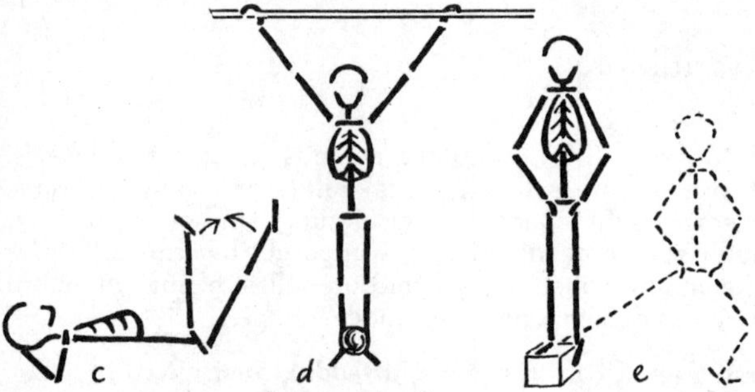

Abb. 131

Widerstandsübungen für die Hüftadduktoren (Abb. 132). Manueller Widerstand kann entweder am Fuß oder am Knie gegeben werden. Widerstand durch Federn oder Flaschenzüge mit Gewichten wird in Stellungen wie *Rückenlage, Bauchlage, Seitlage oder Stand auf einem Bein mit Handfassung* angewandt.

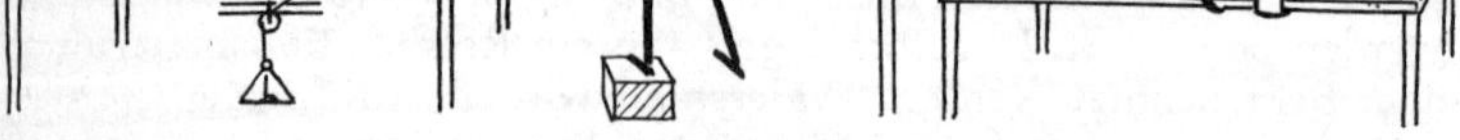

Abb. 132

Bewegungsabläufe. Reiten, Brustschwimmen, Seilklettern, Rollschuhlaufen und Skilaufen arbeiten diese Muskeln kräftig durch.

Innenrotatoren der Hüfte

Innenrotation der Hüfte wird von den gleichen Muskeln, die den Femur abduzieren, ausgeführt, d. h. Mm. tensor fasciae latae, glutaeus medius und minimus. Daher ist ein Bewegungsmuster, bei dem die Muskeln arbeiten, um mit Innenrotation zu abduzieren, am wirkungsvollsten, um diese Muskeln zu kräftigen.

Unterstütztes Üben für die Innenrotatoren der Hüfte. Unterstützung wird manuell bei Knie- und Hüftbeugung oder bei Knie- und Hüftstreckung gegeben. Die Griffe sind die gleichen, wie bei der Ausführung passiver Bewegung (s. S. 125).

Beispiele für freies Üben der Innenrotatoren der Hüfte (Abb. 133)

Das Bein kann gegen das Becken oder das Becken gegen das Bein bewegt werden.

a. *Sitz;* die Füße schwunghaft oder langsamer auseinandersetzen, die Knie zusammenhalten.

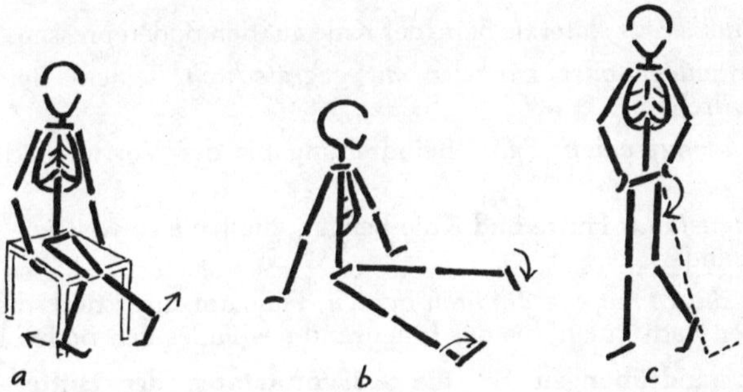

Abb. 133

b. *Rückenlage oder Langsitz mit gegrätschten Beinen;* Beine nach innen drehen.

c. *Stand auf einem Bein;* ein Knie nach innen drehen.

d. *Bauchlage mit gebeugten Beinen;* Füße auseinanderdrücken.

e. *Stand auf einem Bein;* Becken und Rumpf gegen das Standbein drehen.

Widerstandsübungen für die Innenrotatoren der Hüfte. Aus dem *Sitz auf dem hohen Hocker* wird manueller Widerstand an der Fußaußenseite und an der inneren Seite des Kniegelenkes gegeben, oder aus der *Rückenlage* mit vollgestreckten Knien wird der Bewegung des nach innen Rollens durch die Hände in Höhe der Adduktoren Widerstand gegeben.

Bewegungsabläufe. Kicken wie beim Fußballspielen, Golf und alle Bewegungen, die eine Drehung gegen das Standbein einschließen, beanspruchen kräftig diese Muskeln. Innenrotation der Hüfte ist eine Komponente der Bewegung, die für das Abstoßen beim Gehen und Laufen notwendig ist.

Außenrotatoren der Hüfte

Außenrotation ist eine kraftvolle Bewegung, die durch viele Muskeln hervorgerufen wird (Mm. obturatorius internus und externus, quadratus femoris, gemelli superior und inferior, unterstützt von piriformis, glutaeus maximus, sartorius und den Adduktoren).

Unterstütztes Üben für die Außenrotatoren der Hüfte. Manuelle Unterstützung wird in gleicher Weise wie bei der Ausführung passiver Bewegungen gegeben.

Beispiele freier Übungen für die Außenrotatoren der Hüfte

a. *Schneidersitz;* laterale Seite der Knie auf den Boden pressen.

b. *Rückenlage oder Langsitz mit gegrätschten Beinen;* Beine nach außen drehen.

c. *Stand auf einem Bein;* Beindrehung bis der Vorfuß nach außen zeigt.

d. *Zehenstand;* Hüfte und Knie beugen, die Knie so weit wie möglich auseinander.

e. *Bauchlage mit gegrätschten Beinen;* Füße dorsalflektiert, die Fersen drücken nach innen, bis der Innenrand des Fußes den Boden berührt.

Widerstandsübungen für die Außenrotatoren der Hüfte. Da die Adduktoren auch Außenrotatoren sind, sollten diese beiden Bewegungen verbunden werden, um diese Muskeln zu kräftigen. Aus dem *Sitz auf dem hohen Hocker* wird der Oberschenkel durch manuelle Fixation in Adduktion gehalten, während der Bewegung mit einer Hand an der Innenseite des Fußes Widerstand geleistet wird. In Rükkenlage kann der Drehung des Beines nach außen an der lateralen Seite des Oberschenkels Widerstand gegeben werden.

Bewegungsabläufe. Diese Muskeln werden bei vielen Bewegungen, wie beim Ballettanzen, Schottischen Tanzen und Fechten stark in Anspruch genommen.

Muskeln des Beckenbodens

Die Mm. levator ani und coccygei bilden zusammen das Diaphragma pelvis oder einen muskulären Boden des Beckens. Die Mm. levator ani verengen das untere Ende des Rektum (oder rückwärtigen Durchgang) und die Vagina der Frau und unterstützen die Beckenorgane mit Hilfe der Mm. coccygei, die das Steißbein nach vorne ziehen. Die Urethra (oder vorderer Durchgang) wird durch den M. sphincter urethrae verengt.

Kontraktion dieser Muskeln ergibt sich als Reaktion auf den Druck, der auf die Muskulatur durch das Gewicht der Beckenorgane nach unten ausgeübt wird. Die Reaktion wird durch eine Erhöhung des intraabdominalen Drucks vergrößert. Ihre Funktion scheint auch von den Hüftextensoren und Adduktoren beeinflußt zu werden. Schwäche oder Überdehnung führen oft zu Inkontinenz oder Prolaps, was sehr störend für den Patienten ist.

Methode, um die Kontraktion beizubringen. Faradische Reizung kann notwendig sein, um den Patienten das Gefühl für die Kontraktion schätzen zu lehren. Sonst wird gewöhnlich die Anweisung, den „rückwärtigen Durchgang" oder „vorderen Durchgang" „einzuziehen" verstanden. Dies kann als eine lokalisierte Bewegung oder in Verbindung mit Üben der Hüftextensoren oder Adduktoren ausgeführt werden.

Durch Lagerung werden die Muskeln unterstützt, die dazu bestimmt sind, die Wirkung des Druckes der Beckenorgane nach unten aufzufangen, z. B. *Rückenlage mit angestellten Beinen und erhöhtem Becken, Rückenlage oder Bauchlage.* Es bedeutet eine Steigerung, wenn die geneigten und schließlich die aufrechten Stellungen für die Übungen und die Beibehaltung der Kontrolle benutzt werden.

Beispiele von Übungen, bei denen die Muskeln des Beckenbodens arbeiten (Abb. 134)

a. *Rückenlage mit angestellten Beinen* (und abgehobenem Becken); Gesäß anspannen, Knie zusammendrücken und Beckenboden anspannen.

b. *Rückenlage mit hochgelagerten Beinen* (Fersen unterstützt und Beine gekreuzt); Becken abheben und Adduktion mit Kontraktion des Beckenbodens.

c. *Seitlage* (Beine gebeugt); Beine strecken und Adduktion mit Kontraktion des Beckenbodens.

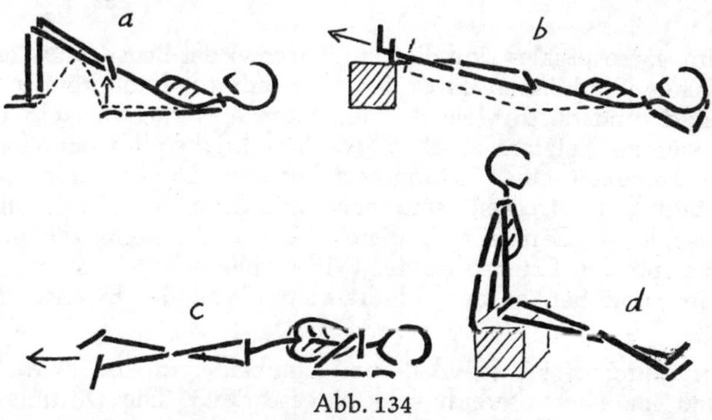

Abb. 134

d. *Langsitz auf einem niedrigen Schemel* (Unterschenkel gekreuzt); Gesäß anspannen, Knie zusammendrücken und Beckenboden kontrahieren.

e. *Stand mit gekreuzten Beinen;* Fersen heben mit Kontraktion des Beckenbodens.

Widerstandsübungen für die Adduktoren der Hüfte, besonders diejenigen, die auch die Hüftstrecker beanspruchen, werden benutzt: z. B. *Rückenlage mit angestellten Beinen; Knie zusammen* (mit Becken heben) *und locker lassen* (mit Becken senken).
Wenn sich die Kontrolle verbessert, werden die Kontraktionen des Beckenbodens während allgemeiner Rumpf- und Beinübungen beibehalten, und der Patient trainiert die Muskelspannung vor irgendeiner Tätigkeit, die den intraabdominalen Druck erhöht, wie Husten, Niesen, Lachen oder Heben schwerer Lasten.

Muskeln des Rumpfes

Die ventralen und dorsalen Muskeln des Rumpfes, die Rücken- und Bauchmuskeln, beugen und strecken die Wirbelsäule und arbeiten zusammen, um Seitneigung und Rotation zu erreichen.

Wenn sie arbeiten, um Bewegung zu erzeugen, können sie mit ihrem unteren Ansatz am Becken, mit ihrem oberen Ansatz am Thorax fixiert sein, oder beide Ansätze bewegen sich. Wenn sie mit beiden Ansätzen fixiert arbeiten, ergibt sich eine statische oder Haltungsreaktion. Die ausgewogene Kontraktion der Muskeln ist für die aktive Haltung des Rumpfes und die Unterstützung der Bauchorgane verantwortlich.

Extensoren der Wirbelsäule

Die Mm. sacrospinales sind die Hauptstrecker der Brust- und Lendenwirbelsäule. Sie können durch den M. quadratus lumborum im Lendenbereich und durch viele der autochtonen Rückenmuskeln unterstützt werden. Letztere arbeiten jedoch wahrscheinlich hauptsächlich in ihrer Fähigkeit, eine Haltung beizubehalten. Die Muskeln, die den Kopf und Hals strecken, sind nahe mit denen verwandt, die die Wirbelsäule als Ganzes extendieren. Andere Muskeln, die in Verbindung mit den Extensoren der Wirbelsäule arbeiten, sind die Retraktoren und Senker der Schulterblätter und die Extensoren der Hüfte.

Die Streckung ist im Zervikal- und Lumbalbereich der Wirbelsäule frei und im Thoraxbereich sehr eingeschränkt. Die wirkungsvolle

Funktion der Muskeln kann nur in einem Bereich betont werden. Sie können als Ganzes von einem fixierten Punkt in ihrem unteren oder oberen Ansatz aus arbeiten oder wenn sich beide Ansätze frei bewegen.

Unterstütztes Üben für die Extensoren. In *Seitlage* wird die Wirkung der Schwerkraft aufgehoben, und die Funktion der Muskeln kann manuell unterstützt werden. Wegen des Gewichts des Rumpfabschnitts, der bewegt werden soll, ist es praktisch, den unteren Rumpfabschnitt vor der Bewegung in Schlingen zu lagern. Um die Achse der Bewegung zu fixieren, stellt die Krankengymnastin ein Knie an den Rücken des Patienten und benutzt ihre Hände, um die Arbeit der Muskeln zu unterstützen. Als Steigerung kann das Üben auf einer Behandlungsbank mit einer polierten Oberfläche benutzt werden, oder es können kleine Streckbewegungen gegen Spannfedern versucht werden, wenn der Rumpf in Rückenlage aufgehängt ist. In *Bauchlage,* die Arme hinter dem Rücken verschränkt und mit fixierten Füßen, kann die Anstrengung des Patienten durch horizontalen Zug an den Armen unterstützt werden. Seine Bemühung wird

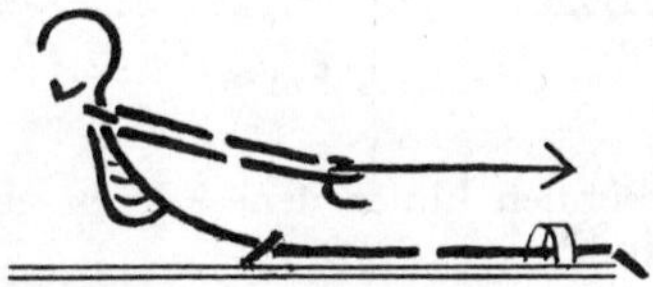

Abb. 135

durch kräftige Extension von Kopf und Hals zu Beginn der Bewegung unterstützt (Abb. 135).

Beispiele freier Übungen für die Strecker der Wirbelsäule (Abb. 136)

a. *Bauchlage;* Rumpf heben.

Diese Übung kann auf viele Arten erschwert und geändert werden, zum Beispiel:

(I) Ein oder beide Beine können gehoben werden.

(II) Die Hebelkraft des Rumpfes kann durch verschiedene Armhaltungen, wie z. B. *Seithalte mit gebeugten Ellenbogen, Seithalte, Hände auf dem Kopf* oder *Flughalte* vergrößert werden.

(III) Die Hüften können durch eine Schwebebank unterstützt werden.

(IV) Die extrem gestreckte Stellung kann gehalten werden, während ein Ball zu einem Partner gerollt oder geworfen wird (zwischen jedem Fang und Wurf entspannen).

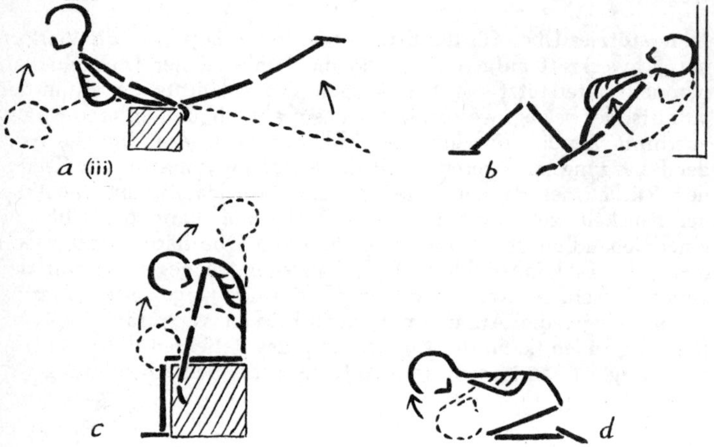

Abb. 136

(V) Die Knöchel können hinter dem Rücken gefaßt werden, wenn die Knie gebeugt sind.

b. *Rückenlage mit angestellten Beinen, Rückenlage mit angestellten Beinen und erhöhtem Rumpf, entspannter Hocksitz, Hocksitz oder Stand;* Rücken wölben (Abb. 136).

c. *Entspannter Sitz oder Stand mit gegrätschten Beinen;* Rumpf Wirbel um Wirbel aufrichten.

d. *Fersensitz, Rumpf entspannt;* Rumpf zur Horizontalen strecken.

e. *Vierfüßlerstand oder Stand auf einem Bein, mit Handfassung;* einen Arm oder ein Bein abheben.

f. *Hang;* Beine nach dorsal heben.

Widerstandsübungen für die Extensoren der Wirbelsäule. Widerstand kann aus *Bauchlage* gegeben werden. Die Krankengymnastin legt dem Patienten eine Hand auf den Hinterkopf, mit dem anderen Unterarm fixiert sie die Oberschenkel. Aus dem *Sitz* (Abb. 123) kann Widerstand am Kopf oder an den Armen gegeben werden. Die Bewegung wird gesteigert, wenn die Arme zur Elevation gehoben werden.

Widerstand mit Gewichten ist einfach und wirkungsvoll, zum Beispiel:

(I) **Bauchlage auf dem Behandlungstisch, Überhang;** Rumpf aufrichten, dabei einen Medizinball heben (Abb. 137).

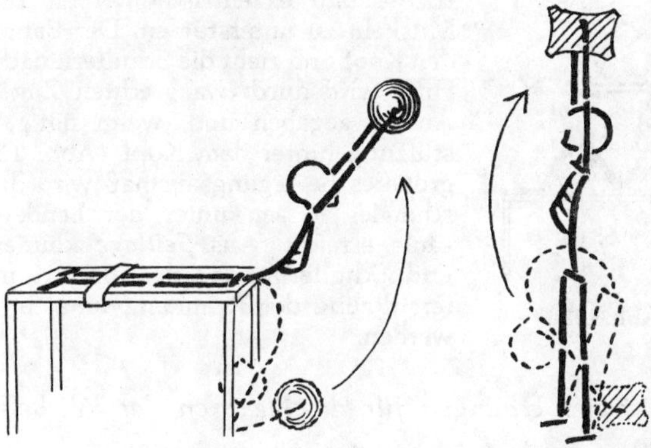

Abb. 137

(II) **Grätschstellung, Oberkörper entspannt nach vorne geneigt;** Rumpf aufrichten, dabei einen Sandsack über den Kopf heben und ihn wieder auf den Boden legen.

(III) **Bauchlage mit fixierten Füßen;** Rumpf abheben (Sandsack zwischen den Schulterblättern) oder Beine abheben (Sandsack zwischen den Füßen).

Widerstand mit Federn oder Flaschenzug mit Gewicht wird mit einem Gurt um die Schultern befestigt, oder der Patient hält das Seil in den Händen.

Bewegungsabläufe. Rudern, Tauziehen, Kraulen, Staffelspiel mit Ball und alle Formen des Hebens sind einige der Tätigkeiten, bei denen diese Muskeln arbeiten.

Flexoren der Wirbelsäule

Mit Ausnahme des M. transversus abdominis, dessen einzige Funktion die Unterstützung und der Druck auf die Bauchorgane ist, arbeiten alle Bauchmuskeln, um die Wirbelsäule zu beugen. Die Mm. recti abdominis sind die wichtigsten Muskeln, aber sie werden von Mm. obliquus internus und externus unterstützt. Der M. glutaeus maximus bewirkt indirekt durch Aufrichten des Beckens nach dorsal eine Beugung der Lendenwirbelsäule, wenn er mit umgekehrtem Ursprung und Ansatz arbeitet.

Unterstütztes Üben für die Flexoren der Wirbelsäule. *Rückenlage mit erhöhtem Rumpf und angestellten Beinen* ist eine geeignete Stellung, um die konzentrische und exzentrische Arbeit für diese Muskeln zu unterstützen. Der Patient hebt den Kopf und zieht die Schultern nach vorne, Hilfe wird durch waagrechten Zug an den Armen gegeben und, wenn nötig, Unterstützung hinter dem Kopf (Abb. 138). Ein größeres Bewegungsausmaß wird durch ein schmales Kissen unter der Lendenwirbelsäule erreicht. Aus *Seitlage* können Kopf und Schultern oder das Becken mit Unterstützung der Krankengymnastin bewegt werden.

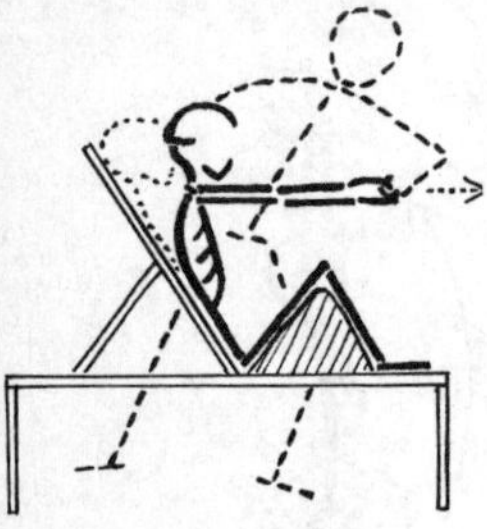

Abb. 138

Beispiele freier Übungen für die Flexoren der Wirbelsäule (Abb. 139)

a. *Rückenlage mit angestellten Beinen, Sitz, Vierfüßlerstand oder Stand;* Becken aufrichten nach dorsal.

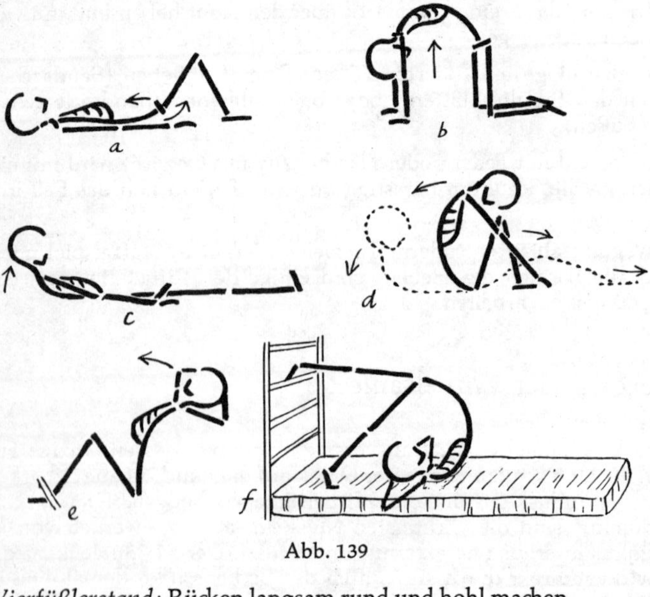

Abb. 139

b. *Vierfüßlerstand;* Rücken langsam rund und hohl machen.

c. *Rückenlage;* Kopf und Schultern heben, um auf die Füße zu sehen.

d. *Entspannter Hocksitz;* Wechsel zum Liegen (Rücken abrollen) und wieder Aufrichten zum Sitz.

e. *Hocksitz, Kopf abgestützt, Füße fixiert;* Rücken wölben und zugleich heben.

f. *Rückenlage;* Hüfte und Beine heben, um die Wand oder den Boden hinter dem Kopf mit den Füßen zu berühren (versehentliche Purzelbäume vermeiden).

Diese Muskeln arbeiten kräftig statisch als Fixatoren der Hüftbeuger und bei vielen Schulterübungen, um ein Wölben des Rückens zu verhüten. Wenn der Kopf aus der *Rückenlage* gehoben wird, kann getastet werden, wie diese Muskeln sich anspannen. Ein gewisser Druck auf die Bauchorgane, was relativ statische Arbeit für die Muskeln bedeutet, wird durch Akzentuieren der Ausatmungsphase erreicht. Wenn sich alle Bauchmuskeln (M. transversus inbegriffen) als antagonistische Muskeln kontrahieren, ist das Zwerchfell entspannt.

Widerstandsübung für die Flexoren der Wirbelsäule. Diese Muskeln arbeiten kräftig mit den Hüftflexoren zusammen, daher können Widerstandsübungen für diese Muskeln benutzt werden, um konzentrische und exzentrische Arbeit der Flexoren der Wirbelsäule zu erreichen. Die Bewegung muß weitergeführt werden, um Beckenaufrichten und Beugung der Lendenwirbelsäule mit einzuschließen. Widerstand gegen das Rundmachen des Rückens kann aus der *Rückenlage* (Füße fixiert) durch ein Gewicht, das vor der Brust gehalten wird, oder mit gestreckten Armen gegeben werden (Abb. 140). Manueller Widerstand kann aus dem Sitz an der Stirn (Kopf und Hals in voller Beugung) und/oder an der Vorderseite einer oder beider Schultern gegeben werden. Bei dieser Bewegung ist es wichtig, darauf zu achten, daß die Richtung des Widerstandes nach *oben* geht, sonst ist die Hüftbeugung die einzige Bewegung, der Widerstand geleistet wird.

Die Schwerkraft ist gewöhnlich ein genügend kräftiger Widerstand, wenn die Muskeln in ihrem äußeren Bereich arbeiten, aber ein Gewicht, vor dem Thorax oder mit gestreckten Armen gehalten, erhöht die Last bei der Arbeit aus der *Rückenlage; Wechsel zum Langsitz* und in *Rückenlage* (Kopf und Schultern nicht unterstützt) (Abb. 140); *Rücken langsam wölben und abheben.*

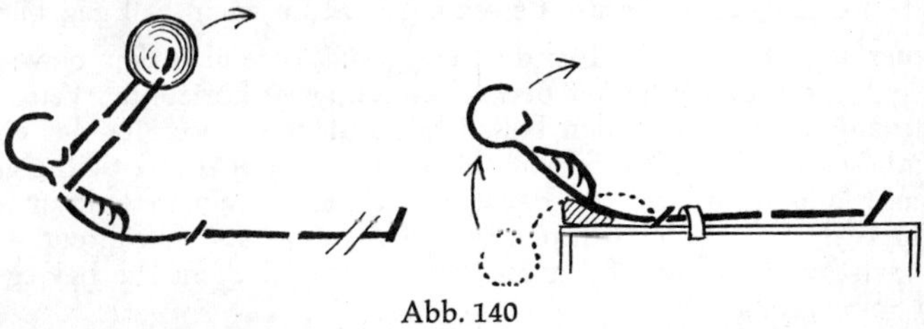

Abb. 140

Bewegungsabläufe. Beispiele hierfür sind Weitsprung, Hürdenlauf, Purzelbäume, Sprünge aus der Hocke und Klettern.

Seitneiger

Die Rücken- und Bauchmuskeln einer Seite arbeiten zusammen, um eine Seitneigung zu bewirken. Die betreffenden Hauptmuskeln sind Mm. sacrospinalis, quadratus lumborum, rectus abdominis und die obliquii internus und externus. Wenn die Arme fixiert sind und das Becken sich frei bewegen kann, so kann der M. latissimus dorsi durch die Umkehr von Ursprung und Ansatz die Seitneigung durch Heben des Beckens nach kranial und ventral erreichen. Kräftigung und Hypertrophie des M. latissimus dorsi sind von großer Wichtigkeit bei der Rehabilitation von Patienten mit Verletzungen des Rückenmarks.

Unterstütztes Üben für die Seitneiger. *Bauchlage,* mit Überhang des Rumpfes am Ende der Behandlungsbank und Aufhängung in Schlingen ist geeignet für Bewegung des oberen Rumpfabschnitts in Mittelstellung (s. S. 134, Abb. 85 c). Für Bewegung des unteren Abschnittes wird als Ausgangsstellung oft *Rückenlage mit Handfassung vor der Frontalebene,* Becken und Beine in Schlingen aufgehängt, benutzt (Abb. 141). Dies gilt besonders, wenn Arbeit für den Latissimus

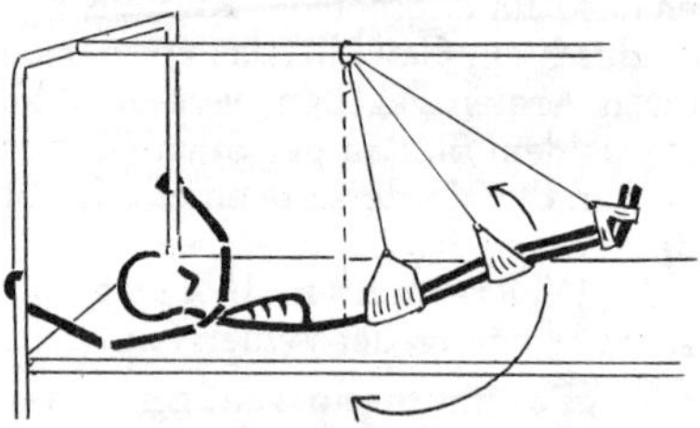

Abb. 141

dorsi verlangt wird. Eine Behandlungsbank mit polierter Oberfläche kann an Stelle der Aufhängung verwendet werden, oder der Auftrieb kann in einem Wasserbecken ausgenutzt werden. Manuelle Unterstützung und Kontrolle der Bewegung wird in jedem Fall gegeben.

Bemerkung. Bei Abb. 141 ist die Bewegungsachse über dem bewegten Gelenk, und die Ebene der Beckenbewegung ist horizontal. Wird der Aufhängungspunkt zu den Füßen hin verlagert, so ergibt das einen Pendelschwung, der die Schwierigkeit an der Grenze der Seitneigung erhöht, vorausgesetzt, die Bewegung findet in einem langsameren Tempo als dem des natürlichen Pendelschwungs statt. Während eines Pendelschwungs begleitet etwas Rotation des Beckens die Bewegung der Seitneigung.

Beispiele freier Übungen für die Seitneiger

Diese Bewegung ist im Lumbalbereich frei und im Thoraxbereich begrenzt. Manchmal ist es notwendig, die Funktion der Muskeln nur auf einen Bereich zu lokalisieren, wie zum Beispiel bei einseitigem Üben für teilweise mobile Skoliosen. Um die Thoraxbewegung zu fördern, sind Übungen mit den Armen oder solche, bei denen der Lumbalbereich in Beugung fixiert ist, vorzuziehen. Für die Lumbalbewegung sind Übungen von den Beinen her wirkungsvoll, und die Bewegung der ganzen Wirbelsäule ist bei unbelasteten Übungen in extremer Streckung am freisten.

1. Hauptsächlich für den Thoraxbereich

a. *Tiefer Vierfüßlerstand;* tiefes „Hundekriechen" (s. S. 155, Abb. 97).

b. *Sitz mit gegrätschten Beinen, Rumpf gestreckt vorgeneigt, Hände auf den Schultern;* einen Arm zur Decke strecken, einen Arm zum Fußboden strecken (bis zur Bewegungsgrenze).

c. *Sitz mit gegrätschten Beinen, Rumpf gestreckt vorgeneigt, Hände lateral an den Thorax gelegt;* Rumpfseitneigung, Bewegung mit der Handwurzel lokalisieren (Abb. 142).

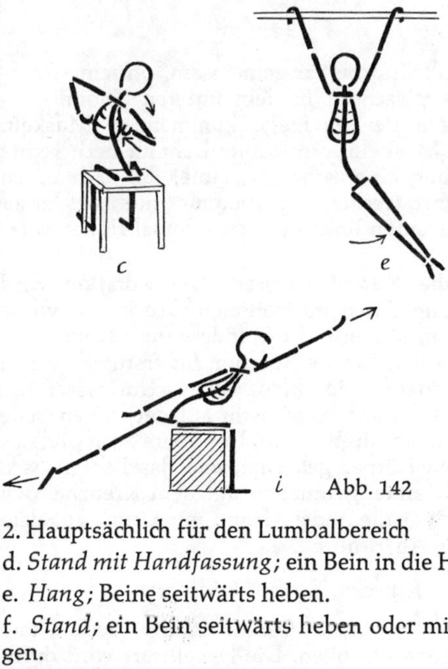

Abb. 142

2. Hauptsächlich für den Lumbalbereich

d. *Stand mit Handfassung;* ein Bein in die Hüfte ziehen.

e. *Hang;* Beine seitwärts heben.

f. *Stand;* ein Bein seitwärts heben oder mit Hüpfen seitwärts schwingen.

3. Für die gesamte Wirbelsäule

g. *Seitwärtsstehen, ein Fuß erhöht unterstützt;* Rumpfseitneigung, gegenüberliegenden Arm über den Kopf schwingen.

h. *Bauchlage mit aufgestützter Stirn;* Rumpfabheben wird von Rumpfseitneigung gefolgt.

4. Neigung zur Gegenseite bei zwei Schwingungen

i. *„Ausfallsitz“;* einen Arm nach oben strecken und den anderen Arm mit Außenrotation nach unten strecken.

Die Lumbalgegend wird zur Seite des sitzenden Beines gebeugt und der Thorax zu der Seite des Armes, der nach oben gestreckt ist.

Widerstandsübungen für die Seitneiger. In aufrechter Stellung ist ein Gewicht, gehalten oder mit einer Hand gehoben, eine einfache Methode, um Widerstand zu geben. Ein senkrechter Wurf eines Medizinballes seitlich über den Kopf stellt kräftige Arbeit für die Muskeln dar.

Bewegungsabläufe. Die meisten Bewegungen beim Heben und Strekken nach oben mit einem Arm arbeiten diese Muskeln durch. Überkopf werfen, Fensterputzen und Seilklettern sind Beispiele. Beim Gehen, Laufen und Kriechen schließt die Beckenbewegung Seitneigung mit ein, obwohl das Bewegungsausmaß klein ist.

Rumpfrotatoren

Die Rücken- und Bauchmuskeln arbeiten gemeinsam, um eine Rotation hervorzurufen, die hauptsächlich in dem unteren Thorakalbereich stattfindet. Die Fasern der in Frage kommenden Muskeln verlaufen schräg, d. h. die Muskeln, die Rumpfdrehung nach rechts ausführen, liegen in Richtung einer schrägen Linie, die nach unten rechts und nach ventral läuft (rechter M. obliquus internus, linker M. obliquus externus), nach unten links und nach dorsal (links Rotatoren, rechts Multifidus).

Unterstütztes Üben für die Rumpfrotatoren. Die Rotation wird manuell in *sitzender* Stellung durch horizontalen Druck von vorne auf die eine Schulter und von hinten auf die andere unterstützt. Aus der *Rückenlage* kann der Patient für die Rotation unterstützt werden und sich nach einer Seite oder in *Bauchlage* rollen. Um dieser Bewegung zu helfen, steht die Krankengymnastin auf derjenigen Seite des Bettes, zu der der Patient sich drehen soll. Der obere Arm und das obere Bein werden über den Körper gekreuzt, und das Becken wird mit Hilfe einer Hand der Krankengymnastin auf dem Kreuzbein zu einer Seite gerollt, dann bringt die andere Hand mit Druck auf dem Schulterblatt die Schultern in Ausrichtung.

Beispiele freier Übungen für die Rumpfrotatoren

a. *Rückenlage mit angestellten Beinen, Arme Seithalte;* Becken und Beine von einer Seite zur anderen rollen. Die Hebelkraft wird durch Strecken eines oder beider Knie und Heben der Beine vergrößert.

b. *Reitsitz;* Rumpfdrehen nach beiden Seiten, mit lockerem Armschwingen (Abb. 143).

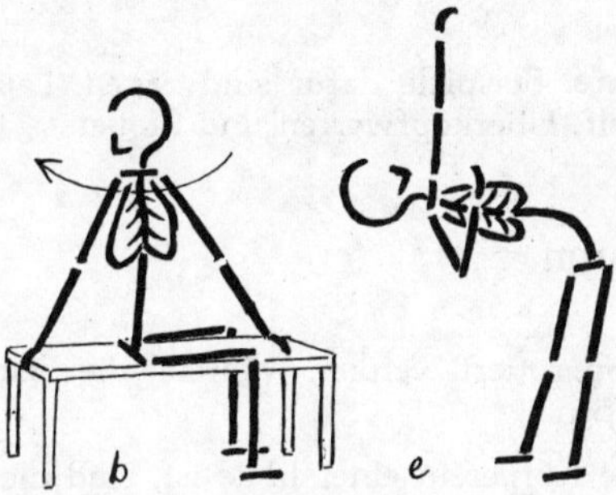

Abb. 143

c. *Vierfüßlerstand;* Rumpfdrehen, einen Arm nach oben strecken, um einen Bohnensack abzunehmen und ihn dann wieder unter dem eigenen Rumpf zum Partner zurückzugeben.

d. *Schneider- oder Reitsitz, Handfassung mit einem Partner;* Rumpfdrehung, während ein Arm beugt, wenn sich der andere streckt.

e. *Rumpfsenkhalte in Grätschstellung oder Stand mit gekreuzten Beinen, Arme in Seithalte;* Rumpfdrehen mit lockerem Armschwingen (Abb. 143).

f. *Schneider- oder Reitsitz;* Rumpfdrehen, um einen Ball zur Krankengymnastin zu geben, die hinter dem Patienten steht.

Widerstandsübungen für die Rumpfrotatoren. Der Rumpfrotation wird im *Hocksitz* manuell mit Druck auf die Schultern Widerstand gegeben. Gewichte, in der Hand gehalten, können bei Übungen im *Vierfüßlerstand* verwendet werden; *Rumpfrotation* (wie bei freier Übung c). Federn oder Flaschenzüge mit Gewichten können von dem Patienten im *Reitsitz* horizontal bewegt werden (Abb. 144).

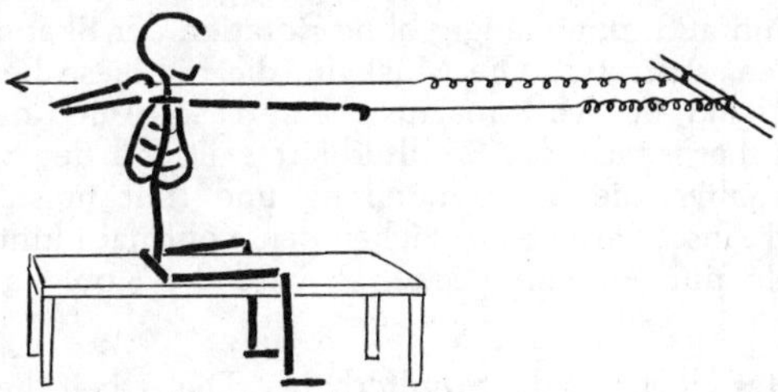

Abb. 144

Da die Atmung in der Dehnstellung behindert ist, können häufige Pausen notwendig werden, oder die Übungen können mit der Atmung ausgeführt werden (Ausatmung mit Drehung und Einatmung in Mittelstellung).

Bewegungsabläufe. Beispiele dafür sind Sägen, Laufen, Bogenschießen, Tennis, Golf, Überkopfwerfen und Stoßen.

Beckenrotatoren

Das Becken kann rotiert werden, während die Beine und Schultern feststehend bleiben.

Wenn der ganze Körper in einer Linie ist, sind die Beckenrotatoren nach links die rechten Rumpfrotatoren, die Innenrotatoren des linken Beines und die Außenrotatoren des rechten Beines. Dabei arbeiten alle Muskeln mit umgekehrtem Ursprung und Ansatz (Abb. 145).

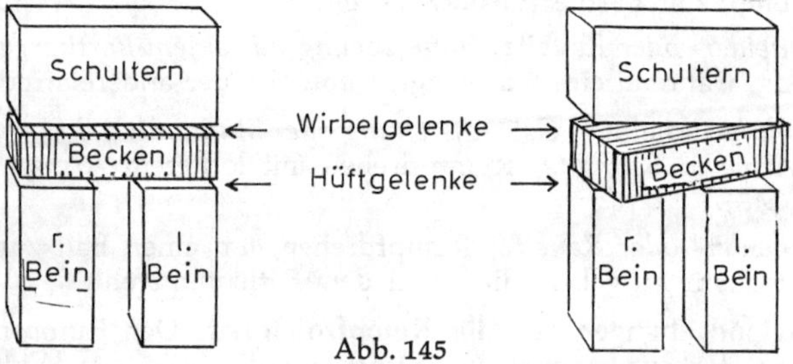

Abb. 145

Heber des Schultergürtels

Hebung des Schultergürtels begleitet häufig die Elevation des Armes, aber sie kann auch unabhängig ohne Rotation der Skapula, wie beim Achselzucken, auftreten. Die Muskeln, die für diese Bewegung verantwortlich sind, der M. trapezius (obere Fasern) und der M. levator scapulae, sichern auch das Schulterblatt während der Schulterbewegungen, erhalten die Schulterstellung und (mit umgekehrtem Ursprung und Ansatz arbeitend) ziehen den Kopf nach hinten. Arbeiten die Muskeln nur auf einer Seite, so wird der Kopf zu dieser Seite geneigt.

Unterstütztes Üben für die Schulterheber. Die Arbeit dieser Muskeln beim Schulterheben ist verringert, wenn der Körper in horizontaler

Lage ist, z. B. bei *Rückenlage mit angestellten Beinen* und *im Vierfüßlerstand.* Manuelle Unterstützung für diese Bewegung oder zur Beibehaltung dieser Stellung kann durch Druck unter den Ellenbogen bei verschränkten Armen gegeben werden.

Beispiele freier Übungen für die Schulterblattheber

a. *Rückenlage mit angestellten Beinen, Vierfüßlerstand oder Sitz;* Achselzucken.

b. *Rückenlage mit angestellten Beinen oder Vierfüßlerstand;* Kopfneigen (mit oder ohne Schulterheben).

c. *Stand oder Sitzen mit gegrätschten Beinen;* jede Armbewegung über der Horizontalen (Ballwerfen eingeschlossen).

Beim Üben einer neuen Haltung des Schultergürtels ist es für den Patienten wesentlich, das „Gefühl" der neuen Höhe zu schätzen. Der Gebrauch eines Spiegels kann zunächst hilfreich sein, aber dies hat den Nachteil, daß der Patient ermutigt wird, seinen Gesichtssinn als Ersatz für sein Bewegungsgefühl zu benutzen. Das Üben vor dem Spiegel sollte daher nicht mehr fortgesetzt werden, sobald der Patient die neue Haltung „fühlen" kann.

Widerstandsübungen für die Schulterheber. Die Hände der Krankengymnastin oder Sandsäcke beschweren die Schultern des Patienten, oder er hält Gewichte in seinen Händen. Der hebenden Funktion wird damit Widerstand gegeben. Auch Federn oder Flaschenzüge mit Gewicht können verwandt werden. Widerstand für die endgradige Elevation der Arme wird durch Heben eines Medizinballes über den Kopf gegeben.

Die Antagonisten der Schulterheber sind M. serratus anterior (untere Fasern) und M. pectoralis minor, die als Senker arbeiten, wenn die Bewegung nicht durch die Schwerkraft erfolgt. Der M. latissimus dorsi ist jedoch hauptsächlich für den Druck der Arme und des Schultergürtels nach unten verantwortlich, wenn Widerstand an den Armen gegen die Bewegung gegeben wird.

Protraktoren der Skapula

(Muskeln, die die Schulterblätter nach lateral und ventral um die Thoraxwand ziehen).

Der M. serratus anterior und M. pectoralis minor bewegen die Schulterblätter nach ventral. Dabei gleiten die Skapulae auf der Thoraxwand, bis die Schultergelenkpfanne ungefähr nach vorn zeigt. Vorhebung des Armes im Schultergelenk ist gewöhnlich mit der Bewegung verbunden, wie beim Vorwärtsstoßen oder Schlagen. Die Margo vertebralis scapulae wird durch den M. serratus anterior mit Unterstützung des M. latissimus dorsi in Anlagerung an der Brustwand gehalten.

Beispiele freier Übungen für die Fixatoren der Schulterblätter

a. *Sitz mit angelehntem Rücken;* Schultern nach vorne ziehen, um die oberen Rückenpartien zu runden und um je eine Hand hinter die gegenüberliegende Schulter zu legen (Beugung vermeiden).

b. *Vierfüßlerstand;* Kriechen.

c. *Stand, Arme in Vorhalte* (Handflächen an der Wand); mit gestrecktem Rumpf, von den Knöcheln aus nach vorne kommen und wieder mit den Händen abstoßen, um die Balance zurückzugewinnen.

d. *Liegestütz;* Arme beugen und strecken.

Widerstandsübungen für die Fixatoren der Schulterblätter. Jede Stoßbewegung der Arme nach vorne gegen Widerstand regt diese Muskeln an. Stellungen, bei denen die Hände fixiert und die Arme gestreckt sind, um den Rumpf zu bewegen, sind geeignet, z. B. *Vierfüßlerstand mit aufgestützten Unterarmen, Armstrecken* bei dem manueller Widerstand über den Schulterblättern gegeben wird. Stemmen eines Gewichtes senkrecht zur Decke oder durch Federn oder Flaschenzüge mit Gewichten *im Stehen* mit *Anlehnen* an der Wand können benutzt werden (Abb. 146).

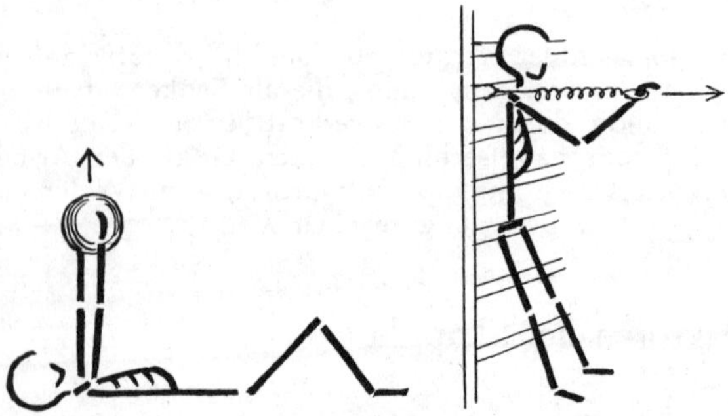

Abb. 146

Bewegungsabläufe. Boxball, Boxen, Graben, Sägen, Bowling und Vorwärtswerfen eines Balles arbeiten diese Muskeln kräftig durch.

Retraktoren der Schulterblätter

Diese Muskeln (Mm. rhomboideus major und minor, trapezius, pars transversus) nähern die medialen Schulterblattränder einander an, ziehen die Schultern zurück und fixieren die Schulterblätter während der Bewegungen der Arme. Sie arbeiten häufig mit den Muskeln für die Retroversion und Außenrotation der Schultern und den Streckern der Wirbelsäule zusammen, können aber unabhängig aktiviert werden.

Unterstütztes Üben für die Retraktoren der Schulterblätter. Der Arm des Patienten wird eingeschaltet, um die Skapula um die Brustwand herumzuhebeln, damit unterstützt man die Funktion dieser Muskeln.

Die Krankengymnastin benutzt eine Hand, um die Skapula zu tasten und um sie gegen die Brustwand zu pressen, während ihre andere Hand den Oberarm des Patienten ergreift, der gebeugt und in Höhe der Skapula abduziert ist. *Bauchlage* an der Seite der Behandlungsbank ist die Ausgangsstellung der Wahl, weil dabei der Rumpf ohne Druck auf die Skapula fixiert ist.

Beispiele freier Übungen für die Retraktoren der Skapula

a. *Sitz;* Außenrotation des Armes mit Tiefatmung und Zurückziehen des Schulterblattes.

b. *Hocksitz, enspannt;* Rücken wölben.

c. *Sitz, Hände auf den gegenüberliegenden Schultern;* Ellenbogen zurückziehen.

d. *Bauchlage, Arme in Seithalte;* Kopf, Schultern und Arme abheben (Abb. 147).

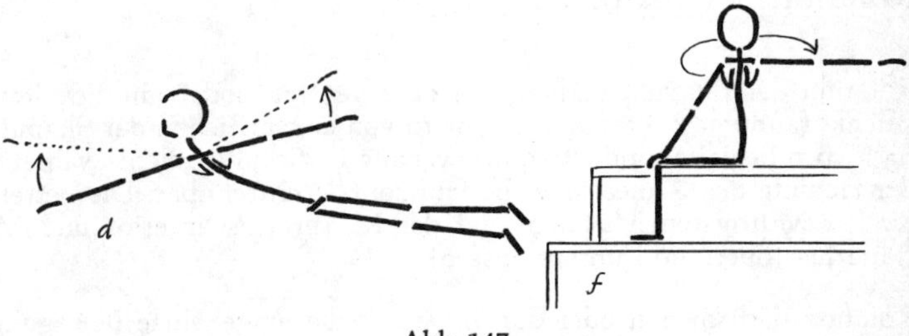

Abb. 147

e. *Fallhang;* Arme beugen.

f. *Reitsitz auf dem Hocker;* Rumpfdrehen, mit einem Arm zurückfedern.

Widerstandsübungen für die Retraktoren der Schulterblätter. Die Aktion der Muskeln kann verhältnismäßig gut lokalisiert werden, wenn sie gegen manuellen oder mechanischen Zug auf den Arm in Höhe der Skapula arbeiten. Jegliche Art Widerstand gegen die Zugbewegung oder Heben aus gebeugter Haltung, mit oder ohne Rumpfrotation, kann verwendet werden.

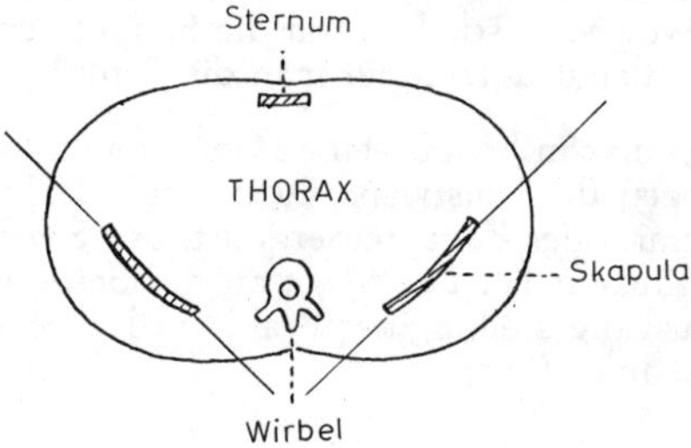

Abb. 148 Horizontaler Schnitt durch den Thorax, um die Ebene des Schulterblatts zu zeigen

Bewegungsabläufe. Diese Muskelgruppe wird beim Brustschwimmen, Rudern und Tauziehen benutzt. Der Gebrauch einer Harke oder Säge (Rückwärtsbewegung) ist ein Beispiel, wie die Retraktoren helfen, die Skapula festzustellen und die Haltung der Schultern beizubehalten während einer Vielfalt von geschickten Beschäftigungsbewegungen, bei denen die Arme benutzt werden.

Rotation der Skapula

Rotation der Skapula nach lateral oder ventral (sodaß die Schultergelenkpfanne nach kranial zeigt) wird von einem Ziehen der Skapula nach vorn begleitet und ist von Bewegung im Schultergelenk während der Hebung des Armes über die Horizontale untrennbar. Die betreffenden wichtigsten Muskeln sind der M. serratus anterior und M. trapezius (obere und untere Fasern).

Rotation nach medial oder dorsal, wie es die umgekehrte Bewegung darstellt, wird vom M. levator scapulae und den Mm. rhomboidei erzeugt, in ihrem äußeren Bereich vom M. pectoralis minor unterstützt. (Abb. 149).

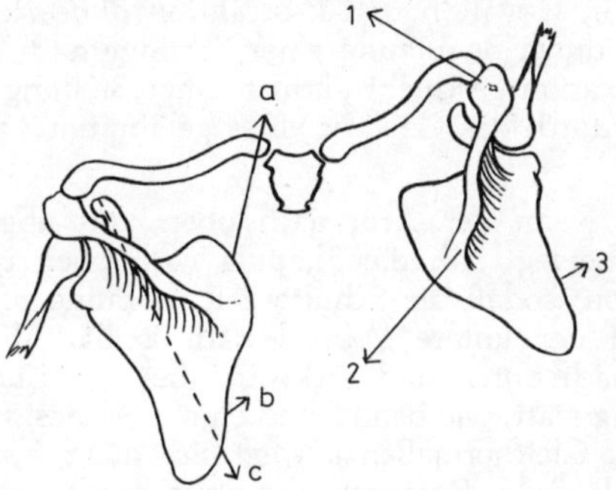

Abb. 149 Rotation des Schulterblatts

Innenrotatoren	Außenrotatoren
a. M. levator scapulae	1. M. trapezius (pars descendens)
b. Mm. rhomboidei	2. M. trapezius (pars ascendens)
c. M. pectoralis minor	3. M. serratus anterior

Eine Lähmung des M. serratus anterior ist nicht selten, und die Wiederherstellung, wenn die Muskelkraft zurückkehrt, verlangt Überlegung wegen der Vielfalt der Funktionen, die der Muskel ausführt.

Die Funktionen des Muskels sind – (1) Ziehen der Skapula nach vorne zusammen mit dem M. pectoralis minor, gewöhnlich bei schiebender oder stoßender Bewegung der Arme; (2) Außenrotation der Skapula in Verbindung mit dem M. trapezius mit Schultergelenkbewegung, um den Arm über die Horizontale zu heben; (3) Stabilisierung der Skapula, um den Ursprung des M. deltoideus zu fixieren, damit die Skapula an der Brustwand bleibt und um eine mediale Rotation zu vermeiden, wenn Gewichte vor dem Körper getragen werden; (4) Hebung der Rippen bei der Einatmung, wenn die Arme fixiert sind. In diesem Falle arbeitet der Muskel mit umgekehrtem Ursprung und Ansatz.

Der Muskel kann als ein Fixator (3) in einer frühen Phase seiner Wiederherstellung arbeiten, aber dies ist schwer zu bestimmen. Daher wird die Schulung des Ziehens nach vorne und eine Außenrotation versucht.

Wiederherstellung der Schulterblattfunktion

Wiederherstellung der Schulterblattfunktion ist von großer Wichtigkeit bei allen Zuständen, die das Schultergelenk betreffen, da die Richtung, in die die Schultergelenkpfanne zeigt, weitgehend die Bewegung im Schultergelenk beeinflußt. Verlust der Funktion des Armes führt zu Leistungsunfähigkeit der Schulterblattmuskeln. Die Skapula kann entweder in Elevation und Protraktion *ohne Rotation* festgestellt sein, z. B. durch Benutzung einer Schlinge nach einer Armverletzung. Eine Fixation geschieht auch in einer Stellung von Senkung und Retraktion durch das Gewicht eines gelähmten Armes, z. B. bei Hemiplegie.

Normalerweise, wenn der Arm nach oben und über das Gesicht gehoben wird, bewegt sich die Skapula nach oben und vorne mit lateraler Rotation, sodaß die Schultergelenkpfanne nach vorne und oben zeigt und der untere Winkel nach axillar abweicht. Wenn sich der Arm nach unten und rückwärts bewegt, findet die umgekehrte Bewegung statt, wie beim Strecken des Armes, um den Körper zu unterstützen. Gleichermaßen bewegt sich die Skapula nach oben und zurück mit lateraler Rotation, wenn sich der Arm nach oben und außen bewegt, wie vor dem Aufschlagen beim Tennis. Umgekehrt bewegt sie sich nach unten, vorwärts und rotiert nach medial während einer schlagenden oder hackenden Bewegung. Bewegungen der Skapula können in *Seitlage* oder im *Liegen mit Unterarmstütz* begonnen und ihre Stellung manuell stabilisiert werden, indem eine Hand auf dem lateralen Winkel und die andere auf dem lateralen oder medialen Rand, entsprechend der Richtung der Bewegung, der Widerstand gegeben wird, gelegt wird. Beibehaltung jeder Stellung, die Belastung auf den Armen einschließt (Hände, Unterarme oder Ellenbogen), regt die Schulterblattmuskeln an, und dies sollte so früh wie möglich geübt werden, z. B. *Bauchlage mit Unterarmstütz, Seitlage* oder *Vierfüßlerstand.*

Heber des Armes

Die Mm. pectoralis major (pars clavicularis) und deltoideus (ventrale Fasern) sind die wichtigsten Muskeln, die bei der Elevation im Schultergelenk beteiligt sind. Ihre Funktion wird mit Hilfe des Pars sternocostalis des M. pectoralis major und des M. biceps verstärkt, wenn der Arm aus der Retroversion in eine Linie mit dem Körper gebracht wird. Die Armheber arbeiten mit den Muskeln zusammen, die das Schulterblatt vorziehen und mit den Ellenbogenstreckern, um eine komplexe Bewegung der Gelenke zu erzeugen, die ein Vorwärtsstoßen des Armes bedeuten.

Unterstütztes Üben für die Armheber. Die Muskeln können bei Abduktion oder Adduktion des Armes arbeiten. Unterstützung wird manuell mit denselben Griffen wie für die passiven Bewegungen gegeben. Der Schultergürtel wird fixiert, um die Bewegung zu lokalisieren.

Seitlage mit adduziertem Arm und horizontal in lotrechter Aufhängung unterstützt, hebt die Wirkung der Schwerkraft auf, und die

Bewegung kann aktiv von der Krankengymnastin unterstützt oder als Widerstandsbewegung ausgeführt werden. Beugung des Ellenbogens mit Retroversion im Schultergelenk und umgekehrt folgt dem natürlichen Bewegungsmuster und verhütet ein zielloses Schwingen des Armes. Eigene Unterstützung des Patienten mit einem Flaschenzug kann im *Sitz* oder in *Rückenlage mit erhöhtem Rumpf,* mit dem Flaschenzug über dem Kopf angelegt werden.

Beispiele freier Übungen für die Armheber

Übungen, die bereits für die Muskeln, die das Schulterblatt vorziehen, vorgeschlagen wurden, sind auch für diese Muskeln geeignet. Zusätzlich sind folgende nützlich:

a. *Seitlage mit gebeugtem Bein;* einen Arm vorführen.

b. *Rückenlage mit angestellten Beinen;* abwechselnd Arm hochheben und ablegen.

c. *Rückenlage mit angestellten Beinen, Arme in Seithalte;* Arme zur Senkrechten heben (um Bohnensack von einer Hand in die andere zu geben) (Abb. 150).

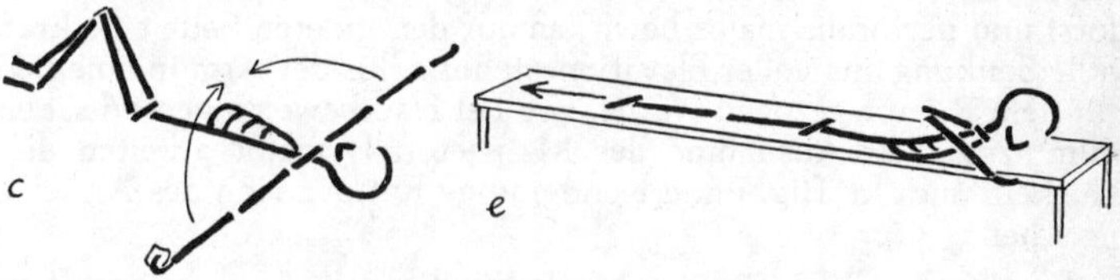

Abb. 150

d. *Sitz, Hände auf den Schultern;* Arme nach vorne strecken.

e. *Bauchlage, mit gebeugten Armen abgestützt* (auf der Bank); Arme strecken, um den Körper nach rückwärts auf der Bank entlang zu schieben („umgekehrtes Robben") (Abb. 150).

Widerstandsübungen für die Armheber (Abb. 151). Heben von Gewichten, die in den Händen gehalten werden, ist eine einfache Methode, um Widerstand zu geben. *Rückenlage mit angestellten Beinen,*

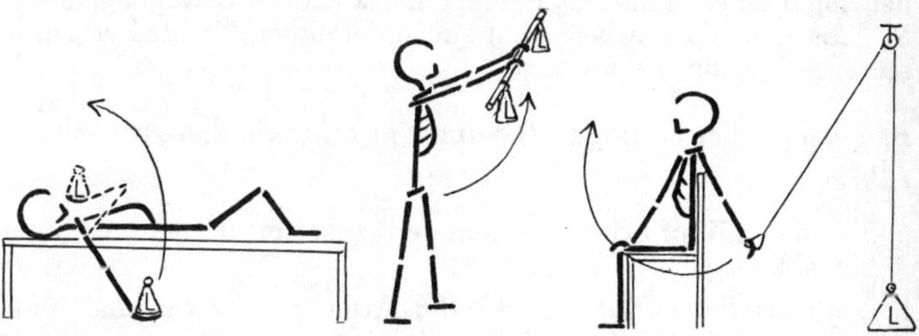

Abb. 151

Arm in Retroversion frei über eine Seite der Behandlungsbank, *Schrittstellung* oder *Sitz* auf einem Stuhl sind geeignete Ausgangsstellungen. Federn oder Flaschenzüge mit Gewicht können benutzt werden, um dem Stoß des Armes nach vorne Widerstand zu geben.

Bewegungsabläufe. Diese sind sehr zahlreich und schließen viele Haushaltsarbeiten wie Scheuern, Polieren, Waschen, Bügeln und Wäscheaufhängen und den Gebrauch einer Handnähmaschine ein; Gartenarbeit wie Graben, Hacken und Heckenschneiden; Freizeitbeschäftigungen wie Gewichtheben, Ball über oder unter dem Arm durchwerfen oder Aufschlagen beim Tennis; Arbeit, die Hobeln, Sägen, Schüren oder Malen mit sich bringt.

Muskeln, die den Arm zurückführen

Die Muskeln, die eine Retroversion in der Schulter bewirken, sind die Mm. deltoideus (dorsale Fasern), teres major, latissimus dorsi und pectoralis major (Pars sternocostalis). Die zwei ersten Muskeln sind hauptsächlich für das innere Ausmaß verantwortlich, wenn der Arm aus der Ebene des Rumpfes nach hinten gezogen wird. Mm. latissimus dorsi und pectoralis major bewirken auf der anderen Seite eine kraftvolle Senkung aus voller Elevationsstellung, bis der Arm in eine Linie mit dem Rumpf gezogen wurde, wie bei Hackbewegungen oder beim Klimmzug. Mit Ausnahme des M. pectoralis major arbeiten diese Muskeln auch kräftig, um die endgradige Retroversion des Armes zu erreichen.

Unterstütztes Üben für die Muskeln, die den Arm zurückführen. *Seitlage,* Arm in Schlingenaufhängung oder durch ein Reedukationsbrett unterstützt, hebt die Wirkung der Schwerkraft bei der Frühbehandlung auf. Beugung im Ellenbogen, wenn sich die Muskeln dem inneren Bereich der Kontraktion nähern, verkürzt die Hebelkraft im schwächsten Teil des Bewegungsausmaßes und folgt dem natürlichen Bewegungsmuster. Retroversion in Abduktion kann ausgeführt werden, um den M. deltoideus und teres major arbeiten zu lassen; der Patient *sitzt* mit horizontal unterstütztem Arm. In dieser Stellung ist der Zug des Pectoralis major antagonistisch zu der Bewegung, und der M. latissimus dorsi arbeitet mit einem deutlichen Nachteil wegen der schrägen Richtung seines Zuges.

Beispiele freier Übungen für die Muskeln, die den Arm zurückführen

a. *Bauchlage;* Kopf heben und Schultern zusammenziehen, Arme nach hinten abheben.

b. *Grätschstellung, Rumpfsenkhalte;* Arme nach vorne und hinten schwingen.

c. *Bauchlage, Arme in Flug- oder Hochhalte;* Arme abheben.

d. *Bauchlage, Arme in Hochhalte* (Bänke); Arme beugen, um den Körper entlangzuziehen („Robben").

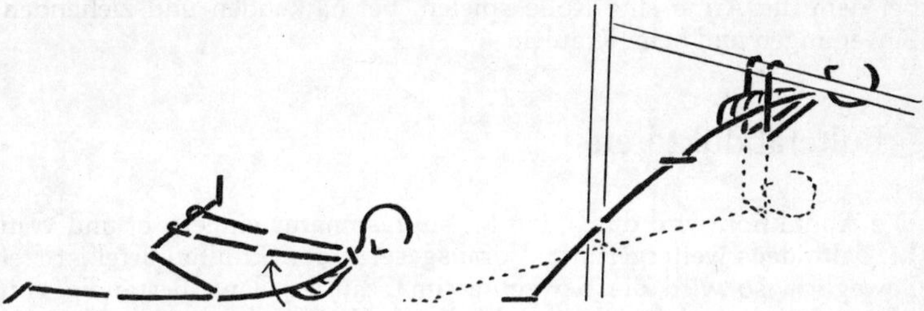
a e

Abb. 152

e. *Fallhang, von unten gefaßt* (Barren oder Ringe); Arme beugen, um den Körper zu heben (Abb. 152).

f. *Sprossenwand oder Leiter mit Einsatz der Arme hochklettern oder Seilklettern.*

Widerstandsübungen für die Muskeln, die den Arm zurückführen. Die Krankengymnastin gibt der Retroversion Widerstand, indem sie eine Hand hinter den Ellenbogen legt, wenn der Patient den Arm nach unten und hinten zieht. Aus *Bauchlage mit gestreckten Armen,* mit einem Gewicht in der Hand, wird einem großen Ausmaß der Retroversion durch die Schwerkraft und das Gewicht Widerstand ge-

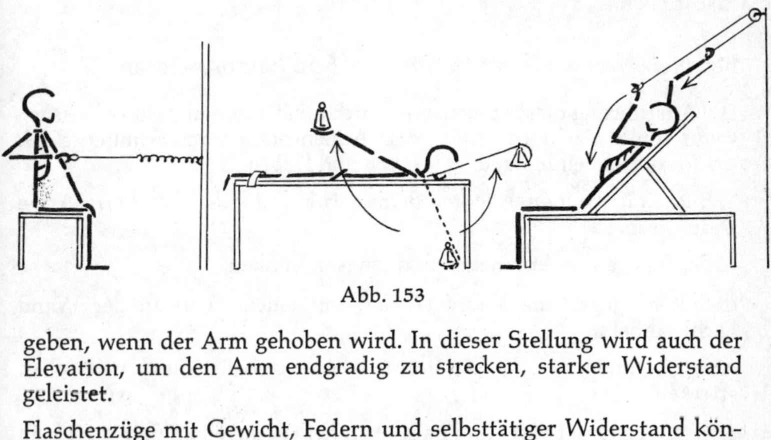

Abb. 153

geben, wenn der Arm gehoben wird. In dieser Stellung wird auch der Elevation, um den Arm endgradig zu strecken, starker Widerstand geleistet.

Flaschenzüge mit Gewicht, Federn und selbsttätiger Widerstand können so arrangiert werden, daß der Zug mit dem Rumpf für den

Widerstand gegen die Abwärtsbewegung in einer Linie ist und mit dem Rumpf im rechten Winkel für die Rückwärtsbewegung (Abb. 153).

Bewegungsabläufe. Die Muskeln arbeiten bei jeder Art von Klettern, bei dem die Arme eine Rolle spielen, bei hackenden und ziehenden Bewegungen und beim Kraulen.

Schulterabduktoren

Die Abduktion wird durch den M. supraspinatus eingeleitet und vom M. deltoideus weitergeführt. Vorausgesetzt, der Schultergürtel ist frei beweglich, so wird die Bewegung im Schultergelenk beständig von lateraler Rotation der Skapula begleitet. Um die Arbeit der Schulterabduktoren zu lokalisieren, muß der Schultergürtel fixiert werden. Unter diesen Umständen ist eine Abduktion bis ungefähr 80° möglich. Etwas Außenrotation des Oberarms ist wesentlich, um eine Abduktion zuzulassen. Die Fähigkeit, diese Bewegung auszuführen, muß geprüft werden.

Der M. deltoideus ist oft durch Verletzung des N. axillaris gelähmt, und Verletzungen der Supraspinatussehne können den Beginn der Bewegung und die darauffolgende Arbeit dieses Muskels verhindern oder stören. Seine Funktion ist es, den Humeruskopf festzustellen und zu verhüten, daß dieser in der Gelenkpfanne durch den Zug des M. deltoideus am Knochen nach oben rutscht.

Unterstütztes Üben für die Schulterabduktoren. Eine Methode, um die Funktion der Abduktoren zu unterstützen, wurde bereits auf S. 142 beschrieben.

Beispiele freier Übungen für die Schulterabduktoren

Die Ausführung dieser Bewegung durch den Patienten wird verbessert, wenn ihm beigebracht wird, daß Außenrotation im Schultergelenk die Abduktion einleitet, d. h. *Drehen* und Heben.

a. *Rückenlage mit angestellten Beinen, Hände auf den Schultern;* Arme abduzieren.

b. *Seitlage;* einen Arm heben und langsam senken.

c. *Seitlich gegen die Wand stehen;* mit einem Arm an der Wand hochkrabbeln.

d. *Sitz, Hände auf den Schultern;* Arme seitwärts und nach oben strecken.

e. *Sitz;* Arme seitwärts und nach oben heben, um einen Ball von Hand zu Hand zu werfen oder weiterzureichen.

f. *Grätschstand, Arme in Seithalte;* Arme schwingen vor dem Körper und seitwärts nach oben.

Die Muskeln arbeiten kräftig und hauptsächlich statisch bei jeder Übung, bei der der Arm abduziert gehalten wird, z. B. – *Arme in kleinem Ausmaß kreisen, um einen Reif um das Handgelenk oder einen Finger drehen zu lassen.*

Widerstandsübungen für die Schulterabduktoren. Manueller Widerstand wird gegeben, indem die Schulterblattmuskeln durch Druck auf die Schulter fixiert werden (über dem Ursprung des M. deltoideus). Die Bewegung wird dann im Schultergelenk ausgeführt, mit der anderen Hand wird Widerstand geleistet.

Gewichte, in der Hand gehalten, werden seitwärts nach oben gehoben und langsam gesenkt. Dies sollte beidseitig ausgeführt werden, um eine Ausweichbewegung in der Wirbelsäule zu vermeiden (Seitneigung). Rollenzug mit Gewicht und Federwiderstand kann entweder am Oberarm angewandt oder mit den Händen gehalten werden (Abb. 154).

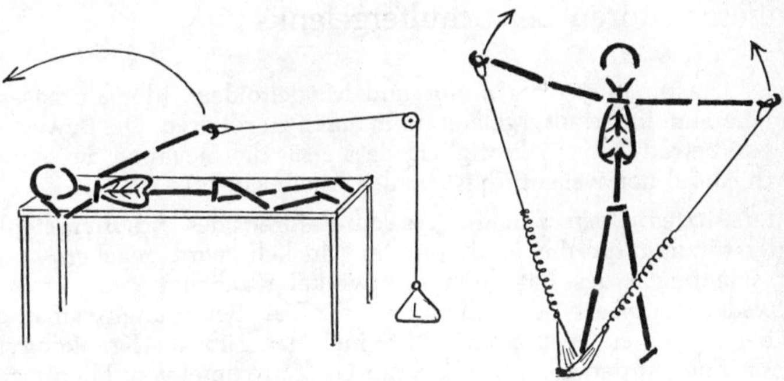

Abb. 154

Bewegungsabläufe. Diese Muskeln arbeiten beim Werfen mit gestrecktem Arm beim Kricket, Seilspringen, „Butterflyschwimmen" und Heben und Tragen eines Eimers mit einer Hand.

Schulteradduktoren

In aufrechter Haltung wird die Bewegung der Adduktion gewöhnlich durch die Schwerkraft ausgeführt und durch die Schulterabduktoren kontrolliert. Da die Schulteradduktoren (Mm. pectoralis major, latissimus dorsi, teres major und coracobrachialis) alle mit einer anderen Funktion arbeiten, um Bewegung im Schultergelenk zu erreichen, wird eine Kräftigung dieser Bewegung als solche selten verlangt. Die Muskeln müssen jedoch in ihrer Fähigkeit als Adduktoren aktiviert werden, um das Bewegungsmuster in Fällen allgemeiner Schwäche und Labilität des Schultergelenks beizubehalten.

Rotation im Schultergelenk

Rotation im Schultergelenk ist bei allen Bewegungen wesentlich, bei denen der Arm über die Schulterhöhe gehoben wird oder wenn die Hand in eine Tasche gesteckt oder hinter den Rücken geführt wird. Sie ist daher bei vielen normalen Bewegungsabläufen von größter Wichtigkeit. Sowohl Innen- als auch Außenrotation sind häufig bei Schulterverletzungen eingeschränkt. Sie müssen besonders beachtet werden, da Teilrotation normalerweise allen achsengerechten Bewegungen, die bei normalen Bewegungsabläufen benutzt werden, vorausgeht.

Außenrotatoren des Schultergelenks

Mm. infraspinatus, teres minor und M. deltoideus (dorsale Fasern) arbeiten, um im Schultergelenk nach außen zu rotieren. Die Bewegung ist von beträchtlicher Wichtigkeit, da sie für die Elevation des Armes durch Abduktion wesentlich ist (in der Scheitelebene).

Unterstütztes Üben für die Außenrotatoren des Schultergelenks. Unterstützung für die Funktion der Muskeln wird gegeben, wenn der Ellenbogen des Patienten rechtwinkelig gebeugt und der Arm entweder adduziert oder abduziert ist. Das Bewegungsausmaß ist größer bei der ersten Stellung. Mit einer Hand übt die Krankengymnastin Zug auf den Oberarm aus, mit Griff proximal vom Ellenbogen. Diese Hand dient als Drehpunkt für die Bewegung des Unterarms des Patienten. Bei Adduktion des Oberarms wird der Unterarm aus einer Stellung vor dem Körper nach außen geführt. Andererseits kann Unterstützung des Armes in Schlingenaufhängung benutzt werden. (s. S. 143, Abb. 90).

Beispiele freier Übungen für die Außenrotatoren des Schultergelenks (Abb. 155)

a. *Sitz* (Ellenbogen gebeugt und adduziert); weite klatschende Bewegungen in horizontaler Ebene, Betonung liegt auf der Trennung der Hände.

b. *Rückenlage mit angestellten Beinen oder Hocksitz;* Hände hinter dem Kopf falten.

c. *Grätschstellung* (Stab mit beiden Händen fassen); Arme heben und Ellenbogen beugen, um den Stab hinter die Schulter zu führen.

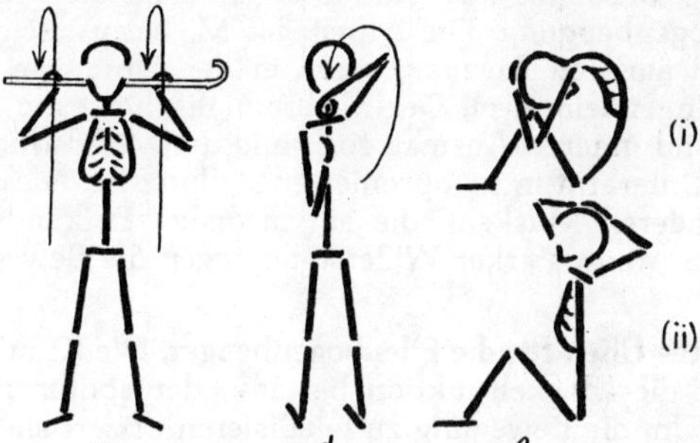

Abb. 155

d. *Stand;* Bohnensack mit einer Hand (Außenrotation) über die Schulter zur anderen Hand hinter den Rücken geben (Innenrotation).

e. *Hocksitz, entspannt, Hände auf dem Kopf;* Kopf und Rumpf mit auseinandergeführten Ellenbogen heben, „Gesicht bedecken, dann Gesicht zeigen".

f. *Sitz;* Armrotation (abwechselnd nach innen und nach außen) während die Arme seitwärts nach oben gehoben und gestreckt werden.

Widerstandsübungen für die Außenrotatoren des Schultergelenks. Manueller Widerstand wird in gleicher Weise wie für die Übungen mit Unterstützung gegeben. Aus *Seitlage,* Arm adduziert und durch die Krankengymnastin oder durch die andere Hand des Patienten stabilisiert, wird ein Gewicht in der Hand von der Behandlungsbank gehoben bis der Unterarm senkrecht ist.

Widerstand mit abduziertem Arm und gebeugtem Ellenbogen wird manuell an der Hand oder am Handgelenk gegeben.

Innenrotatoren des Schultergelenks

Mm. pectoralis major, latissimus dorsi und M. deltoideus (ventrale Fasern) drehen den Oberarm nach innen und werden vom M. subscapularis bei adduzierter Stellung unterstützt. Arbeit im inneren Bewegungsausmaß der Muskeln wird verlangt, wenn die Hand auf den Rücken gelegt wird.

Beuger des Ellenbogens

Mm. biceps, brachialis und brachioradialis sind die Primärkräfte bei der Ellenbogenbeugung. Die Arbeit des M. biceps ist am wirkungsvollsten im äußeren Ausmaß, wenn er den Unterarm supiniert hat und bei hängendem Arm. Der M. brachialis führt die Bewegung im mittleren und inneren Ausmaß fort, und der M. brachioradialis hilft, wenn der Unterarm in halbpronierter Stellung ist. M. pronator teres und die anderen Muskeln, die am medialen Epikondylus befestigt sind, helfen, wenn starker Widerstand gegen die Bewegung gegeben wird.

Unterstütztes Üben für die Ellenbogenbeuger. Die Krankengymnastin unterstützt die Muskelfunktion bei ad- oder abduziertem Arm des Patienten. Um die Bewegung zu lokalisieren, fixiert sie den Oberarm mit einer Hand und unterstützt die Bewegung des Unterarms mit der anderen Hand, indem sie die Hand des Patienten gegen dessen Mund richtet. Bei der Gegenbewegung in die Streckstellung muß der „tragende Winkel" in Betracht gezogen werden (Abb. 157).

Die Schwerkraft wird durch Unterstützung oder Aufhängung des Armes in horizontaler Stellung bei *Seitlage* oder *Sitz* des Patienten ausgeglichen. Um die maximale Leistungsfähigkeit des M. biceps zu erhalten, sollte die Bewegung des Ellenbogens mit Retroversion in der Schulter begonnen oder von ihr begleitet werden, wie es der natürlichen Fluchtbewegung des Armes entspricht.

Beispiele freier Übungen für die Ellenbogenbeuger (Abb. 156)

a. *Sitz;* Arme beugen und strecken (Betonung auf Beugen).

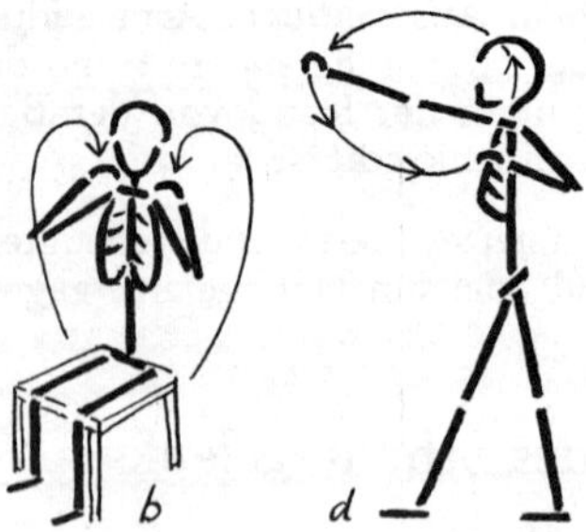

Abb. 156

b. *Sitz;* Arme schwingen seitwärts und mit Beugung nach oben, um die Schulter anzutippen.

c. *Stand;* leichten Ball mit den Händen fangen.

d. *Schrittstellung, ein Arm in Vorhalte;* Ellenbogen beugen und strecken mit Schulterretroversion und -elevation (wie um einen Kreis zu ziehen).

e. *Hang oder Fallhang;* Arme beugen.

Widerstandsübungen für die Ellenbogenbeuger. Bei der Behandlung einer Schwäche, die durch traumatische Verletzung entstanden ist, werden nur freie unbelastete Übungen angewandt, bis jede Gefahr einer Myositis ossificans vorbei ist oder Widerstandsübungen vom behandelnden Arzt verordnet werden.

Für manuellen Widerstand befindet sich der Patient in *Rückenlage mit erhöhtem Rupf* oder *Rückenlage;* der Arm ist auf der Behand-

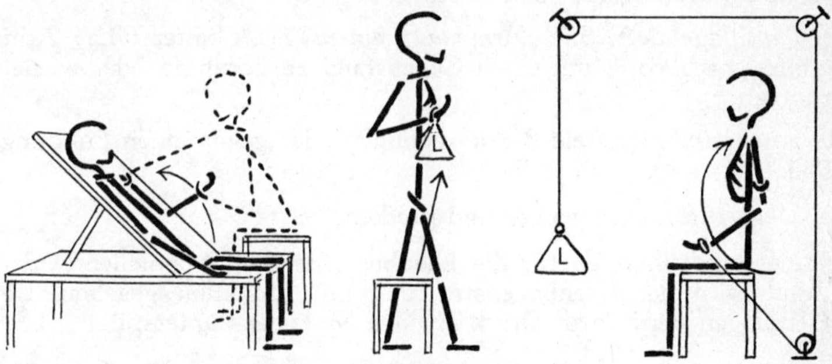

Abb. 157

lungsbank unterstützt und von einer Hand der Krankengymnastin fixiert. Der Bewegung wird mit ihrer anderen Hand, die vom Patienten gefaßt wird, Widerstand geleistet.

Heben eines Gewichtes in der Hand stellt eine einfache und meßbare Form von Widerstand dar, und Flaschenzüge mit Gewichten oder Federn können ebenso in der Endphase der Behandlung angewandt werden.

Bewegungsabläufe. Diese Muskeln arbeiten kräftig bei allen Hebebewegungen.

Ellenbogenstrecker

Der M. triceps, vom M. anconeus unterstützt, streckt den Ellenbogen. Gibt man diesen Muskeln Unterstützung oder Widerstand, so muß der „tragende Winkel" in Betracht gezogen werden.

Unterstütztes Üben für die Ellenbogenstrecker. Diese Übungen werden in einer ähnlichen Weise wie die schon für die Ellenbogenbeuger beschriebenen arrangiert, nur werden sie in diesem Falle, wenn die Bewegung nicht auf das Ellenbogengelenk lokalisiert ist, mit Elevation kombiniert, da sie dann der natürlichen Stoßbewegung am nächsten kommen.

Beispiele freier Übungen für die Ellenbogenstrecker

Schub-, Stoß- und Wurfbewegungen, bei denen der Oberarm horizontal oder senkrecht gehalten wird, bringen diese Muskeln in Aktion.

a. *Vierfüßlerstand;* Arme beugen und strecken.

b. *Rückenlage mit angestellten Beinen, Hände auf den Schultern;* Arme senkrecht nach oben strecken.

c. *Bauchlage oder Sitz, Arme auf einem Tisch unterstützt;* Arme greifen nach vorn, um einen Gegenstand zu berühren oder wiederzuholen.

d. *Schrittstellung;* freie Boxbewegungen oder gegen einen Punching-Ball.

e. *Liegestütz;* Arme beugen und strecken.

Widerstandsübungen für die Ellenbogenstrecker. Manueller Widerstand wird der Ellenbogenstreckung mit Pronation gegeben. Der Ellenbogen wird durch Druck auf den M. triceps unterstützt.

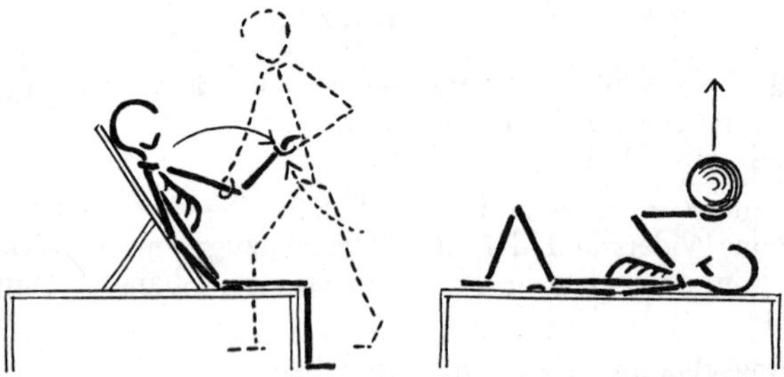

Abb. 158

Gewichte mit den Händen senkrecht nach oben gehoben, aus *Rückenlage mit angestellten Beinen* oder im *Stand,* stellen Arbeit für diese Muskeln dar. Flaschenzüge mit Gewichten oder Federn können angelegt werden, um Widerstand zur Ellenbogenstreckung in gleicher Weise zu geben wie es in Abb. 42, S. 63, gezeigt wurde.

Bewegungsabläufe. Werfen mit gestrecktem Arm, Schlagen, Sägen, Scheuern und Polierbewegungen schließen alle den Gebrauch dieser Muskeln mit ein.

Supinatoren

Der Supinator ist der Hauptmuskel, der an der Supination des Unterarms beteiligt ist. Wenn der Ellenbogen gebeugt ist, wird er kraftvoll vom M. biceps brachialis unterstützt, und auch der M. brachioradialis hilft im äußeren Bewegungsausmaß.

Unterstütztes Üben für die Supinatoren. Manuelle Unterstützung ist die gebräuchlichste Methode. Bei rechtwinkelig gebeugten Ellenbogen des Patienten, um die Möglichkeit einer Schulterbewegung auszuschalten, fixiert die Krankengymnastin das distale Ende des Oberarms mit einer Hand, und mit ihrer anderen Hand greift sie entweder um das Handgelenk des Patienten oder nimmt einen Griff wie zum Händeschütteln. Zeige- und Mittelfinger befinden sich palmar, um das Handgelenk zu stabilisieren (Abb. 159). Leichter Zug wird in der

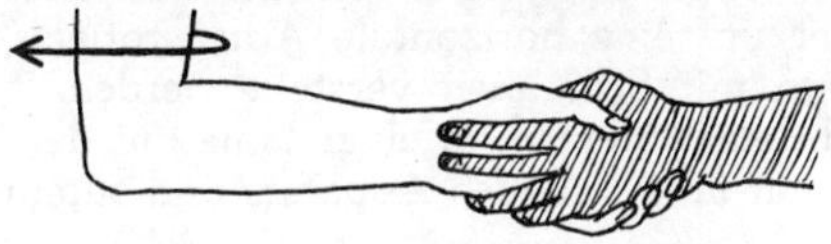

Abb. 159 Abgeänderter Griff wie zum Händeschütteln, um die Supination zu unterstützen oder um ihr Widerstand zu geben

Längsachse des Unterarms gegeben, und der Patient wird unterwiesen, seine Handfläche nach oben zu drehen, während die Krankengymnastin Unterstützung gibt.

Selbsttätige Unterstützung ist manchmal nützlich. Der Patient faltet seine Finger vor dem Körper, hält die Handflächen nach unten und die Ellenbogen gebeugt, dann dreht er beide Unterarme, bis die Handflächen nach oben zeigen.

Beispiele freier Übungen für die Supinatoren

a. *Sitz, Unterarme unterstützt;* Streichhölzer aufheben und den Unterarm auf dem kleinen Finger rotieren, um sie der Krankengymnastin zu geben.

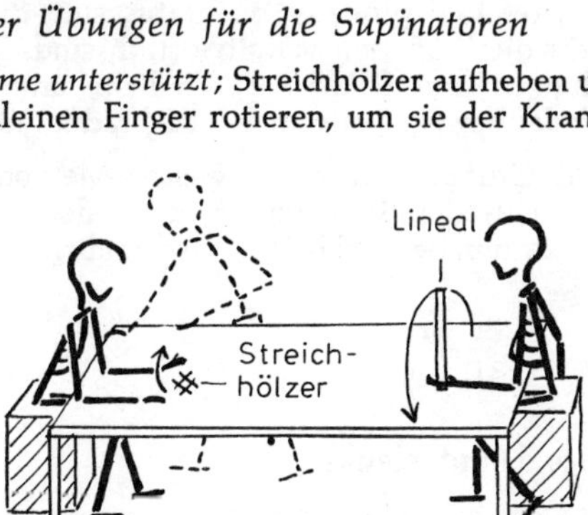

Abb. 160

b. *Sitz, Unterarme unterstützt;* Lineal, das in der Hand gehalten wird, rechts und links auf den Tisch klopfen.

c. *Stand, Oberarm abduziert;* schraubende Bewegung wie um einen Türgriff zu drehen oder um einen Schraubenzieher zu benutzen.

d. *Sitz;* Ball vom Tisch aufheben und nach oben werfen.

Widerstandsübungen für die Supinatoren. Widerstand kann durch die Krankengymnastin gegeben werden, die dieselben Griffe wie für die Unterstützung benutzt. Zusätzliche Hebelkraft kann gewonnen werden, wenn sie die Enden eines Stabes ergreift und der Rotationsbewegung des Patienten Widerstand gibt (s. Abb. 94, links, S. 148; bei freier Bewegung).

Ein Apparat für die Pronations- und Supinationsbewegung des Handgelenks kann, wenn vorhanden, benutzt werden. Dieser besteht aus einem Griff, der um eine horizontale Achse rotiert. Der gegebene Widerstand kann mit Schrauben verstellt werden. Mit gebeugtem Ellenbogen und dem Unterarm in einer Linie mit der Rotationsachse ergreift der Patient den Griff des Apparats und supiniert, um ihn zu drehen.

Bewegungsabläufe. Diese Muskeln arbeiten, wenn ein Löffel benutzt wird, um Nahrung zum Mund zu führen und um die Handfläche in Kontakt mit dem Gesicht zu bringen. Alle Tätigkeiten, die schraubende Bewegungen beinhalten, können geübt werden. Nähen und Flechten sind besonders für Frauen nützliche Bewegungen.

Pronatoren

Mm. pronator teres und pronator quadratus sind die Muskeln, die hauptsächlich für die Pronation verantwortlich sind. Sie werden vom M. palmaris longus und flexor carpi radialis unterstützt und im äußeren Bereich der Bewegung durch den M. brachioradialis.

Arbeit für diese Gruppe wird durch gleiche Methoden wie für die Supinatoren gestellt, die Bewegung findet jedoch in umgekehrter Richtung statt, wie zum Beispiel beim Aufschrauben.

Muskeln der Hand

Extensoren des Handgelenks

Das Handgelenk wird von Mm. extensor carpi radialis longus, extensor carpi radialis brevis und extensor carpi ulnaris gestreckt, unterstützt von den langen Extensoren der Finger. Die Muskeln arbeiten kräftig als Synergisten während der Greiffunktion, wenn das Handgelenk gestreckt ist, um die Hebelkraft der langen Flexoren der Finger zu vergrößern.

Unterstütztes Üben für die Extensoren des Handgelenks. Zur manuellen Unterstützung fixiert die Krankengymnastin den Unterarm des Patienten mit einer Hand und greift mit ihrer anderen Hand um die Mittelhandknochen, sodaß ihre Finger auf der Handfläche liegen und ihr Daumen über dem Handrücken des Patienten. Der Patient wird angewiesen, die Fingerbeugung während der Bewegung der Handgelenkstreckung zuzulassen, um die Spannung der langen Beuger zu verringern und um dem natürlichen Muster der Greifbewegung zu folgen. Die Wirkung der Schwerkraft wird ausgeschaltet, wenn der Unterarm und der ulnare Rand der Hand auf einer horizontalen Oberfläche, wie eine polierte Tischplatte, liegen, oder eine Feder kann in eine „bewegliche" Schiene eingebaut werden.

Beispiele freier Übungen für die Strecker des Handgelenks

Die natürliche Bewegung des Greifens bildet die Basis aller freien Übungen, bei denen diese Muskeln arbeiten, und die sensorischen Reize, die von der Hand empfangen werden, wenn ein Gegenstand ergriffen wird, sind von großer Wichtigkeit. Wenn die Muskeln schwach sind, so ist es ein Vorteil, die Bewegung mit beiden Händen gleichzeitig auszuführen und wenn möglich mit Unterarm und Händen im Warmwasserbad.

a. *Sitz* (Unterarm und ulnarer Rand der Hand unterstützt); Handgelenkstreckung, wenn die Hand einen Gummi- oder Wollball ergreift.

b. *Sitz* (Beugeseite des Unterarms unterstützt, die Hand über dem Rand des Tisches hängend); Handgelenkstreckung, um eine Faust zu machen und um einen leichten Gegenstand zu ergreifen.

c. *Sitz* (Unterarm und Fingerspitzen auf dem Tisch unterstützt); Handgelenkstreckung, um abgehackte klopfende Bewegungen der Finger auf dem Tisch zu machen.

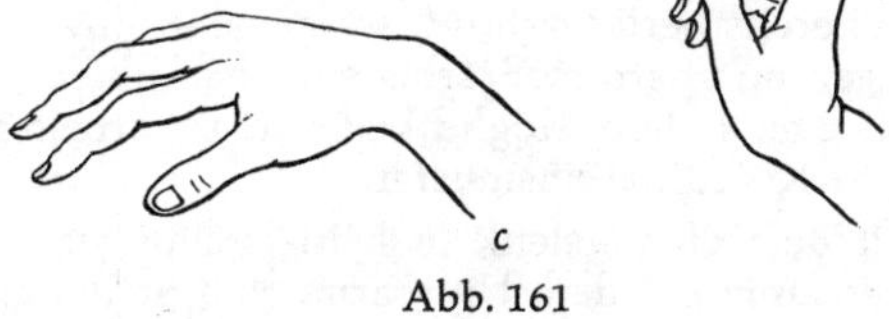

c

Abb. 161

d. *Sitz*; Ergreifen und Zusammendrücken eines Tennisballes.

Widerstandsübungen für die Strecker des Handgelenks (Abb. 162). Manueller Widerstand kann mit denselben Griffen wie für die Unterstützung gegeben werden. Andere Arten von Widerstand werden verwandt, wenn der Patient einen Steigbügelgriff ergreift und das Handgelenk in Streckung zieht. Oder ein dicker Stab (ungefähr 5 cm

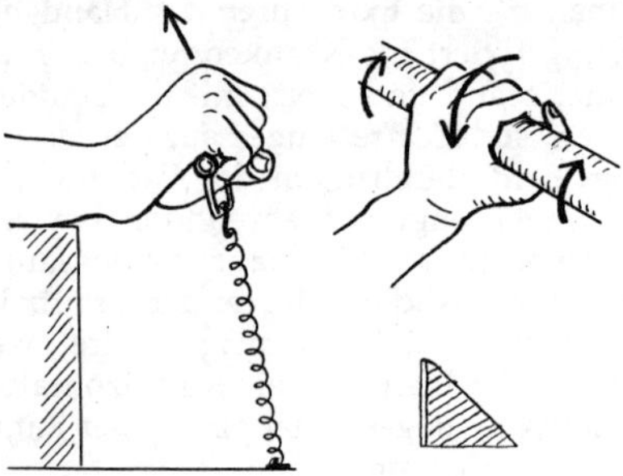

Abb. 162

im Durchmesser) wird gefaßt und gedreht, während die Krankengymnastin Widerstand gibt, oder durch eine mechanische Vorrichtung, wie ein Apparat für diese Bewegung.

Beuger des Handgelenks

Die Mm. flexor carpi radialis, flexor carpi ulnaris und palmaris longus beugen das Handgelenk mit der Unterstützung der Mm. flexor digitorum superficialis und des flexor pollicis longus. Diese Muskeln können in gleicher Weise wie für die Handgelenksextensoren geübt werden, aber die Bewegung ist umgekehrt, und es muß daran gedacht werden, daß eine Fingerstreckung während der Bewegung stattfinden darf, um eine Begrenzung im Bewegungsausmaß zu verhindern.

Ulnare und radiale Beuger

Beuge- und Streckmuskeln verbinden sich, um ulnare und radiale Beugung oder Abduktion hervorzubringen. Die ulnaren Abduktoren sind die Mm. flexor carpi ulnaris und extensor carpi ulnaris, und die radialen Abduktoren sind die Mm. flexor carpi radialis und der extensor carpi radialis longus und brevis. Die Kräftigung all dieser Muskeln wurde bereits berücksichtigt, wenn sie in ihrer Fähigkeit als Handgelenkbeuger und -strecker arbeiten, aber ulnare und radiale Abduktion stellt eine andere Möglichkeit dar, sie arbeiten zu lassen, und ist ein anderes Koordinationsmuster.

Übung wird mit dem Handgelenk in Mittelstellung ausgeführt, die Hand ist in einer Linie mit dem Unterarm, eine Stellung, die so eingestellt ist, wie es erforderlich ist, um die Bewegung mit ausgeschalteter Schwerkraft oder mit Widerstand ausführen zu lassen. Unterstützung oder Widerstand werden gewöhnlich manuell gegeben, aber ein Gewicht oder elastischer Rücklauf ist manchmal nützlich. Freies

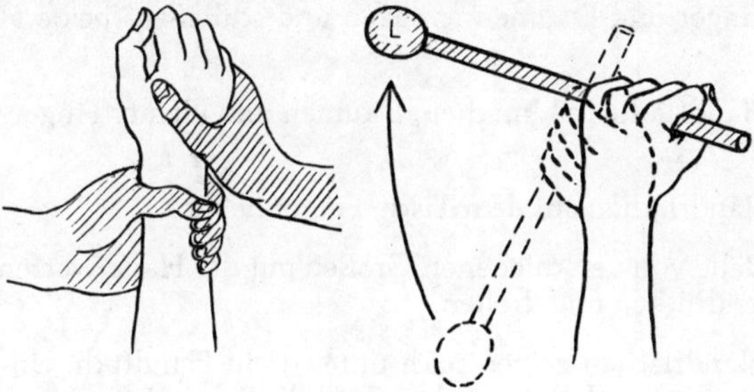

Abb. 163

Üben kann mit oder ohne Einschaltung der Schwere ausgeführt werden (Abb. 163).

Muskeln, die die Finger und den Daumen bewegen

Die Muskelgruppe, die die Finger und den Daumen bewegen oder stabilisieren, können einzeln mit geeigneter Fixation der benachbarten Gelenke bewegt werden und mit Unterstützung der Krankengymnastin oder eines Widerstandes, der in der Bewegungsbahn gegeben wird. Andererseits kann verschieden dickes Gummiband für die Unterstützung oder den Widerstand benutzt werden, wenn es an den Fingern oder dem Daumen durch Schlaufen oder Fingerlinge festgemacht ist. Der funktionelle und freie Gebrauch der Hand als Ganzes darf nie versäumt werden, da die Erinnerung an die Komplexmuster der koordinierten Bewegung, die beim Greifen von Gegenständen und beim Spreizen der Hand enthalten sind, erhalten werden muß.

Beispiele freier Übungen für die Hand (Abb. 164)

a. *Sitz;* Finger und Daumen beugen und strecken (beide Hände benutzen).

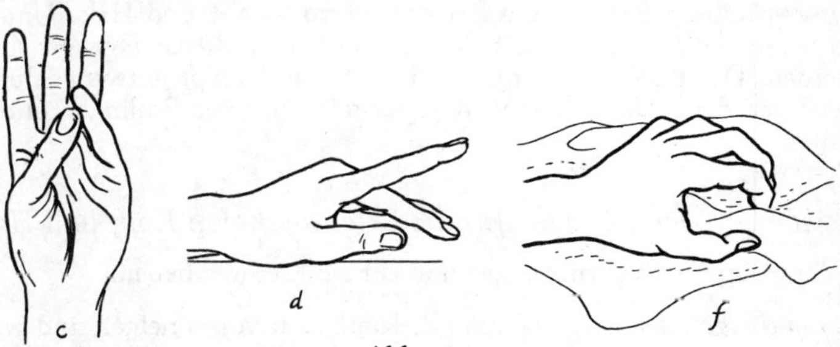

Abb. 164

b. *Sitz;* Finger und Daumen spreizen und schließen (beide Hände benutzen).

c. *Sitz;* Handfläche hohlmachen, Daumen und kleiner Finger in Opposition.

d. *Sitz;* Handflächen auf dem Tisch, Finger heben.

e. *Sitz;* Bälle von verschiedenen Größen mit der Hand werfen, fangen, zusammendrücken und drehen.

f. *Sitz* (Handflächen zeigen nach unten); ein Handtuch, ein Blatt Papier, Reis oder Sand, der auf dem Tisch liegt, zusammensammeln und verteilen.

Bewegungsabläufe. Diese sind sehr zahlreich und schließen fast alle Tätigkeiten des Alltags, bei denen die Hand benutzt wird, mit ein, z. B. Messer und Gabel benutzen, Knöpfe auf- und zumachen, Schnürsenkel binden, Türen auf- und zumachen, Schere, Nadel, Füller und Schreibmaschine benutzen. Auch Greifen und Halten einer Vielfalt von Gegenständen, wie Einkaufskörbe, Werkzeuge und Geldzählen muß geübt werden. Spiele wie Golf und Tennis und Musikinstrumente wie Klavier und Geige stellen gutes Üben dar.

Extensoren von Kopf und Hals

Diese Muskeln arbeiten mit den Streckern des oberen Rückens zusammen. Es sind die Mm. rectus capitis posterior major und minor, obliquus capitis superior, semispinalis capitis, splenius capitis und trapezius (pars descendens). Die Arbeit der kurzen Muskeln ist für Bewegungen in den Atlantookzipital- und Atlantoaxialgelenken verantwortlich. Bewegung in diesen distalen Gelenken sollte immer der Bewegung in der Halswirbelsäule vorangehen, wenn Kopf und Hals Widerstand gegeben wird.

Unterstütztes Üben für die Extensoren von Kopf und Hals. Unterstützung kann manuell mit dem Patienten in *Rückenlage* gegeben werden. Der Kopf ist in einer Linie mit dem Rumpf entweder durch die Hand der Krankengymnastin oder mit Hilfe von Schlingen unterstützt.

Beispiele freier Übungen für die Extensoren von Kopf und Hals

a. *Sitz;* Kopf nach vorne neigen und zur Senkrechten heben.

b. *Bauchlage oder Vierfüßlerstand;* Kopf nach vorne neigen und wieder aufrichten.

Widerstandsübungen für die Extensoren von Kopf und Hals. Dieser Widerstand wird in *Rückenlage mit angestellten Beinen* oder im

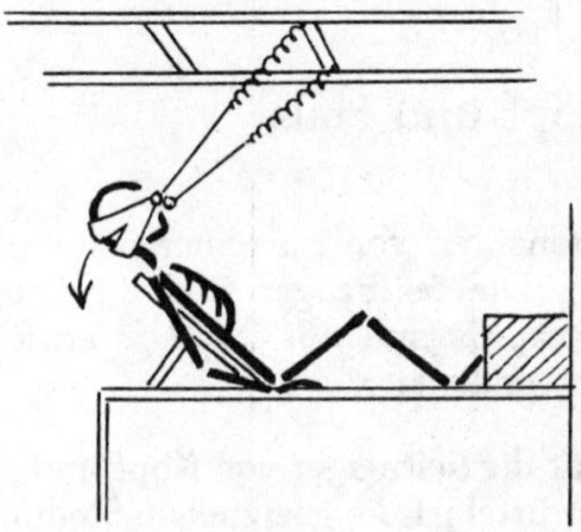

Abb. 165

Reitsitz mit Handfassung manuell gegeben. *Bauchlage* oder *Bauchlage mit aufgestützten Unterarmen* ist auch eine geeignete Ausgangsstellung für den Patienten, wenn starker Widerstand erforderlich ist.

Widerstand mit Federn oder Flaschenzug mit Gewicht kann arrangiert werden, darf aber nicht zu kräftig sein. Jede ruckhafte Bewegung, die leicht durch die Sprungkraft der Feder auftritt, wenn der Kopf zur Ausgangsstellung zurückkehrt, muß vermieden werden. Das Tempo dieses Bewegungsabschnitts muß durch exzentrische Arbeit der Extensoren kontrolliert werden (Abb. 165).

Beuger von Kopf und Hals

Die Flexoren des Atlantookzipitalgelenkes sind die Mm. longus capitis, rectus capitis anterior und sternocleidomastoideus. Mm. longus colli, scaleni und sternocleidomastoideus beugen die Halswirbelsäule. Diese zwei Bewegungen können bis zu einem gewissen Ausmaß voneinander isoliert werden.

Unterstützung für die Muskeln kann mit einer oder beiden Händen der Krankengymnastin am Hinterhaupt gegeben werden, bei *Rückenlage* oder *Rückenlage mit überhängendem Kopf* des Patienten. Andererseits kann er sich selbst unterstützen, indem er seine eigenen Hände hinter dem Kopf faltet.

Freie Übungen werden auch aus *Rückenlage* gemacht. Der Kopf wird gehoben und nach vorne geneigt, bis das Kinn das Sternoklavikulargelenk berührt.

Widerstand kann manuell entweder an der Stirn oder unter dem Kinn gegeben werden. In letzterem Fall muß unachtsamer Druck auf den Kehlkopf vermieden werden.

Seitneiger von Kopf und Hals

Die Flexoren und Extensoren von nur einer Seite arbeiten für diese Bewegung zusammen. Die Seitbeuger sind die Mm. rectus capitis lateralis, semispinalis capitis, splenius capitis, sternocleidomastoideus und trapezius (pars descendens).

Unterstütztes Üben für die Seitneiger von Kopf und Hals. *Rückenlage* mit fixiertem Schultergürtel ist die geeignetste Stellung, um die Funktion dieser Muskeln zu unterstützen. Die Krankengymnastin sitzt hinter dem Patienten und faltet ihre Hände unter seinem Hinterhaupt oder legt sie seitlich an den Kopf über die Ohren.

Beispiele freier Übungen für die Seitneiger von Kopf und Hals

a. *Vierfüßlerstand;* Kopf zur Seite neigen (um das Ohr auf die Schulter zu legen).

b. *Grätsch- oder Hocksitz mit verschränkten Armen;* Kopf zur Seite neigen.

c. *Seitlage;* Kopf heben und senken.
Diese Bewegungen können mit Rumpfseitneigung zur gleichen Seite verbunden werden.

Widerstandsübungen für die Seitneiger von Kopf und Hals. Manueller Widerstand wird aus dem *Überhang des Kopfes mit Handsicherung* gegeben. Ein leichter Kopfzug geht der Bewegung voran.

Rotatoren von Kopf und Hals

Die Muskeln, die diese Gruppe bilden, sind die Mm. obliquus capitis inferior, rectus capitis posterior major, splenius capitis auf der Seite, gegen welche die Bewegung stattfindet, und der M. sternocleidomastoideus der gegenüberliegenden Seite. Unterstützung und Widerstand für die Muskeln wird aus den gleichen Ausgangsstellungen und mit denselben Griffen wie für die Kopf- und Halsseitneiger gegeben.

Beispiele freier Übungen für die Rotatoren von Kopf und Hals

a. *Sitz mit Handsicherung;* Kopf drehen und einen Arm seitwärtsheben (Abb. 166).

b. *Vierfüßlerstand;* Kopf drehen.

c. *Sitz oder Schneidersitz;* Rumpf neigen und drehen, mit Drehung des Kopfes, um das Ohr auf das gegenüberliegende Knie zu legen.

Kopfrotation begleitet oft Bewegungen, die Rumpfrotation enthalten.

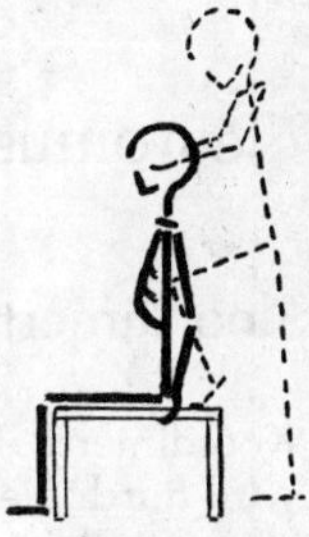

Abb. 166

M. Sternocleidomastoideus

Der M. sternocleidomastoideus einer Seite neigt den Kopf zu derselben Seite und dreht ihn zur anderen Seite. Diese Bewegungen können nacheinander ausgeführt werden. Ein brauchbarer Griff für den Widerstand durch die Krankengymnastin ist ein Griff, bei dem eine ihrer Hände über dem Scheitel des Kopfes des Patienten liegt, während die andere Hand um das Kinn gelegt wird, sodaß sich die Finger über das Kiefergelenk strecken (Abb. 167). Widerstand für

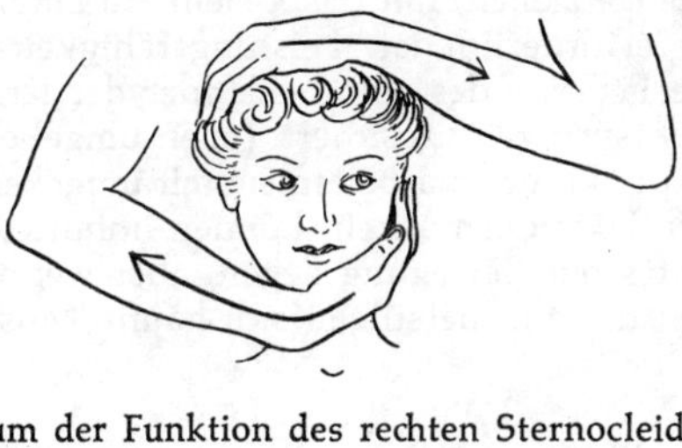

Abb. 167 Griff, um der Funktion des rechten Sternocleidomastoideus Widerstand zu leisten

die Seitneigung wird mit den Fingern der oberen Hand gegeben und für die Rotation mit den Fingern der unteren Hand.

Neuromuskuläre Koordination

Koordinierte Bewegung

Koordinierte Bewegung, die fließend, genau und zweckmäßig ist, wird durch die ergänzende Funktion vieler Muskeln, die einer Grundlage von leistungsfähiger Stellung übergeordnet werden, zustandegebracht. Die betreffenden Muskeln werden als Agonisten, Antagonisten, Synergisten und Fixatoren zusammengefaßt, entsprechend ihrer spezifischen Funktion, die sie ausführen sollen.

Gruppenfunktion der Muskeln

Die Kontraktion der Agonisten ergibt Bewegung eines Gelenkes, während die reziproke Entspannung der gegenüberliegenden Gruppe, der Antagonisten, ihre Aktion kontrollieren, ohne sie zu verhindern. Andere Muskeln können als Synergisten arbeiten, entweder um die Zugrichtung der Agonisten zu ändern oder, wo die letzteren über mehr als ein Gelenk ziehen, um das Gelenk zu stabilisieren, in dem Bewegung nicht erforderlich ist. Leistungsfähigkeit wird weiterhin durch muskuläre Fixation des Knochens oder der Knochen, von dem die Agonisten entspringen, gesichert (oder umgekehrt, sie fixieren an ihrem Ansatzpunkt, dann arbeiten sie mit umgekehrtem Ursprung und Ansatz). Die Fixationsmuskeln können unmittelbar in Nachbarschaft des Gebietes der Bewegung liegen, aber wenn starker Widerstand geboten wird, dann beteiligen sich häufig Muskeln überall am Körper.

Nervöse Kontrollle

Motorische Bahnen. Die Aktion jeder Muskelgruppe wird durch die afferenten Impulse bestimmt, die sie über die motorischen Bahnen erreichen.

Großhirnrinde. Willkürliche Bewegung wird gewöhnlich, wenn nicht beständig, als Antwort auf irgendeinen sensorischen Reiz begonnen. Es wird jetzt angenommen, daß ein „Willkürzentrum" im Hirnstamm existiert, das die Großhirnrinde anregt, die dann für die Planung der Bewegungsmuster verantwortlich ist. Dieser Plan ist auf die Erinnerung von Mustern aufgebaut, die bei früheren Gelegenheiten benutzt wurden.

Kleinhirn. Das Kleinhirn ist der Empfänger von Informationen, die das Kleinhirn auf den afferenten Bahnen erreichen. Diese Bahnen übermitteln die Impulse des kinästhetischen Empfindens aus der Peripherie und von anderen Teilen des Gehirns, einschließlich der Hirnrinde und des Vestibulariskerns. Im Hinblick auf diese Informationen werden die feinen Einstellungen vermittelt. Darunter versteht man die harmonische Wechselwirkung der verschiedenen Muskelgruppen, die an dem Bewegungsmuster teilhaben. Sie werden den Vorderhornzellen entweder auf Extrapyramidalbahnen oder anderen absteigenden Bahnen des Rückenmarks übermittelt.

Kinästhetisches Empfinden. Die afferenten Impulse kinästhetischen Empfindens gehen von den in Muskeln, Sehnen und Gelenken gelegenen Propriozeptoren aus. Sie verzeichnen Kontraktion oder Dehnung des Muskels, das Wissen um die Bewegung und die Stellung der Gliedmaßen. Viele dieser Impulse erreichen die Höhe des Bewußtseins, aber viele enden im Rückenmark und im Kleinhirn.

Inkoordination

Störung in der Funktion irgendeines der Faktoren, die zur Erzeugung einer koordinierten Bewegung beitragen, wird ruckhafte, arrhythmische und ungenaue Bewegung ergeben. Sie wird als inkoordiniert bezeichnet, da die harmonische Zusammenarbeit der Muskeln gestört ist. Die Art der Inkoordination und die Übungen, die dazu bestimmt sind, sie zu beeinflussen, ändern sich entsprechend der Lage der Läsion, die sie verursacht. Vier Haupttypen ziehen einen Vorteil aus geeigneter Übungsbehandlung.

Ursache

1. Inkoordination von Schwäche oder Atonie einer bestimmten Muskelgruppe begleitet.

In diesem Fall verhindert entweder eine Läsion der tiefen motorischen Neurone, daß die angemessenen Impulse die Muskeln erreichen, oder der Zustand der Muskeln ändert ihre normale Reaktion auf diese Impulse.

2. Inkoordination von Spastizität dieser Muskeln begleitet.

Läsionen, die die motorischen Bereiche der Hirnrinde oder die oberen motorischen Neurone betreffen, ergeben Spastizität der Muskeln. Selbst wenn sie daher einige angemessene Impulse erreichen, ist der Zustand der Muskeln so, daß ihre Antwort auf sie anomal ist.

3. Inkoordination auf Grund von Kleinhirnläsionen.

Dies ist allgemein als Kleinhirnataxie bekannt. Die Vorsilbe „a" bedeutet „ohne" und das griechische Wort „taxis" bedeutet „Ordnung".

Es herrscht deutlicher Hypotonus der Muskeln, die leicht ermüden. Unzulängliche Fixationsarbeit besteht nicht nur bei den Muskeln, die direkt an der Gruppenarbeit beteiligt sind, sondern auch bei den Muskeln des Körpers allgemein. Die Bewegung ist unregelmäßig und schwankend mit einem merklichen Intentionstremor.

4. Inkoordination auf Grund von Verlust des kinästhetischen Empfindens.

„Sensorische Ataxie", oder im Fall von Tabes dorsalis „Tabische Ataxie" schildert diesen Typ. Ohne seine Augen zu benutzen, um die Information zu gewinnen, ist der Patient in diesem Zustand über die Lage des Körpers im Raum oder über die Stellung der Gelenke völlig ahnungslos. Die Muskeln sind hypoton und ermüden schnell, aber sie sind sich dessen nicht bewußt, da die Empfindung für Müdigkeit nicht verzeichnet wird.

Unwillkürliche Bewegungen, die manchmal mit diesem Zustand einhergehen oder ein Zustand anomaler Spannung in einem sonst normalen Muster von Gruppenaktion können die Bewegung stören und ihre Leistungsfähigkeit herabsetzen.

Wiederherstellung

Koordinierte Bewegung ist für den Körper natürlich. Er neigt dazu, in Ruhe zu bleiben, wenn nur inkoordinierte Bewegung möglich ist. Es ist daher von großer Wichtigkeit, die Patienten, die unter Inkoordination leiden, zu interessieren und zu ermutigen, daß sie beharrlich an der Überwindung der Inkoordination arbeiten. Dies verlangt unendliche Geduld und Beharrlichkeit von seiten der Krankengymnastin, besonders wenn der Zustand von geistiger Störung begleitet wird. Jeder Patient verlangt individuelle Aufmerksamkeit, da die Probleme von zwei Patienten nie die gleichen sind. Widerstand stabilisiert oft und macht die Bewegung möglich, aber im Laufe des Fortschritts ist Arbeit in einer Patientengruppe ein wertvoller Zusatz zur Einzelbehandlung.

Einsatz von nervösen Ausweichbahnen. Es ist selten, daß alle verfügbaren Nervenbahnen, die für koordinierte Bewegungen verantwortlich sind, blockiert sind. Der Zweck der Wiederherstellung ist es, den Einsatz der verbliebenen Bahnen zu fördern oder Ausweichbahnen zu entwickeln.

Es kann nützlich sein, sich bildlich einen Weg vorzustellen, der durch einen Acker oder durch verwuchertes Unterholz führen soll. Es ist leicht genug, diesem Weg zu folgen, wenn er ständig benutzt wird und gut ausgetreten ist. Wenn jedoch die Bahn blockiert ist, so kann eine andere Strecke benutzt werden, aber das Gehen wird zunächst schwierig sein, obwohl es jedes Mal nach und nach leichter wird, vorausgesetzt, dieselbe Ausweichstrecke wird bei jeder Gelegenheit wieder benutzt. Auf diese Weise wird schließlich eine neue Bahn eingerichtet.

Zustand der Muskeln. Als Voraussetzung zur Wiederherstellung der Bewegung verlangt der Zustand der Muskeln Beachtung, da sie die betreffenden Ausführungsorgane sind. Sie müssen durch einen Versuch, spastische oder verkrampfte Muskeln zu entspannen und die schwachen Muskeln zu kräftigen, vorbereitet werden, um die koordinierten Impulse zu empfangen, sodaß ihre Reaktion auf sie so normal wie möglich ist. Es ist auch wahrscheinlich, daß in allen schwierigen Fällen, bei denen Inkoordination ein Merkmal ist, ein gewisser Grad von Inaktivitätsatrophie durch die Abneigung, sich zu bewegen, herrscht.

Grundlagen der Wiederherstellung

Schwäche oder Atonie einer bestimmten Muskelgruppe. Dies unterscheidet sich von den anderen Zuständen darin, daß die unvermeidliche Inkoordination, die sich ergibt, gewöhnlich nur flüchtig ist. Inkoordinierte Bewegung wird vom Körper, wenn er sie vermeiden kann, nicht geduldet, und in diesem Fall ist er fähig, sie durch Veränderung des Bewegungsmusters so zu vermeiden, daß die Funktion der befallenen Muskeln auf eine andere Gruppe übertragen wird. Dieser Ersatz durch ein anderes Muster ist die Basis für „Trickbewegung", die oft funktionell wirksam, aber immer kostspielig für den Energieverbrauch ist.

Die Behandlung ist dazu bestimmt, Unausgeglichenheit durch Betonung der Aktivität der schwachen oder leistungsunfähigen Muskeln zu korrigieren. Sie dient der normalen ergänzenden Arbeit der Muskeln bei der Ausführung von Mustern normaler Bewegungsabläufe. Letztere wird am erfolgreichsten durch langsame Umkehrtechniken mit normaler Bewegungsfolge erreicht (s. S. 96).

Spastizität der Muskeln. Die Spastizität der Muskeln ändert ihre Reaktion auf die Reize, die die Muskeln empfangen, da sie sich garnicht oder nur mit Schwierigkeiten entspannen können, um die Bewegung zuzulassen. Es herrscht ein auffallendes Widerstreben gegen einen Bewegungsversuch, während bei den Bewegungen, die erreicht wurden, der wesentliche Rhythmus, der für leistungsfähige Bewegung charakteristisch ist, verloren gegangen ist. Behandlung ist bestimmt, Entspannung zu fördern, Anstrengung anzuregen, Vertrauen in die Fähigkeit, sich zu bewegen zu geben und um Rhythmus zu schulen. Entspannungsmethoden wurden bereits beschrieben (s. Kapitel „Entspannung"). Aktive Übungen, auf Alltagsbewegungen aufgebaut, helfen, den Patienten so unabhängig wie möglich zu machen und geben ihm Vertrauen. Diejenigen, die den Gebrauch proximaler Gelenke einschließen und weit und grundlegend in ihrer Art sind, werden zuerst angewandt. Alle Übungen werden rhythmisch ausgeführt, um die Entspannung zu unterstützen und um Ermüdung zu reduzieren. Unterstützung wird, wenn nötig, gegeben, aber erst nachdem eine Anstrengung gemacht wurde, sie unabhängig auszuführen. Dann wird Unterstützung auch während der Anstrengung gegeben. Rhythmisches Zählen, Musik oder der Rhythmus eines springenden Balles werden benutzt, um das Tempo der Bewegung zu regulieren. Die Bemühung, im Takt zu bleiben, hilft, den Patienten zu interessieren und verlangt seine volle Aufmerksamkeit. Die Schulung der Genauigkeit und feinerer hochkoordinierter Bewegungen, wie diejenigen der Hand, werden zurückgestellt, bis die Grundbewegungen und der Rhythmus hergestellt sind.

Kleinhirnataxie. Verlust der Funktion des Kleinhirns, dem Koordinationszentrum, ergibt Verlust der koordinierten Impulse, die normalerweise von ihm ausgesandt werden. Die Muskeln werden hypoton, und die Fixation der Haltung ist gestört, folglich ist die Balance schwierig, und die Bewegungen sind unregelmäßig, schwankend und ungenau.

Jede Verbesserung, die sich aus der Behandlung durch Übungen ergibt, rührt wahrscheinlich von einem vermehrten Einsatz der verbleibenden Bahnen her, oder man hält es für möglich, daß das Großhirn fähig ist, bis zu einem gewissen Grad den Verlust der Kleinhirnfunktion zu ersetzen.

Das Ziel der Behandlung ist, die Stabilität von Rumpf und proximalen Gelenken wieder herzustellen, um eine sichere Basis für die Bewegung zu schaffen. Wenn die muskuläre Schwäche groß ist, müssen zuerst kräftigende Methoden benutzt werden, aber die Hauptbetonung der Behandlung liegt auf Halten (isometrische Kontraktion), die in irgendeinem und in jedem Bereich des Bewegungsausmaßes ausgeführt werden. Halten werden so lange wie möglich ausgeführt, und ihre Kraft und Ausdauer werden durch Widerstand verbessert. Damit wird die Forderung an das neuromuskuläre System erhöht und hilft so, neue Nervenbahnen für die verlangten Impulse zu entwickeln. Bewegung sollte auf funktionelle Bewegungsabläufe beschränkt werden oder auf eine beschränkte Anzahl von Widerstandsübungen in Mustern, die diesen Bewegungsabläufen verwandt sind.

Verlust des kinästhetischen Sinnes. Information über die Lagestellung im Raum, über die Stellung der Gelenke und die Spannung in den Muskeln bilden einen wesentlichen Teil der Unterlage, auf denen neuromuskuläre Koordination aufgebaut ist. Läsionen, die Verlust dieser Information verursachen, resultieren in Hypotonus der Muskeln und inkoordinierter Bewegung. Einsatz des optischen Sinnes, um den Verlust des kinästhetischen Sinnes auszugleichen, bildet die Basis der Wiederherstellung. Durch Erhaltung relativ normaler Körperbewegungen kann es möglich sein, einige unzerstörte, aber bis dahin überflüssige nervöse Bahnen, die fähig sind, die Impulse kinästhetischen Empfindens zu fördern, zu gebrauchen.

Übungen auf FRENKELS Grundlagen aufgebaut, werden angewandt, um fließende Bewegung und Genauigkeit zu trainieren, mit Betonung des Endziels, den Patienten so zu unterstützen, daß er den normalen Anforderungen des Alltagslebens gewachsen ist.

Frenkelsche Übungen

Dr. H. S. FRENKEL war gegen Ende des letzten Jahrhunderts Chefarzt des Sanatoriums „Freihof" in der Schweiz. Er machte eine spezielle Studie an Patienten mit Tabes dorsalis und erdachte eine Methode, die Ataxie durch systematische und abgestufte Übungen zu behandeln. Die Ataxie ist ein hervorstechendes Symptom dieser Krankheit. Seitdem werden seine Methoden benutzt, um die Inkoordination zu behandeln, die bei vielen anderen Krankheiten auftritt, wie z. B. Multiple Sklerose.

Er beabsichtigte den Einsatz der willkürlichen Kontrolle der Bewegung durch Ausnutzung jedes intakt gebliebenen Teiles des sensorischen Systems, besonders Gesicht, Gehör und Tastsinn, um den Verlust des kinästhetischen Empfindens auszugleichen. Der Lernprozeß dieser besonderen Methode der Kontrolle ist wie der Lernprozeß jeder anderen neuen Übung. Das Wesentliche ist –

a. Konzentration der Aufmerksamkeit.

b. Genauigkeit.

c. Wiederholung.

Das Endziel ist, Bewegungskontrolle zu festigen, sodaß der Patient fähig ist und Vertrauen in seine Fähigkeit hat, die Tätigkeiten auszuführen, die für die Unabhängigkeit im Alltagsleben wesentlich sind.

Technik. 1. Der Patient wird gelagert und ist passend gekleidet, sodaß er seine Gliedmaßen während der Übung sehen kann.

2. Eine knappe Erklärung und Demonstration der Übung wird dem Patienten gegeben, ehe die Bewegung versucht wird, um dem Patienten ein klares geistiges Bild der Übung zu geben.

3. Der Patient muß seine volle Aufmerksamkeit auf die Ausübung der Übung richten, um die Bewegung fließend und genau zu machen.

4. Das Tempo der Bewegung wird von der Krankengymnastin durch rhythmisches Zählen, Bewegung der Hand oder mit geeigneter Musik angegeben.

5. Das Ausmaß der Bewegung wird durch Markieren einer Stelle, auf die Fuß oder Hand gestellt werden sollen, angezeigt.

6. Die Übung muß viele Male wiederholt werden, bis sie vollkommen und leicht ist. Sie wird dann aufgegeben, und eine schwierigere wird an ihre Stelle genommen.

7. Da diese Übungen zunächst sehr ermüdend sind, müssen häufige Ruhepausen zugelassen werden. Der Patient behält nur geringe oder gar keine Fähigkeit zurück, Ermüdung zu erkennen, aber die Ermüdung wird gewöhnlich durch eine Verschlechterung der Bewegungsqualität oder eine Erhöhung der Pulsfrequenz angezeigt.

Steigerung. Eine Steigerung wird durch Tempoänderung, Ausmaß und Komplizierung der Übung vorgenommen. Relativ schnelle Bewegungen verlangen weniger Kontrolle als langsame. Später werden Änderungen im Tempo aufeinanderfolgender Bewegungen und Unterbrechungen, die Anhalten und Starten verlangen, eingeführt. Weites Bewegungsausmaß und einfache Bewegungen, bei denen große Gelenke benutzt werden, geben allmählich Raum für solche, die den Einsatz kleinerer Gelenke, begrenztes Ausmaß und eine häufige Änderung in der Richtung einschließen. Schließlich werden einfache Bewegungen zu einer Folge aufgebaut, die den Einsatz und die Kontrolle einer Anzahl von Gelenken und mehr als einer Extremität verlangen, z. B. beim Gehen.

Entsprechend der Behinderung fangen diese Wiederherstellungsübungen in *Rückenlage* mit unterstütztem Kopf und mit voll unterstützten Extremitäten an. Die Steigerung wird durch Übungen im *Sitzen* und dann *Stehen* vorgenommen.

Beispiele für Frenkelsche Übungen

Üben der Beine in *Rückenlage*

a. *Rückenlage* (Kopf erhöht); Hüfte ab- und adduzieren.

Das Bein wird dauernd voll auf der glatten Oberfläche einer Behandlungsbank oder auf einem Reedukationsbrett unterstützt.

b. *Rückenlage* (Kopf erhöht); eine Hüfte und Knie beugen und strekken.

Die Ferse wird dauernd unterstützt und gleitet auf der Bank in eine Stellung, die von der Krankengymnastin angezeigt wird.

c. *Rückenlage* (Kopf erhöht); ein Bein abheben, um die Ferse auf eine bestimmte Markierung zu stellen (Abb. 168).

Die Markierung kann auf der Bank, auf dem anderen Fuß oder Schienbein des Patienten gemacht werden, oder die Ferse kann in die Handfläche der Krankengymnastin gestellt werden.

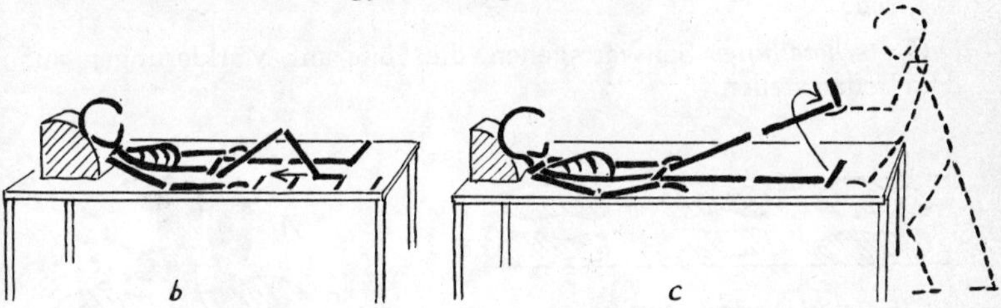

Abb. 168

d. *Rückenlage* (Kopf erhöht); Hüften und Knie beugen und strecken. Ab- und Adduzieren.

Die Beine können abwechselnd oder gegeneinander arbeiten. Stoppen und Starten während des Ablaufes der Bewegung können eingeschaltet werden, um die Kontrolle, die zur Ausführung irgendeiner dieser Übungen nötig ist, zu verbessern.

Üben der Beine im *Sitzen* (Abb. 169)

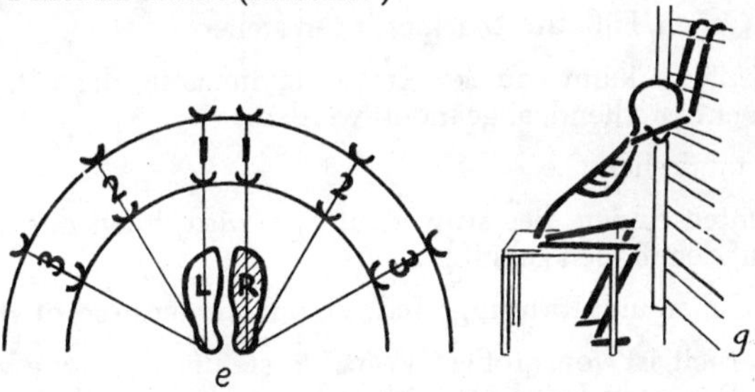

Abb. 169 e, Plan für eine geeignete Markierung auf dem Boden

e. *Sitz;* ein Bein strecken, um die Ferse zu einer Stelle, die durch eine Markierung auf dem Boden angezeigt ist, gleiten zu lassen.

f. *Sitz;* abwechselndes Beinstrecken und -heben, um Ferse oder Großzehe auf eine bestimmte Markierung zu stellen.

g. *Reitsitz;* Wechsel zum Stand und sich dann wieder hinsetzen.

Die Füße werden zurückgezogen und der Rumpf aus den Hüften nach vorne gelehnt, um den Schwerpunkt über die Unterstützungsfläche zu bekommen. Der Patient streckt dann die Beine und zieht sich mit Hilfe seiner Hände, die die Sprossenwand oder ein anderes geeignetes Gerät ergreifen, hoch.

Üben der Beine im *Stand* (Abb. 170)

h. *Grätschstellung;* Gewichtsverlagerung von einem Fuß auf den anderen.

i. *Grätschstellung;* Seitwärtsgehen, die Füße auf Markierungen auf dem Boden stellen.

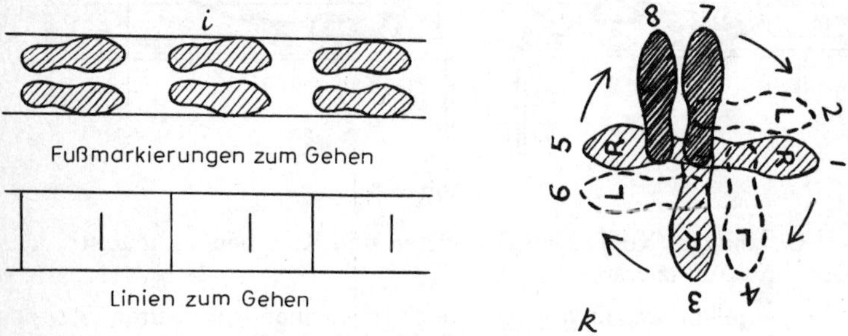

Abb. 170

Etwas Unterstützung kann notwendig sein, aber der Patient muß seine Füße sehen können.

j. *Stand;* Gehen, Füße auf Markierungen stellen.

Die Schrittlänge kann von der Krankengymnastin, der Fähigkeit des Patienten entsprechend, abgeändert werden.

k. *Stand;* umdrehen.

Die Patienten finden dies schwer, und es wird ihnen durch Markierungen auf dem Boden geholfen.

l. *Stand;* Gehen und Richtungswechsel, um Hindernisse zu vermeiden.

Gruppenarbeit ist von großem Wert, da sie die Kontrolle verbessert und dem Patienten beibringt, sich auf seine eigene Anstrengung zu konzentrieren, ohne von den Anstrengungen anderer Menschen abgelenkt zu werden. Beim Gehen gewinnt er Vertrauen und wird daran gewöhnt, sich mit anderen zu bewegen, die Richtung zu ändern und anzuhalten, wenn er will, um zu vermeiden sie anzustoßen. Die Fähigkeit, Stufen zu steigen und Bordschwellen auf und ab zu gehen, verhelfen ihm zur Unabhängigkeit.

Üben für die Arme

m. *Sitz* (einen Arm auf einem Tisch oder in Schlingen unterstützt); Arm heben oder senken, um die Hand auf eine bestimmte Markierung zu legen.

n. *Sitz;* einen Arm strecken, um ihn durch einen kleinen Reifen oder Ring hindurchzustecken.

o. *Sitz;* Aufheben von Gegenständen und sie auf bestimmte Markierungen legen.

Ablenkende Tätigkeiten wie Flechten, Bauen mit Spielzeugsteinen oder Malen auf einer Tafel führen weiter zu nützlicheren Bewegungen wie ein Messer und eine Gabel gebrauchen, Knöpfe zumachen und die Haare kämmen.

Übungen zur Förderung von Bewegung und Rhythmus (Abb. 171)

Alle Übungen werden fortlaufend zu rhythmischem Zählen oder nach geeigneter Musik wiederholt.

a. *Sitz;* eine Hüfte beugen und strecken (um einen Oberschenkel über den anderen zu legen), die Bewegung wird dann umgekehrt und wiederholt.

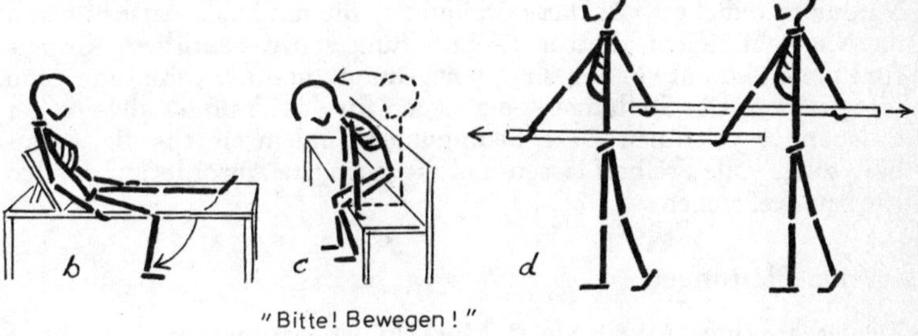

Abb. 171

b. *Sitz mit erhöhtem Rumpf;* ein Bein wird abduziert, um das Knie an den Rand der Massagebank zu bringen, gefolgt von einer Kniebeugung, um den Fuß auf den Boden zu stellen. Die Bewegung wird dann umgekehrt und wiederholt.

c. *Sitz;* nach vorne lehnen und das Gewicht auf die Füße nehmen (wie beim Aufstehen), dann wieder hinsetzen. Später kann dies gemacht werden, indem auf einer Bank eine seitliche Bewegung ausgeführt wird, wie um sich weiterzubewegen, um Platz für jemand anderen zu machen.

d. *Stand;* die Arme schwingen nach vorne und hinten (mit einem Partner, Stäbe haltend).

e. *Stand oder Gang;* Ball prellen und fangen oder werfen und fangen.

Nach Musik marschieren, Gesellschaftstanz oder Schwimmen sollten, wenn möglich, gefördert werden.

Haltung

Haltung ist die Stellung, die vom Körper entweder mit Unterstützung während muskulärer Tätigkeit oder mittels koordinierter Arbeit vieler Muskeln eingenommen wird. Die Muskeln arbeiten, um die Stabilität zu erhalten oder um eine wichtige Grundlage zu bilden, die sich ständig der ihr übergeordneten Bewegung anpaßt.

Inaktive Haltungen

Dies sind Stellungen, die beim Ruhen oder Schlafen eingenommen werden, und sie sind sehr für diesen Zweck geeignet, wenn jede wichtige Muskeltätigkeit, die zur Lebenserhaltung erforderlich ist, zu einem Minimum reduziert ist. Diese Stellungen, die minimale Ansprüche an die Muskeln stellen, die für die Erhaltung von wesentlichen Körperfunktionen verantwortlich sind, wie Atmung und Durchblutung, sind vorzuziehen. Die Stellungen oder Lagen für das Training allgemeiner Entspannung erfüllen diese Bedingungen, indem sie für die Atembewegung volle Freiheit lassen und die geringste Anforderung an den Herzmuskel stellen.

Aktive Haltungen

Die ergänzende Arbeit vieler Muskeln ist erforderlich, um aktive Stellungen beizubehalten, die entweder statisch oder dynamisch sein können.

Statische Haltungen. Ein beständiges Stellungsmuster wird durch die Zusammenarbeit von Muskelgruppen beibehalten, die mehr oder weniger statisch arbeiten, um die Gelenke zu stabilisieren und um der Schwerkraft und anderen Kräften entgegenzuarbeiten. Im Stand erhalten sie das Gleichgewicht.

Dynamische Haltungen. Diese Art aktiver Haltung wird verlangt, um eine leistungsfähige Basis für die Bewegung zu bilden. Das Muster der Stellung wird ständig abgeändert und angepaßt, um den veränderlichen Umständen entgegenzukommen, die sich auf Grund der Bewegung ergeben.

Haltungsmechanismus

Muskeln. Die Intensität und Verteilung der Muskelarbeit, die sowohl für statische als auch dynamische Stellungen erforderlich ist, ändert sich beträchtlich mit dem Muster der Stellung und den physischen Eigenheiten des Einzelnen, der sie einnimmt. Die Muskelgruppen, die am häufigsten gebraucht werden, sind diejenigen, die benutzt werden, um die aufrechte Stellung des Körpers beizubehalten. Sie arbeiten, indem sie den Auswirkungen der Schwerkraft entgegenwirken. Sie sind also als die Anti-Schwere-Muskeln bekannt, und ihre Funktion im Hinblick auf die Gelenke besteht gewöhnlich in Streckung.

Die Anti-Schwere-Muskeln weisen gewisse strukturelle Eigenheiten vor, die es ihnen ermöglichen, ihre Funktion mit Leistungsfähigkeit und einem Minimum an Anstrengung auszuüben. Die Form der Muskeln ist vielgefiedert und fächerförmig, eine Struktur, die kraftvolle Arbeit ahnen läßt, im Gegensatz zu der Fähigkeit, ein großes Bewegungsausmaß in hohem Tempo auszuführen. Viele der wesentlichen Fasern sind „rot", was ihre Fähigkeit langanhaltender Kontraktion ohne Ermüdung anzeigt, wegen ihres geringen Stoffwechselumsatzes bei der Arbeit (Kapitel „Muskelkraft", S. 157).

Nervöse Kontrolle. Stellungen werden auf Grund von neuromuskulärer Koordination beibehalten oder angeglichen. Die entsprechenden Muskeln werden durch ein sehr kompliziertes Reflexsystem innerviert.

Stellreflexe. Ein Reflex ist nach der Erkärung eine efferente Antwort auf einen afferenten Reiz. Die efferente Antwort ist in diesem Fall eine motorische Antwort, und die Anti-Schwere-Muskeln sind die wichtigsten Empfangsorgane. Afferente Reize gehen von vielen Ursprüngen am ganzen Körper aus. Die wichtigsten Rezeptoren liegen in den Muskeln selbst, den Augen und den Ohren.

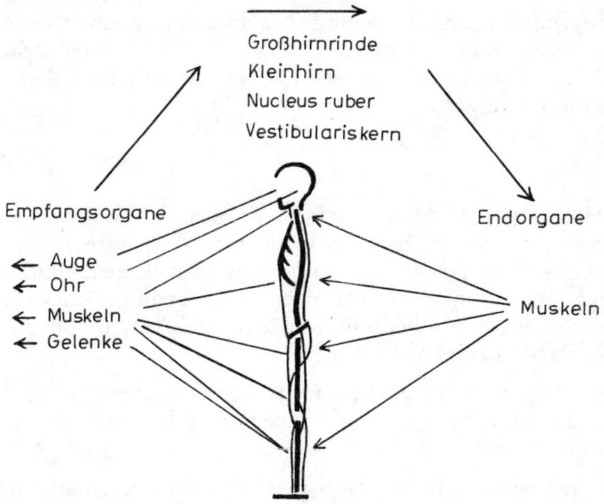

Abb. 172

(I) **Muskeln.** Neuromuskuläre und Sehnenspindeln in den Muskeln zeigen wechselnde Spannung an. Erhöhte Spannung verursacht Reizung und ergibt eine Reflexkontraktion des Muskels und scheint so eine Manifestation des myostatischen oder Dehnungsreflexes zu sein.

(II) **Augen.** Visuelles Empfinden zeigt jede Änderung der Körperstellung im Hinblick auf seine Umgebung an. Die Augen bilden einen der Empfänger für Gleichgewichtsreaktionen, die es ermöglichen, daß Kopf und Körper sich selbst wieder zur aufrechten Stellung bringen aus anderen, weniger gebräuchlichen Haltungen.

(III) **Ohren.** Erregung der Rezeptoren des N. vestibularis rührt von der Bewegung der Flüssigkeit her, die in den Bogengängen des inneren Ohres enthalten ist. Jeder Bogen liegt in einer verschiedenen Ebene, die zu den beiden anderen im rechten Winkel liegt, und jegliche Bewegung des Kopfes stört die Flüssigkeit, die sie enthalten. So werden die Kenntnis der Bewegung und die Richtung, in der sie stattfindet, verzeichnet.

(IV) **Gelenkstrukturen.** In belasteter Stellung erregt die Annäherung der Knochen die Rezeptoren in den Gelenkstrukturen und ruft Reflexkontraktionen hervor, um diese Stellung beizubehalten.

Hautempfindung spielt auch eine Rolle, besonders die Hautempfindung der Fußsohlen, wenn der Mensch steht.

Impulse von all diesen Rezeptoren werden in das Zentralnervensystem gesandt und dort koordiniert. Die daran beteiligten Hauptzentren sind die Großhirnrinde, das Kleinhirn, der rote Nukleus und der Nucleus vestibularis.

Eine sehr einfache Zusammenfassung der Hauptkomponenten der komplizierten Reflexreihe, die zusammen den Stellreflex ausmachen, ist mit der Abb. 172 gegeben. Einzelheiten werden in jedem physiologischen Lehrbuch gefunden.

Haltungsmuster

Muster der Haltung, sowohl statischer als auch dynamischer Art, werden stufenweise durch die Ergänzung vieler Reflexe aufgebaut, die zusammen den Stellreflex ausmachen. Einige ,dieser zusammengesetzten Reflexe sind angeboren und einige sind bedingt, entwickelt auf Grund von ständiger Wiederholung der Stellungen, die durch willkürliche Kontrolle beibehalten werden.

Gute Haltung. Haltung wird gut genannt, wenn sie den Zweck, für den sie gebraucht wird, mit maximaler Leistungsfähigkeit und minimaler Anstrengung erfüllt.

Da die physischen Merkmale von zwei Personen nie übereinstimmen, so muß sich das genaue Muster guter Haltung mit dem Einzelnen ändern. Es ist jedoch möglich, bis zu einem gewissen Grad zu verallgemeinern. Zum Beispiel führt in aufrechter Stellung die Ausrichtung bestimmter Abschnitte des Körpers gewöhnlich zu vollständiger Balance eines Segmentes auf dem anderen. Ein Zustand, der durch ein Minimum an muskulärer Anstrengung beibehalten werden kann und der dem Auge ästhetisch gefällt.

Da die dynamischen Stellungen ständiges Wiederausgleichen beinhalten, um die Leistungsfähigkeit der Grundlage der Haltung während des Fortschritts der Bewegung beizubehalten, so sind sie viel schwieriger zu beurteilen. Bei vielen Tätigkeiten bildet jedoch dieselbe Ausrichtung verschiedener Segmente des Körpers, die in der aufrechten Haltung zufriedenstellend ist, die Basis, von der aus diese Abänderungen gemacht werden, zum Beispiel beim Gehen oder Sitzen und Schreiben. In den aufrechten Stellungen ist die Ebene dieser Ausrichtung vertikal, bei vielen dynamischen Stellungen jedoch geneigt oder sogar horizontal. In diesem Fall ist die Wirkung der Schwerkraft auf die verschiedenen Körperabschnitte geändert, und die geforderte Muskelarbeit für die Ausrichtung wird entsprechend angeglichen.

Entwicklung guter Haltung. Wirkungsvolle Haltung entwickelt sich ganz natürlich, vorausgesetzt, die wichtigen Mechanismen für ihre Beibehaltung und Anpassung sind intakt und gesund.

Die Hauptfaktoren, die für die Gesundheit und Entwicklung der Muskeln und den Stellreflex empfänglich machen, sind –

(I) ein sicherer psychologischer Hintergrund,

(II) gute hygienische Bedingungen,

(III) Gelegenheit für viel natürliche freie Bewegung.

Gefühl und geistige Haltung haben eine tiefe Wirkung auf das nervöse System als Ganzes, und dies drückt sich in der Haltung des Einzelnen aus. Freude, Glück und Vertrauen sind anregend und werden durch eine wachsame Haltung ausgedrückt, bei der Streckstellungen vorherrschen. Umgekehrt haben Unglück, Konflikt und ein Gefühl der Minderwertigkeit genau die entgegengesetzte Wirkung und ergeben Haltungen, bei denen Beugestellungen am auffallendsten sind.

Diese Verbindung zwischen geistigen und physischen Haltungen wurde immer anerkannt und beim Tanz und auf der Bühne benutzt. Es ist gewiß, daß die geistige Haltung die physische beeinflußt, entweder zeitweise oder dauerhaft. Ist es nicht möglich, daß dies auch umgekehrt geschehen kann? Mit anderen Worten, kann eine physische Haltung, bewußt angenommen, die geistige Haltung beeinflussen?

Gute hygienische Bedingungen, besonders im Hinblick auf die Ernährung und den Schlaf, sind für ein gesundes Nervensystem, für das Wachstum und die Entwicklung von Knochen und Muskeln wesentlich. Zusätzlich fördert auch die Gelegenheit zu reichlich natürlichen freien Bewegungen die harmonische Entwicklung der Skelettmuskeln. Tätigkeiten, die vom normalen gesunden Kind beim Spiel sehr genossen werden, wie zum Beispiel Laufen, Springen und Klettern, sind solche, bei denen Bewegungen aktiver Streckung vorherrschen.

Schlechte Haltung. Die Haltung ist schlecht, wenn sie leistungsunfähig ist, das heißt, wenn sie versagt, dem Zweck zu dienen, für den sie bestimmt war oder, wenn eine unnötige Menge muskulärer Anstrengung gebraucht wird, um sie zu erhalten.

Falsche Ausrichtung der Körperabschnitte in den aufrechten Stellungen kann zur Notwendigkeit zusätzlicher Muskelarbeit führen, um die Balance zu erhalten. Auf der anderen Seite kann wirkungsvoller Ausgleich geschehen, wobei keine zusätzliche muskuläre Anstrengung gefordert wird, aber die begleitenden Bandbelastungen oder Verkrampfungen der Thoraxbewegung sind Nachteile, die nicht ignoriert werden können. Zusätzlich sind Haltungen, die eine auffallende Vermehrung in einer oder allen Kurven der Wirbelsäule nach sich ziehen, ästhetisch mißfallend. Die Kleidung paßt diesen Menschen nicht gut, und dies kann als solches eine unwillkommene psychologische Reaktion haben.

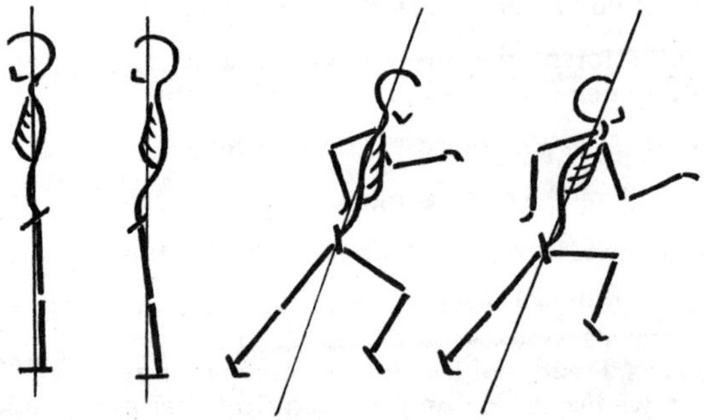

Abb. 173 Gute und falsche Ausrichtung beim *Stand* und *Lauf*

Der Zweck dynamischer Haltung ist es, als leistungsfähiger und anpassungsfähiger Hintergrund für die Bewegung zu dienen. Haltungsmuster, die diese Funktion nicht erfüllen, verhindern und reduzieren die Leistungsfähigkeit der Bewegung und müssen daher als schlecht betrachtet werden, z. B. zum Netz quer Stehen beim Vorhandschlag beim Tennis.

Spannung in den Muskeln, die anders als die ist, die gefordert ist, um entweder für die Bewegungsproduktion oder zur Beibehaltung der Haltung zu arbeiten, hemmt die Leistungsfähigkeit beider und verschwendet Energie.

Faktoren, die schlechte Haltung nach sich ziehen. Die Ursachen für schlechte Haltung sind oft versteckt, und selbst, wenn sie bekannt sind, sind sie schwer zu beheben.

Die Faktoren, die am häufigsten zur Festsetzung eines leistungsunfähigen Haltungsmuster beitragen, sind die geistige Haltung des Patienten und ärmliche hygienische Zustände. Allgemeine Schwäche nach konstitutioneller Erkrankung und andauernde Ermüdung sind auch beitragende Ursachen, da sie die Leistungsfähigkeit des nervösen Systems als Ganzes verringern.

Lokale Faktoren wie lokalisierter Schmerz, muskuläre Schwäche, Überbelastung bei der Beschäftigung oder lokalisierte Spannung, die keinem nützlichen Zweck dient, führen zu muskulärer Unausgeglichenheit und ändern das Haltungsmuster. Aber sie verringern nicht notwendigerweise die Leistungsfähigkeit des Haltungsmusters. Wenn jedoch dieses veränderte Haltungsmuster weiter besteht, obwohl die Ursache entfernt wurde, dann muß es als ein Haltungsfehler betrachtet werden.

Eine falsche Vorstellung von dem, was eine gute Haltung ausmacht, kann auch zur Festsetzung eines leistungsunfähigen Musters durch wiederholte willkürliche Anstrengung führen.

Grundlagen der Wiederherstellung

Die Maßnahmen, die von der Krankengymnastin ergriffen werden können, um die schlechte Haltung zu bekämpfen und um ein anderes und leistungsfähigeres Haltungsmuster beizubringen, hängen weitgehend von der Ursache ab. Der Erfolg jeder physikalischen Behandlung hängt unveränderlich von ihrer Fähigkeit ab, die Mitarbeit des Patienten zu gewinnen.

Haltungen, die das Ergebnis einer unzufriedenen geistigen Haltung und von ärmlichen hygienischen Verhältnissen sind, können nur durch Veränderung in der gewohnheitsmäßigen geistigen Haltung und durch Verbesserung der hygienischen Bedingungen dauerhaft verbessert werden. Dies sind Maßnahmen, mit denen die Krankengymnastin oft nicht fähig oder berechtigt ist, sich zu befassen. Haltungsfehler führen selten zu auffallenden strukturellen Veränderungen. Wenn sie jedoch dauerhaft sind, passen Muskeln und Bänder ihre Länge der Gewohnheitshaltung der Gelenke an, und dies kann zu einer geringen Einschränkung des normalen Gelenkausmaßes führen. Diese Einschränkung, wenn vorhanden, kann es für den Patienten unmöglich machen, zukünftig eine gute Haltung einzunehmen, wenn die Haltung und die Zustände sich verbessert haben. Entspannung, Übungen für die Beweglichkeit und eine wiederholte Vorstellung eines zufriedenstellenden Haltungsmusters werden den Weg für eine Verbesserung bereiten. Während dieser Zeit können eine fröhliche Atmosphäre, eine

Stimmung der Freude und verständiges Lob den Wunsch des Patienten wecken, ein zufriedenstellenderes Haltungsmuster durch willkürliche Anstrengung wiederzuerlangen.

Wenn allgemeine Schwäche und Ermüdung die Ursache sind, müssen diese offentsichtlich zuerst behandelt werden. Üben von Entspannung, um unnötige Spannung zu vermeiden und Unterstützung zur Erinnerung an das Gefühl einer zufriedenstellenden Ausrichtung des Körpers sind in der Zwischenzeit hilfreich.

Lokale Zustände, die eine Änderung des Haltungsmusters ergeben und die entfernt werden können, sollten geeignete Beachtung finden. Schmerz wird durch angemessene Mittel erleichtert, muskuläre Schwäche durch bestimmtes Üben beseitigt, um die Ausgeglichenheit der Muskelkraft wieder herzustellen, lokalisierte Spannung durch entspannende Methoden abgeschafft. Überlastung im Beruf kann manchmal durch Analyse der geforderten Bewegung und Einsetzung eines neuen Musters, das mechanisch zufriedenstellender ist, erleichtert werden. Während die lokalen Behandlungsmethoden fortschreiten, muß dem Patienten ständig ein gutes Haltungsmuster vergegenwärtigt werden, sodaß es in Erinnerung bleibt und daher wiedereingesetzt wird, wenn die lokale Ursache der Veränderung entfernt wurde.

Eine falsche Vorstellung von korrekter Haltung kann beseitigt werden, indem man den Patienten veranlaßt, ein neues und zufriedenstellendes Muster anzunehmen und indem man ihm dann beibringt, wie er es einnimmt und durch wiederholte willkürliche Anstrengung gewohnheitsmäßig macht.

Technik der Wiederherstellung

Die Atmosphäre, in der die Unterstützung für den Patienten gegeben wird, ist von größter Wichtigkeit bei der Haltungsschulung, und die Krankengymnastin kann viel tun, um die Mitarbeit durch ihre Art und durch ihr Herangehen zu gewinnen. Der Patient muß dazu gebracht werden zu fühlen, daß die Errungenschaft einer guten Haltung es wert ist und daß alle Anstrengungen, sie zu erreichen bemerkt und geschätzt werden, während seine Schwierigkeiten und Unzulänglichkeiten verstanden werden. Einzelanweisung ist wesentlich, da zwei Patienten nie dieselben Schwierigkeiten haben, aber sie haben auch viel Gemeinsames zu lernen, und dafür ist Gruppenunterweisung wertvoll. Die Einschließung von Gruppentätigkeit in jeglichem Wiederherstellungsprogramm ist für eine Atmosphäre der Freude förderlich, und der Patient wird gewöhnlich durch Arbeit mit anderen angeregt.

Entspannung. Die Fähigkeit zu entspannen ist ein wichtiger Faktor bei der Wiederherstellung, da ein gewisser Grad nutzloser und unnötiger Spannung fast immer mit schlechter Haltung einhergeht.

Zunächst reduziert allgemeine Entspannung im Liegen muskuläre Spannung und gibt ein Gefühl der Ausrichtung. Willkürliche Entspannung bestimmter Muskelgruppen kann gelehrt und geübt werden, sodaß der Patient lernt, die Spannung zu erkennen und fähig ist, sie willentlich zu entspannen, falls und wenn sie sich während der Beibehaltung entweder statischer oder dynamischer Stellungen entwickelt.

Auf Grund des übermäßigen Einsatzes der Arme vor dem Körper und der Notwendigkeit, sich nach vorne zu lehnen, was viele Beschäftigungen verlangen, wie beim Wäsche waschen oder Schreiben an einem Pult, treten diese Spannungen gewöhnlich in Muskeln um den Schultergürtel und in den Nackenstreckern auf. Lokale und willkürliche Entspannung kann in *Rückenlage* und in aufrechten Stellungen gelehrt werden; zunächst durch die Erlernung, diesen Spannungszustand zu erkennen und „gehen zu lassen".

Beispiele von Entspannungsmethoden

a. *Rückenlage mit angestellten Beinen, Rückenlage oder Bauchlage;* allgemeine Entspannung.

b. *Rückenlage mit angestellten Beinen, Rückenlage oder Bauchlage;* Schultern in Richtung gegen die Unterstützungsfläche mit der Ausatmung entspannen.

c. *Bauchlage, Kopf abgestützt;* Kopf mit Entspannung heben und senken.

d. *Sitz;* Schultern heben und Zurückziehen, von Entspannung gefolgt.

Beweglichkeit. Die Erhaltung normaler Beweglichkeit ist wesentlich, um das Einnehmen vieler Stellungen zu ermöglichen. Anomale Beweglichkeit ist jedoch eher ein Nachteil als ein Vorteil, da zusätzliche muskuläre Anstrengung gebraucht wird, um sie zu kontrollieren. In manchen Fällen kann sie ein zusätzlicher Faktor zur Entwicklung schlechter Haltung sein.

Normale Beweglichkeit wird durch allgemeine freie Übungen erhalten, die im Charakter rhythmisch sind und die endgradige Bewegung aller Gelenke einschließen. Betonung liegt auf voller Streckung, da dies die Bewegung ist, die am meisten zu Einschränkung neigt, außer im Falle der Lendenwirbelsäule und der Schultergelenke. Bei diesen Gelenken sind Elevation bzw. Außenrotation eher eingeschränkt. Wenn sich eine Gelenksteife entwickelt hat, werden bestimmte mobilisierende Maßnahmen für das betroffene Gelenk benutzt, um sicher zu gehen, daß der Verlust an Ausmaß in einem Gelenk nicht durch eine ausgleichende Vergrößerung an Beweglichkeit der Nachbargelenke überdeckt wird. Zum Beispiel werden unbewegliche Schultern, die keine volle Elevation des Armes erlauben, gern durch Überstreckung der Lendenwirbelsäule ausgeglichen.

Übungen und Beweglichkeit, die die Atemexkursionen vergrößern, sind von großer Wichtigkeit und sollten unter keinen Umständen ausgelassen werden. Solche, die hängende Stellungen einschließen, ergeben eine gute Ausrichtung des Körpers und werden von Kindern sehr genossen.

Muskelkraft. Allgemeine muskuläre Schwäche ist selten, wenn überhaupt, je die Grundursache für schlechte Haltung. Aber die Gelegenheit für freies Bewegen und harmonische muskuläre Entwicklung hilft, Tonus und Leistungsfähigkeit der Muskulatur zu erhalten und widersteht so jeder Belastung, die durch Überanstrengung im Beruf entstehen kann. Der Einsatz der Anti-Schwere-Muskeln ist von besonderer Wichtigkeit, da diese die Gruppen sind, die am häufigsten beansprucht werden, um in einer Beziehung zur Haltung zu arbeiten.

Falls Gelenksteife vorherrscht, ist Üben für die Muskeln, die gedehnt wurden, wesentlich, um Entspannung ihrer Antagonisten zu sichern und um muskuläres Gleichgewicht wieder herzustellen. Zum Beispiel wird Arbeit für die aufgelagerte Rückenmuskulatur und Schulterblattdreher zur Behandlung eines Rundrückens verlangt (s. Kapitel „Muskelkraft", S. 171).

Darstellung einer guten Haltung. Es gibt nicht eine Methode, um irgendeinem Patienten das Gefühl dafür beizubringen, wie eine gute Haltung eingenommen werden soll. Die für einen bestimmten Patienten ausgewählte Methode und Technik muß vom Patient und der Krankengymnastin abhängen. Aber eins scheint wesentlich zu sein, und das wäre, daß die Krankengymnastin Vertrauen in die Methode haben muß, die sie anwendet.

Diejenigen, die gewohnheitsgemäß eine schlechte Haltung haben, fühlen sich oft ungemütlich und unnatürlich in jeder anderen Stellung als derjenigen, an die sie sich gewöhnt haben. Dies ist nicht überraschend, aber betont die Wichtigkeit, den Patienten zu überzeugen, daß gute Haltung richtig „aussieht" und sich auf die Dauer als wirksam erweist. Mit anderen Worten, die Krankengymnastin muß das Muster guter Haltung „verkaufen".

Ein Spiegel, Haltungsregistrator oder Photographien können für diesen Zweck nützlich sein, sodaß das Ebenbild mit den Bildern von Menschen, die ein gutes allgemeines Ausrichtungsmuster zeigen, verglichen werden kann. Dies ist besonders eindrucksvoll beim Schulen dynamischer Haltung, bei Tätigkeiten wie Tennis, Kunstspringen und Heben, wo eine falsche Haltung eine auffallende Wirkung auf die Leistungsfähigkeit der Bewegung haben kann.

Das Üben statischer Haltungen in aufrechter Stellung ist grundlegend. Teils, weil die meisten Leute, mit Ausnahme sehr kleiner Kinder, genötigt sind, die meisten ihrer Stunden in aufrechten Stellungen zu verbringen, die relativ statisch sind, zum Beispiel Stehen oder Sitzen.

Selbst beim Gehen bleibt die Ausrichtung des Rumpfes mehr oder weniger dieselbe. Nebenbei ist es die Fähigkeit, ruhig zu bleiben, ohne sich anzustrengen, wenn es die Gelegenheit erfordert, wert, eine Gewohnheit zu erwerben.

Bei aufrechten Stellungen ist die Kontrolle jedes Körpersegmentes im Verhältnis mit dem übrigen Körper keineswegs einfach zu erlernen. Die Stellung des ganzen Körpers ist weitgehend von der Stellung des Kopfes, der Beckenkippung, vom Zustand der Bequemlichkeit und der Stellung der Füße beeinflußt. Verschiedene Fachgrößen betonen die Wichtigkeit des einen oder anderen dieser Faktoren, aber tatsächlich sind sie alle wichtig, und jeder kann sich als vorherrschender Faktor erweisen.

Einrichtung eines neuen und zufriedenstellenden Haltungsmusters wird durch kräftiges und verlängertes Halten gegen maximalen Widerstand in einem zufriedenstellenden Haltungsmuster beschleunigt. Dieser Widerstand wird manuell zunächst in Richtungen, die dem Patienten bekannt sind, mit einem dynamischen Kommando zu *„halten"* angewandt, um seine Aufmerksamkeit zu konzentrieren. Später wird der Widerstand in schnellen Folgen aus einer Vielfalt von Richtungen angewandt, die dem Patienten nicht bekannt sind.

Kopf. Ein Schieben des Scheitels nach oben in aufrechter Stellung kann ausreichen, um eine zufriedenstellende Ausrichtung des ganzen Körpers zu erreichen, vorausgesetzt, daß sich nicht unnötige Spannung entwickelt. Um Spannung in den Anfangsstadien zu verhüten, kann dieser Schub in horizontalen oder schrägen Stellungen geübt werden, z. B. (Abb. 174)

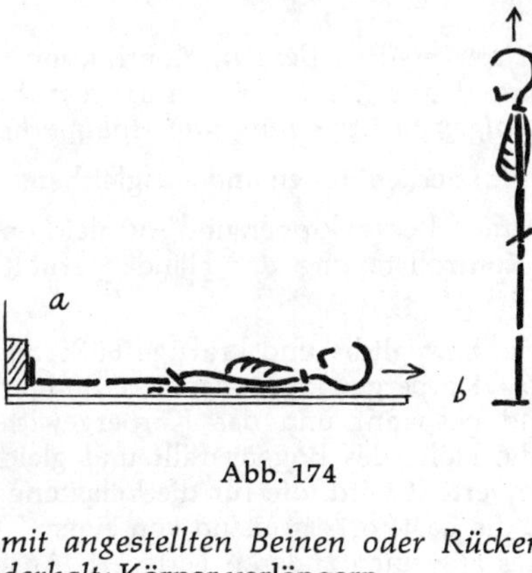

Abb. 174

a. *Rückenlage mit angestellten Beinen oder Rückenlage, Fußsohlen gegen einen Widerhalt;* Körper verlängern.

b. *Rückenlage mit erhöhtem Rumpf, Sitz oder Stand;* Kopf nach oben strecken.

Beckenkippen. Willkürliche Kontrolle der Beckenkippung lehrt den Patienten jede Abweichung vom Normalen erkennen und übt die willentliche Anpassung und Korrektur. In *Rückenlage mit angestellten Beinen* wird der Rumpf in der Stellung der Ausrichtung unterstützt, und das Becken ist frei, um sich in ventraler — dorsaler Richtung zu bewegen. Daher wird diese Stellung ausgewählt, um zu beginnen. Kontraktion der Hüftextensoren und der geraden Bauchmuskeln, wie um das Becken vom Boden abzuheben, richten das Becken nach dorsal auf, und die umgekehrte Bewegung wird durch Hohlmachen der Lendenwirbelsäule erreicht.

Wurde einmal die Fähigkeit der Beckenstellung erlernt, so kann sie in einer Vielfalt von Ausgangsstellungen ausgeführt werden, die *Sitz* und *Stand* einschließen. Die Beckenstellung kann in jedem erforderlichen Winkel der Kippung kontrolliert werden (Abb. 175).

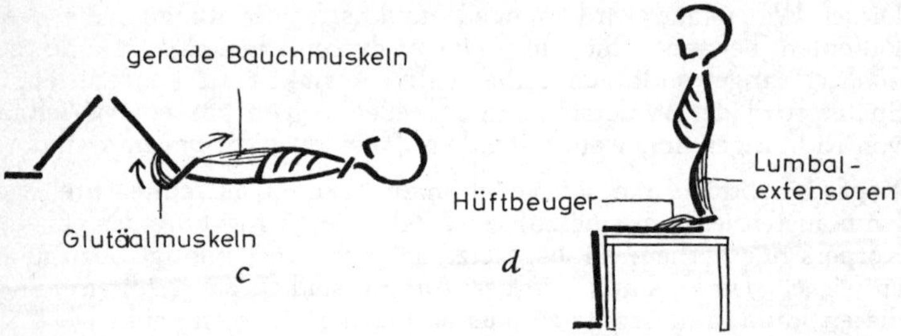

Abb. 175

c. *Rückenlage mit angestellten Beinen;* Kontraktion der Gesäß- und Bauchmuskeln (um den unteren Rücken flach auf den Boden zu bringen), *danach folgen Entspannung und Hohlmachen des Rückens.*

d. *Sitz mit Hüftstütz;* Beckenkippen und Ausgleichen.

e. *Stand mit Hüftstütz;* Beckenkippen und Ausgleichen. Die Bewegung kann durch die Kontrollstellung der Hände gefühlt und geschätzt werden.

Füße. Schmerzfreie, bewegliche und kräftige Füße bilden eine stabile Basis, auf der das Körpergewicht balanciert und unterstützt wird. Die Gewölbe sind gespannt und das Körpergewicht ausgeglichen, sodaß es durch die Höhe des Bogens fällt und gleichmäßig auf die Bereiche der Füße verteilt wird, die für die Belastung bestimmt sind. Beim Gehen wird die Last fortschreitend von einem Teil des gewichttragenden Gebietes auf einen anderen verlagert. Anspannen der Gewölbe kann mit oder ohne Belastung geübt werden, aber in jedem Fall müssen die belasteten Bereiche mit dem Boden oder einer anderen unterstützenden Oberfläche in Berührung bleiben, sonst geht die sensorische Erregung durch den Druck auf die Fußsohlen verloren, und die Oberflächen bleiben kaum in derselben Ebene.

f. *Sitz;* Anspannen des Längsgewölbes und Zehen auf den Boden pressen (alle belasteten Gebiete müssen in Kontakt mit dem Boden bleiben).

g. *Stand* (Füße nach vorne gerichtet und leicht auseinander gestellt); Hüftrotation nach außen (um die Patella nach außen zeigen zu lassen).

Das vollständige Bild. Wo das vollständige Muster guter Haltung sich nicht als Ergebnis der Angleichung an eines dieser Bereiche ergibt, die bereits erwähnt wurden, muß es stufenweise und fortschreitend aus vollständiger Entspannung aufgebaut werden. Ein Zustand ausgeglichener Spannung und viel Konzentration ist zunächst erforderlich, aber die Anstrengung und Spannung werden nach und nach durch die Wiederholung verringert. Jede neue Haltung oder Bewegung verlangt zunächst Anstrengung, aber diese wird verringert, wenn das Muster, auf dem sie aufgebaut ist, vereinfacht und leistungsfähiger wird und der Einfluß koordinierter Impulse durch die neuromuskuläre Bahnung erleichtert wird. Vorausgesetzt, es wird genügend wiederholt und Genauigkeit angewandt, so wird das neue und zufriedenstellende Haltungsmuster gewohnheitsgemäß. Daher verlangt es keine willkürliche Kontrolle mehr, da es durch einen bedingten Reflex erhalten wird, der Teil des Stellreflexes ist.

Einzel-, Gruppen- und Massenbehandlung durch Übungen

Die Krankengymnastin muß dem Patienten ihre ungeteilte Aufmerksamkeit schenken, wenn passive Bewegung angewandt wird, aber aktive Übung kann oft entweder einzeln oder mit anderen gelehrt und überwacht werden.

Einzelübungen

Da sich das Problem jedes einzelnen Patienten in einigen Punkten von dem anderer unterscheidet, ist individuelle Behandlung wesentlich, um seine Rehabilitation zu erreichen und zu beschleunigen. Dies geschieht, indem man bestimmte Unausgeglichenheiten der Muskelkraft und Gelenkeinschränkungen korrigiert und Koordination herstellt. Die Krankengymnastin muß die Fähigkeit ihres Patienten kennen und mit Hinblick auf funktionelle Bewegungsabläufe prüfen. Sie muß mit ihm arbeiten, damit er durch Selbstpflege unter den Umständen, in denen er lebt, Unabhängigkeit gewinnt, wann immer dies möglich ist, z. B. auf der Station, zu Hause oder am Arbeitsplatz.

Da zuviel individuelle Beachtung den Patienten dazu führt, sich auf die Krankengymnastin als Reiz zu Aktivität zu verlassen, muß er ermutigt werden, und es muß ihm Gelegenheit gegeben werden, alleine zu üben.

Gruppenübung

Gruppenübung gibt dem Patienten die Gelegenheit, Bewegungen zu üben, die er tun kann, um seine Ausdauer zu verbessern und um das Tempo seiner Ausführung zu erhöhen. Arbeiten mit anderen Patienten regt seine Anstrengung an und hilft ihm, Vertrauen in seine eigenen Fähigkeiten zu haben, während die Ausführung von der Krankengymnastin geleitet und kontrolliert wird.

Zu Anfang ist es wichtig, Gruppenüben von Massenüben zu unterscheiden. Letzteres wird von einer großen Zahl Leute nach einem formellen Kommando oder einem diktierten Rhythmus von einem Lehrer angegeben. Dabei wird dem Einzelnen wenig oder gar keine Unterstützung oder Korrektur gegeben. Im Gegensatz herrscht bei einer kleinen Anzahl Leute, die zusammen in der Gruppe arbeiten,

Konzentration auf die Bedürfnisse des Einzelnen, während die Anregung, die sich aus der Arbeit mit anderen ergibt, benutzt werden kann.

Eine kleine Anzahl Patienten, möglichst sechs oder acht Personen nicht übersteigend, wird zusammengenommen, weil sie dieselbe Schädigung haben, die von Übungen, die ähnlich in der Art sind, profitieren können. Während eine gemeinsame Basis in bezug auf die Übungen gegeben ist, ist auch Platz für Änderungen in Ausmaß, Anstrengung und Tempo der Bewegung, sodaß sie den einzelnen Möglichkeiten jedes Mitglieds der Gruppe entsprechend angepaßt werden und so eine maximale Wirkung hervorrufen. Wegen des gemeinsamen Grundes kann das Muster jeder Übung der ganzen Gruppe gleichzeitig beigebracht werden. Dann wird Zeit gelassen für freies Üben der ganzen oder eines Teils der Übung, während der jeder Patient die Bewegung entsprechend seiner eigenen Fähigkeit in seinem eigenen Rhythmus üben kann. Ihm wird von der Krankengymnastin entsprechend seinem jeweiligen Können geholfen, Widerstand gegeben, er wird ermutigt und korrigiert.

Wert von Gruppenüben. 1. Der Patient lernt, ein Maß an Verantwortung für seine eigene Übung auf sich zu nehmen, und so werden ihm angemessene Übungen für zu Hause beigebracht. Patienten, die zu lange einzeln behandelt wurden, verlassen sich auf die Gegenwart und Unterstützung der Krankengymnastin und sind darauf angewiesen zu fühlen, daß diese notwendig sind. In einer Gruppe nimmt das Maß der Aufmerksamkeit für den einzelnen Patienten im Verhältnis zu der Zahl der Gruppe ab, und dennoch ist ein Maß an Hilfe, Aufsicht und Zuspruch vorhanden, falls es nötig ist.

2. Der Patient lernt, mit anderen zu arbeiten und betrachtet sich nicht länger durch sein Unvermögen von seinen Gefährten als ausgestoßen. Hilfe ist, wenn er sie braucht, zur Hand. Währenddessen lernt er, sich in eine Gemeinschaft einzufügen.

3. Dem Patienten wird Vertrauen in die Behandlung gegeben, und er wird daher zu weiterer Anstrengung angeregt, da seine Fortschritte von seiten der anderen Mitglieder der Gruppe bemerkt werden.

4. Dem Patienten wird Vertrauen in seine Fähigkeit gegeben, mit anderen Patienten Schritt zu halten, wenn sie alle im Einklang üben.

5. Die Anstrengung wird angeregt durch einige Tätigkeiten, die eine leichte Form eines Wettkampfes verlangen. Wahrer Wettkampf kann nur auf gleicher Basis stattfinden, deshalb müssen Tätigkeiten dieser Art von der Krankengymnastin sorgfältig kontrolliert werden.

6. Den Patienten wird geholfen, ihr Unvermögen zeitweilig durch objektive und spielerische Tätigkeiten zu vergessen, was nur bei Gruppenbehandlungen möglich ist. Dies hilft, natürliche Bewegung, allgemeine Aktivität und ein fröhliches Aussehen zu fördern. In sehr

kleinen Gruppen kann sorgfältige Überwachung gegeben werden, und Hilfe ist zur Hand, wenn sie verlangt wird.

Der Wert der Gruppenübung muß immer im Hinblick auf den Nutzen für den Patienten bestimmt werden. Vom Standpunkt der Krankengymnastin aus wird viel ihrer Zeit gespart, wenn mehrere Patienten gleichzeitig behandelt werden, aber ihre Bemühung muß sehr konzentriert sein, wenn ein maximaler Wert der Behandlung für alle Patienten der Gruppe erreicht werden soll.

Nachteile der Gruppenbehandlung. Diese erheben sich aus dem Mißbrauch oder Mißverständnis des Systems. Falsche Auswahl der Patienten, Mangel oder unwirksame Einteilung der Gruppe, Überfüllung der Gruppe und schlechte Unterrichtungstechnik von seiten der Krankengymnastin sind die häufigsten Ursachen für einen Fehlschlag.

Organisation von Gruppenübungen. Wie bei jeder anderen Form von Übungstherapie ist es der Schlüssel zum Erfolg, dem Patienten die richtigen Übungen zur richtigen Zeit und auf die richtige Weise zu geben. Mit anderen Worten, die Übungen, die er ausführen soll, seiner Fähigkeit nach abzustimmen.

Auswahl der Patienten. Jeder Patient, der fähig ist und von dem Übungen zu Hause erwartet werden, kann für die geeignete Gruppe ausgewählt werden, wenn die Grundanweisung einmal gegeben wurde und verstanden ist. Gruppenbehandlung kann Einzelbehandlung nicht ersetzen; sie ist eine Steigerung und ein Zusatz für sie.

Einstufung der Gruppen. Der Patient darf nur in eine Gruppe kommen, in der die ausgeführten Übungen seiner Fähigkeit entsprechen. Er muß von dieser Gruppe in eine andere aufsteigen, wenn sich seine Fähigkeit verbessert.

Gruppen werden der Lokalisation und der Natur des Unvermögens, dem Alter und dem Geschlecht des Patienten entsprechend gebildet und entsprechend der Art und Stärke der ausgeführten Übungen eingestuft.

Z. B. ist eine passende Methode, um Beinübungen für Männer einzustufen, folgende —

(I) Bein C. (Traumatische Verletzungen; für unbelastetes Üben).

(II) Bein B. (Traumatische Verletzungen; für teilbelastetes Üben).

(III) Bein A. (Traumatische Verletzungen; für vollbelastete Übungen und für Tätigkeiten, die zur endgültigen Rehabilitation führen).

Die Mitglieder dieser Gruppe sind wahrscheinlich ziemlich junge Männer, die eine volle Rehabilitation erwarten, z. B. vor und nach Meniskusentfernung.

(IV) Bein X. (Nichttraumatische Zustände; für unbelastetes Üben).

Die meisten Mitglieder dieser Gruppe werden aller Wahrscheinlichkeit nach ältere Männer sein, die Üben in einem langsameren Rhythmus verlangen und von denen relativ wenig Fortschritt erwartet werden kann, z. B. Osteoarthritis.

(V) Gehen. In dieser Gruppe werden mehrere Patienten, die unter einer Vielfalt von Verletzungen leiden, beim Üben überwacht. Einige, die ein gründliches Verständnis ihrer Schwierigkeiten haben und sie zu überwinden wissen, werden wenig Aufmerksamkeit benötigen, andere können viel mehr verlangen.

(VI) Lasten heben und Flaschenzüge. Patienten, die wiederholte Widerstandsübungen für verschiedene Teile des Körpers brauchen, können gleichzeitig unter der Leitung einer Krankengymnastin arbeiten, die die Größe des Gewichts und ihre Anwendung durch jeden Patienten der Reihe nach prüft. Sie kann die Anstrengung des Patienten mündlich anregen und ihre Ausführung überwachen.

Diese Liste der Gruppeneinteilung ist keinesfalls erschöpfend und ist nur als ein Beispiel einer zufriedenstellenden Anordnung für eine große Abteilung gedacht, in der viele verschiedene Schädigungen behandelt werden. Es ist von Vorteil für Gruppen, gleichzeitig zu üben, da dies das Aufsteigen des Patienten von einer Gruppe in die andere erleichtert, ohne die Notwendigkeit mit sich zu bringen, die Zeit für die Behandlung zu ändern. Neueinstufung muß häufig geschehen. Sie kann entweder vom Arzt oder von der Krankengymnastin gemacht werden. Es ist ein schwieriges Amt, und die Tüchtigkeit der Person, die es ausübt, bestimmt den Erfolg, mit dieser Methode zu behandeln.

Erklärung für den Patienten. Ehe der Patient in eine Gruppe eintritt, muß er eine einleitende Erklärung für einige Übungen bekommen und eine Erklärung ihres Zweckes in bezug auf sein Unvermögen. Sein Vertrauen muß gewonnen werden, sodaß er merkt, daß er Fortschritt anmelden kann oder aber jede weiteren Symptome, die auftreten können. Es ist manchmal ratsam, einen Patienten eine Gruppe bei der Arbeit beobachten zu lassen oder ihm zu erlauben, an einigen Übungen mit Hilfe der Krankengymnastin, mit der er Einzelbehandlung hatte, teilzunehmen, ehe schließlich von ihm erwartet wird, als Mitglied der Gruppe zu arbeiten.

Zahl der Patienten in einer Gruppe. Die Zahl der Patienten, die in einer Gruppe erfolgreich behandelt werden können, hängt bis zu einem gewissen Grad von der Natur ihres Unvermögens ab. Außerdem von dem Ausmaß der Hilfe oder des Widerstandes, den jeder fordern wird und auch von der Fähigkeit der Krankengymnastin zu beobachten und diese Beachtung, wenn nötig, zu verwerten. Überfüllung resultiert in einer Art Massenübung, da die Zahl der Patienten in der Gruppe es für die Krankengymnastin unmöglich macht, angemessene individuelle Beachtung zu schenken. Die Fähigkeit, nach mehreren

Patienten zu ein und derselben Zeit zu sehen, kommt erst mit der Erfahrung.

Technik der Anweisung. Die Technik, Gruppenübung zu leiten, ist grundsätzlich dieselbe wie die, die verlangt wird, um Einzelübung zu lehren und zu überwachen. Die Fähigkeit zu sehen, wo Hilfe und Ermutigung im Fall des Übens von mehreren Leuten verlangt werden, ist lediglich eine Erweiterung der Fähigkeit, die verlangt wird, um sie einem zu geben. Sie kommt mit der Praxis und Erfahrung.

Einige haben eine natürliche Ader für diese Art Arbeit, und ihre Persönlichkeit geht ohne viel Beachtung zur Technik über. Demnach hat jede Fertigkeit ihre Methode, eine Kenntnis, deren Ausführung verbessert werden wird, und selbst ohne viel natürliche Fähigkeit kann durch Studieren dieser Technik und durch Erfahrung bei ihrer Anwendung ein sehr angemessenes Niveau erreicht werden.

Massenübung

Diese Methode ist nur geeignet, um allgemeine Übungen zu geben. Wegen der großen Anzahl Menschen, die teilnehmen, ist es für den Lehrer unmöglich, viel mehr als allgemeine Ermunterung und Korrektur während der Darstellung der Übungen zu geben. Häufig, aber nicht notwendigerweise, werden die Übungen in Übereinstimmung nach einem formalen Kommando oder einem Rhythmus, vom Lehrer diktiert, ausgeführt. In diesem Falle ist die Identität des Einzelnen untergetaucht, um ein einheitliches Bewegungsmuster hervorzubringen, wie zum Beispiel beim Armeedrill oder bei Übungen, die für Vorführungszwecke arrangiert werden.

Zur rechten Zeit eingeführt und in Verbindung mit Einzel- oder Gruppenbehandlung benutzt, spielt diese Methode Übungen anzugeben oft eine Rolle im ganzen Plan der Rehabilitation. Sie verbessert die Durchblutung und die allgemeine Übungsverträglichkeit, die Disziplin wird durch das Arbeiten mit anderen angeregt. Für viele Fälle ist sie jedoch ungeeignet, da sie nicht für die speziellen Bedürfnisse des Einzelnen sorgt.

Freizeitbeschäftigungen und Sportarten

Dies stellt oft eine Herausforderung für den Patienten dar, der er nicht leicht widerstehen kann. Das kann man beobachten, wenn ein Fußball in dem Gang einer Abteilung liegen geblieben ist, durch den Männer zur Behandlung kommen! Die Grundmuster funktioneller Bewegung werden bei vielen dieser Tätigkeiten benutzt, und da Fertigkeit und Anstrengung benötigt werden, um Erfolg zu haben oder um sich auszuzeichnen, stellen sie einen wertvollen Zusatz zur Rehabilitation dar.

Die Krankengymnastin sollte eine brauchbare Kenntnis so vieler geeigneter Tätigkeiten wie nur möglich haben, sodaß sie das Interesse des Patienten auf jene richten kann, die in seinen Möglichkeiten liegen. Schwimmen und Ballspiel sind besonders geeignet, aber angemessene Aufsicht in der Frühbehandlung ist erforderlich, um Unfälle und unnötige Verkrampfung zu vermeiden. Die Aufsicht soll so formlos wie möglich sein, und wenn es praktisch ist, sollte die Krankengymnastin an der Tätigkeit teilnehmen.

Einige Patienten mit zurückgebliebenen beträchtlichen Behinderungen finden viel Befriedigung darin, wenn sie fortfahren, Wettkampftätigkeiten auszuüben, nachdem ihre Rehabilitation eigentlich abgeschlossen ist, z. B. Bogenschießen für Paraplegien, Schwimmen für Poliomyelitispatienten. Tätigkeiten dieser Art können ein gesellschaftlicher Pluspunkt sein und sollten gefördert werden.

Tabellen und Schemata

Eine Übungstabelle ist eine Liste von Übungen für den Gebrauch eines Patienten oder einer Gruppe von Patienten. Sie ist dazu bestimmt, in einem gewissen Stadium der Behandlung spezifische Ziele zu erreichen.

Ein Behandlungsschema ist ein Plan, der die Behandlungsfolge über eine Zeitspanne anzeigt. Wenn ein Behandlungsschema Übungen enthält, so ist eine Reihe von Tabellen erforderlich, um die Zustandsänderung des Patienten vorauszusehen oder mit ihr Schritt zu halten und um Interesse wach zu halten. Jede dieser Tabellen ist eine Weiterführung oder Abänderung der vorherigen.

Eine Übungstabelle kann im Charakter entweder allgemein oder spezifisch sein, entsprechend der Natur des Zustandes, unter dem der Patient, für den sie bestimmt ist, leidet und den Zielen der Behandlung.

Allgemeine Tabellen

Diese geben Übungen für den ganzen Körper an, obwohl sie angepaßt werden können, um eine Betonung auf das Üben für einen bestimmten Bereich zu legen, wenn dies verlangt wird. Sie werden bei der Behandlung allgemeiner Zustände benutzt, z. B. Schwäche, rheumatische Arthritis oder als Zusatz zur Behandlung, die für einen bestimmten Bereich gegeben wird, wenn die Natur der lokalisierten Schädigung dazu neigt, die normale Leistungsfähigkeit der Körperbewegung allgemein zu reduzieren.

Die Reihenfolge, in der die Übungen in einer allgemeinen Tabelle angeordnet werden, ist gewöhnlich auf einem bestimmten Plan aufgebaut. Diesem braucht jedoch nicht strikt gefolgt werden, da jede gemachte Anordnung notwendigerweise äußerst anpassungsfähig sein muß, um den Bedürfnissen und dem Zustand des Patienten angeglichen zu werden.

Übungen, die leicht sind und keine große muskuläre Anstrengung bedeuten, kommen zuerst, um den Körper zu erwärmen und ihn für den Anstrengungshöhepunkt vorzubereiten. Dieser wird eher in der Mitte der Tabelle beschrieben, wenn die großen Muskeln des Rumpfes arbeiten, um die schwersten Teile des Körpers zu bewegen. Die Tabelle wird durch den Einschluß von Übungen, die keine große muskuläre Anstrengung aber beträchtliche Kontrolle und Konzentration verlangen, vervollständigt.

Bei dieser Anordnung ist große Verschiedenheit von Übungen möglich, da jeder Teil des Körpers der Reihe nach bewegt wird, und Ermüdung wird durch die Sicherung verhütet, daß bei aufeinanderfolgenden Übungen keine Muskelgruppe in derselben Weise benutzt wird.

Grundplan für eine allgemeine Übungstabelle

1. **Atemübung.** Dies kann entweder eine bestimmte Atemübung sein oder irgendeine einfache Tätigkeit, bei der der Patient außer Atem kommt mit nachfolgender Vermehrung der Atemexkursionen.

2. **Übungen für die Extremitäten.** Dies sind leichte und oft gut bekannte Übungen, um den Körper auf anstrengendere Arbeit vorzubereiten. Entweder die Arm- oder Beinübung kommt zuerst, je nachdem, welche am geeignetsten nach der Atemübung ist, oder sie können verbunden werden.

3. **Üben für Kopf und Hals.** Diese werden allgemein benutzt, um die Haltung des Kopfes zu verbessern und werden oft passender zwischen den Rumpfübungen eingeschaltet, da sie eine relativ leichte Arbeit darstellen im Vergleich zu denen, die für Rumpfbewegungen verlangt werden und so Ermüdung verhindern.

4. **Rumpfübungen.** Rücken- und Bauchübungen, Rumpfseitneigung und Rotation sind alle in dieser Gruppe eingeschlossen. Sie können in jeder anderen Reihenfolge, die innerhalb der Gruppe passend ist, ausgeführt werden.

5. **Übungen für die Extremitäten.** Die Arm- und Beinübungen, die an dieser Stelle der Tabelle enthalten sind, unterscheiden sich von denen am Anfang der Tabelle darin, daß sie mehr Kontrolle und Konzentration verlangen, möglicherweise wegen der Schwierigkeit der Ausgangsstellung oder um den Körper im Gleichgewicht zu halten. Eine Gleichgewichtsübung wird gewöhnlich bei jeder Tabelle aufgeführt, die für Patienten mit schlechter Haltung und schlechtem Gang bestimmt ist.

6. **Atemübung.** Diese soll eine beruhigende Wirkung haben, und ihr folgt eine Korrektur der Haltung in den allgemeinen Stellungen und Tätigkeiten des Alltagslebens oder begleitet diese, z. B. Sitzen, Stehen und Gehen.

Die Haltung wird vor, während und nach jeder Übung geprüft, um eine zufriedenstellende Grundlage zu sichern, auf der die Bewegungen, die während der Übungen gemacht werden, aufgebaut werden können. Wenn Ruhepausen zwischen den Übungen nötig oder wünschenswert sind, können diese die Form von Entspannung in einer geeigneten Lage annehmen, z. B. kann *Rückenlage mit angestellten Beinen, Rückenlage mit erhöhtem Rumpf und angestellten Beinen* oder *Stehen mit angelehntem Rücken* oder ein Wechsel durch eine „Unterbrechung" alles sein, was verlangt wird. Eine „Unterbrechung" ist eine Art leichter, sehr beliebter Tätigkeit, bei der gewöhnlich ein Wettkampfelement enthalten ist.

Änderungen der Tabellen

Übungstabellen werden in geeigneten Abständen geändert. Die Zeitspanne, die jede benutzt wird, ändert sich mit dem Tempo, in dem sich der Zustand des Patienten ändert, der Häufigkeit der Behandlung und der Fähigkeit des Patienten, Übungen zu erlernen. Zu häufiges Wechseln reduziert oft den Nutzen, der durch genaue Kenntnis und reichliches Praktizieren der Übungen gewonnen werden soll. Zu seltene Änderungen ergeben ungeeignete Übungen für den gegenwärtigen Zustand des Patienten und verhindern so einen Fortschritt und führen zu Langeweile.

Spezifische Tabellen

Diese werden bei der Behandlung lokaler Zustände benutzt, wenn Übung für einen bestimmten Bereich erforderlich ist, z. B. bei einer distalen Radiusfraktur. Wenn der lokale Zustand so ist, daß er normale Bewegungen des Körpers als Ganzes verhindert und wenn es die Zeit erlaubt, können beide, spezifische und allgemeine Tabellen, in eine Behandlung eingeschlossen werden.

Die Anordnung der Übungen in einer spezifischen Tabelle kann nur im groben Umriß geplant werden. Die Übungen mit kräftigender und mobilisierender Wirkung werden an den Anfang gesetzt und solche, die Koordination und den funktionellen Gebrauch des Körperabschnittes trainieren, vorwiegend gegen Ende der Tabelle. Man muß sich bemühen, dieselben Muskeln nicht zu stark in aufeinanderfolgenden Übungen zu benutzen, um übermäßige Ermüdung zu vermeiden.

Ein zufriedenstellender Plan über die Übungsart und die Zeiteinteilung einer halbstündigen Behandlung bei Gruppenübungen ist folgendermaßen:

(I) Gruppe zusammenrufen, Verzeichnis nehmen und den Zustand der einzelnen Mitglieder der Gruppe bestimmen . . . . 5 Min.

(II) Subjektive Übungen, die eine kräftigende oder mobilisierende Wirkung haben, bei denen sich der Patient auf Genauigkeit der Bewegung konzentriert . . . . 10 Min.

(III) Objektive Übungen und Aktivitäten, mit denen der funktionelle Gebrauch des behandelten Bereiches getestet und entwickelt wird . . . . 10 Min.

(IV) Vorschlagen und Üben von Bewegungen, die für das Üben zu Hause geeignet sind . . . . 5 Min.

Anlegen einer Tabelle

Ehe sie eine Übungstabelle aufzeichnet, muß die Krankengymnastin bestimmte sachliche Tatsachen über den Patienten oder die Gruppe von Patienten, für die sie bestimmt sein soll, wissen.

Vom Arzt oder aus den Aufzeichnungen des Arztes werden folgende Informationen über jeden Patienten entnommen:

1. Name
2. Alter
3. Geschlecht
4. Beruf
5. Anamnese
6. Gegenwärtiger Zustand
7. Diagnose
8. Verordnete Behandlung, einschließlich physikalischer Therapie
9. Datum der Nachprüfung durch den Arzt

Aus ihren eigenen Beobachtungen des Patienten entnimmt und bestimmt sie:

10. Die Fähigkeit des Patienten für Übung und seine Haltung zur Behandlung.
11. Die Zahl der Behandlungen, die jede Woche angeordnet werden. Dies entscheidet eventuell der Arzt.
12. Die Dauer jeder Behandlungsperiode.

Mit diesem Wissen ist die Krankengymnastin in der Lage, die genauen Ziele der Behandlung zu bestimmen und die Übungen auszuwählen, die geeignet sind, diese Ziele zu erfüllen. Wenn die Tabelle abgeschlossen ist, muß eine sorgsame Kontrolle gemacht werden, um zu sehen, ob die Behandlungsziele erfüllt wurden, ob die verlangte Anstrengung gut ausgewogen ist und ob der Zusammenhang und die Vielfalt der Übungen zufriedenstellend ist. Eine Aufzeichnung der Übungstabelle, datiert und in korrekter Terminologie geschrieben, wird für den Gebrauch bei späteren Behandlungen und zur Auskunft aufgehoben, zusammen mit Anmerkungen, die die Reaktion und den Fortschritt des Patienten anzeigen.

Behandlungsschemata

Ein Schema krankengymnastischer Behandlung für den Patienten wird gewöhnlich vom Arzt, der sie verordnet, skizziert, und es kann mehrere Arten physikalischer Behandlung enthalten, wie Massage, Elektrotherapie und Beschäftigungstherapie zusätzlich zur passiven

Bewegung und zur aktiven Übung. Die Übungsbehandlung wird durch eine Reihe von Tabellen dargestellt, von denen jede geeignet ist, die unmittelbaren Behandlungsziele zu einer bestimmten Zeit zu erfüllen.

Beispiel. Bei der Behandlung einer Fraktur sind wenigstens drei Tabellen nötig. Die erste zum Gebrauch, während die Extremität in Gips war, die zweite unmittelbar nachdem der Gips entfernt wurde und die dritte während des Endstadiums der Wiederherstellung vor der Entlassung.

Unterrichtung des Patienten

Die Unterweisung, die dem Patienten im Hinblick auf die Übungen gegeben wird, muß ihm in einer Art geboten werden, die seine Mitarbeit gewinnt und sichert, daß er volles Verständnis von dem hat, was von ihm verlangt wird.

Mitarbeit des Patienten

Eine kurze Erklärung über den Zweck der Übungen, mit einfachen Ausdrücken gegeben, die verständlich sind, ist ein großer Schritt zur Gewinnung des Vertrauens des Patienten in die Behandlung. Die Art und der Raum der Krankengymnastin flöst Vertrauen in ihre Fähigkeit ein, diese Behandlung mit Erfolg zu leiten. Die ruhige und heitere Atmosphäre stellt, wenn einmal dieses Vertrauen gefestigt ist, den wesentlichen Hintergrund für entweder konzentrierte Anstrengung oder maximale willkürliche Entspannung und sichert die Mitarbeit des Patienten.

Die Mitarbeit des Patienten wird sowohl für die Ausführung passiver Bewegungen als auch für aktive Übung benötigt. Während der passiven Bewegungen, außer in Fällen von Lähmungen oder unter allgemeiner Anästhesie, besteht diese Mitarbeit in willkürlicher Entspannung von seiten des Patienten, während er seine Gelenke für sich bewegen läßt. Es ist verhältnismäßig leicht, einen Patienten zu überzeugen sich irgendeiner Form passiver Therapie unterzuordnen, vorausgesetzt, sie ist angenehm und bequem. Wenn aber Schmerz oder Unbequemlichkeiten entstehen, was besonders bei einigen forcierten passiven Bewegungen möglich ist, dann ist ein größeres Maß an Mitarbeit des Patienten notwendig, um die Bewegung zuzulassen. In diesem Fall muß der Patient von dem endgültigen Nutzen der Behandlung überzeugt sein.

Willkürliche Anstrengung von seiten des Patienten und Verständnis dessen, was von ihm verlangt wird, sind für die Ausführung von aktiven Übungen wesentlich, und er muß angeregt werden, und es muß ihm jede Unterstützung gegeben werden, um diese Anstrengung zu machen. Der Plan der Übungen und die Art, in der sie angegeben werden, sind von größter Wichtigkeit beim Hervorlocken maximaler Anstrengung.

Behandlungsraum

Eine Atmosphäre von Können und Erfolg wird durch Ordnung und Sauberkeit im Behandlungsraum geschaffen, der hell und gut gelüftet sein soll. Im Winter ist Heizung wesentlich, um das Tragen von Kleidung, die zum Üben geeignet ist, zu ermöglichen. Dagegen ist im Sommer etwas zusätzlicher Raum im Freien ein Vorteil bei schönem Wetter. Wenn künstliche Beleuchtung notwendig ist, so sollte sie angemessen und gut verteilt sein. Elektrische Birnen und Schirme werden geschützt, wo Tätigkeiten mit Bällen, Bohnensäcken und Stäben ausgeführt werden sollen. Ein sauberer Boden mit nicht rutschender Oberfläche, wie engfaseriges unpoliertes Holz oder aufgerauhtes Linoleum, sind ideal. Genügend Platz sollte vorhanden sein, damit jeder Patient sich frei bewegen kann, ohne Furcht vor Anstoßen mit anderen Patienten oder Apparaten.

Alle tragbaren Geräte, die für die Übungen erforderlich sein werden, müssen vorbereitet werden, ehe die Behandlung beginnt, sodaß sie, wenn nötig, zur Hand sind und keine Zeit verloren geht, um sie während der Behandlungszeit zu holen. Einrichtungen wie Sprossenwände, horizontale Barren und ähnliches müssen in gutem Zustand sein, und eine Kontrolle durch eine zuständige Fachkraft in häufigen Abständen ist wesentlich, um Sicherheit zu geben. Wenn sie nicht in Gebrauch sind, sollten bewegliche Geräte wie Behandlungsbänke, Schwebebänke, Hocker und Matten ordentlich gestapelt sein, um das Beste aus dem vorhandenen freien Raum zu machen. Ein angemessener Vorrat an kleinen tragbaren Geräten macht es für jeden Patienten möglich, einzeln zu üben, und geeignete Behälter für Bälle, Bänder, Keulen, Seile usw. sollten gestellt werden und dort aufgehoben werden, wo sowohl Patient als auch Krankengymnastin sie zu finden wissen und nach Gebrauch wieder hintun können. Eine Auswahl buntgefärbter Bohnensäcke, Bälle und Gurte werden sowohl von Kindern als auch Erwachsenen sehr geschätzt, und beim Gebrauch geben sie ein farbiges und heiteres Aussehen für den Raum.

Sauberkeit und ein verständiger Einsatz sowohl von Raum als auch von Geräten tragen viel dazu bei, den maximalen Wert aus den vorhandenen Möglichkeiten zu schaffen, und sie mildern augenscheinliche Überfüllung.

Kleidung

Für den Patienten. Jede Kleidung, die die Bewegung beschränkt oder es der Krankengymnastin unmöglich macht, die Bewegung genau zu beobachten, sollte entfernt werden. Es ist nicht immer leicht, die Patienten zu überzeugen, geeignete Kleidung zu tragen, aber wenn ein fester und vernünftiger Standpunkt von der ersten Behandlung an mit jedem Patienten eingenommen wird, wird die Idee bald angenommen.

Allgemein gesprochen ist es für Männer ratsam, sich für obere Extremitäten- und Rumpfübungen bis zur Taille zu entkleiden, wogegen für Bein- und anstrengendes Rumpftraining das Tragen von kurzen Hosen an Stelle von langen wichtig ist. Frauen sollten ihre Kleider und Blusen, Unterrock und Hemd ausziehen, denn Schlüpfer oder, wenn vorhanden, Shorts sind für die meisten Übungen geeignet. Korsetts und einschnürende Mieder, außer orthopädischen Korsetts, die nur mit Erlaubnis des Arztes entfernt werden, müssen vor Rumpfübungen ausgezogen werden. Ständige Umsicht von seiten der Krankengymnastin ist notwendig, um dies zu sichern, da Frauen noch mehr dagegen sind, ihre Korsetts zu entfernen als Männer ihre Kragen und Krawatten! Gummischuhe können für Übungen nötig sein, wo der Boden für nackte Füße ungeeignet ist. Ein wollener Badeanzug ist oft eine geeignete Bekleidung für kleine Kinder bei der Behandlung, außer bei kaltem Wetter.

Für die Krankengymnastin. Die Krankengymnastin muß sauber mit einer geeigneten Uniform bekleidet sein, die ihr genügend Bewegungsfreiheit gestattet.

Pünktlichkeit

Zusammenarbeit zwischen Patient und Krankengymnastin ist notwendig, um zu erreichen, daß die Behandlungen pünktlich anfangen und aufhören und so viel Ungewißheit und Zeitverschwendung vermeiden. Dies ist besonders wichtig bei Gruppenarbeit mit ambulanten Patienten, bei denen die Übungen zu einer vorher bestimmten Zeit anfangen müssen, gleichgültig ob alle Mitglieder der Gruppe da sind oder nicht. Zeit ist für die wertvoll, die z. B. eine Stunde von der Arbeit freibekommen, um zur Behandlung zu gehen, und die Pünktlichen sollten nie warten müssen.

Aufstellungen

Eine wichtige Bedingung beim Aufstellen des Patienten zum Üben ist, daß er genügend Raum haben sollte, in dem er sich frei bewegen kann, und es ist gewöhnlich wünschenswert, daß er die Krankengymnastin gut sehen kann, die ihn unterweist. Es ist von gleicher Wichtigkeit, daß die Krankengymnastin den Patienten aus einem Winkel sieht, der geeignet ist, die Leistungsfähigkeit seiner Bewegungen zu beurteilen.

Regelmäßige Aufstellungen, wie Linien, Reihen und Kreise können benutzt werden, unter der Voraussetzung, daß die Aufstellung nicht wertvolle Zeit und Energie verschwendet. Oft ist es schneller und gleichermaßen zufriedenstellend, eine weniger formale Methode zu benutzen, indem man den Patient lediglich anweist „einen Platz zu finden" und dann überprüft, ob er reichlich Platz für die Bewegung hat. Krankengymnastinnen, denen Gruppenarbeit ungewohnt ist, finden es oft leichter, falsche Bewegungen zu beobachten, wenn eine regelmäßige Aufstellung benutzt wird, aber eine aufgelockerte Anordnung hat den Vorteil den einzelnen Charakter der Übung zu betonen, indem jeder Patient versucht, seine eigene Ausführung ohne Andeutung von Reglementierung zu verbessern.

Wenn mehrere Gruppen im selben Raum zu ein und derselben Zeit üben, so ist es ratsam, sie so aufzustellen, daß jede in eine andere Richtung sieht, um zu vermeiden, daß die Aufmerksamkeit durch die Tätigkeit der anderen Gruppe abgelenkt wird.

Die Stellung der Krankengymnastin im Hinblick auf die Gruppe, die sie unterweist, ist auch von Wichtigkeit. Wenn möglich, sollte sie von der Gruppe weit weg stehen, vor ihr und leicht zur Seite, da sie in dieser Stellung gewöhnlich alle sehen kann und von allen ohne Anstrengung gesehen wird. Wenn der Raum beschränkt ist, ist eine kleine Plattform, auf der sie stehen kann, nahe der Gruppe von großer Hilfe. Eine Stellung direkt vor einer Linie oder in der Mitte eines Kreises der Patienten muß vermieden werden. Wenn ein seitlicher Anblick einer Übung notwendig ist, um die Genauigkeit der Bewegung zu prüfen, so kann die Gruppe gedreht werden, um in eine andere Richtung zu sehen, oder die Krankengymnastin kann zu der Seite gehen.

Verhalten der Krankengymnastin

Die Haltung und Bewegung der Krankengymnastin zeigen viel ihrer Einstellung sowohl gegenüber den Patienten als auch gegenüber der Behandlung. Gute Haltung, lebhafte, aber gut kontrollierte Bewegungen, wenn diese verlangt werden, und ungekünsteltes Auftreten geben einen Eindruck von Interesse und Leistungsfähigkeit.

Es ist ratsam, still zu sitzen oder still zu stehen, wenn gerade mündliche Anweisungen gegeben werden, es sei denn diese werden von einer Demonstration der Übung begleitet. Ruhelose oder zwecklose Bewegungen lenken die Aufmerksamkeit vom Gesagten ab, zum Beispiel wenn ein Sprecher wie ein eingesperrtes Tier ständig auf und ab läuft.

Methode der Unterrichtung

Viele Übungen und die meisten Tätigkeiten bestehen aus einer Reihe von einfachen Bewegungen. Für Lehrzwecke ist es gewöhnlich ratsam, die Übung zu zerlegen und dem Patienten zu erlauben, jede dieser einfachen Bewegungen zu üben, ehe er versucht, sie in die Folge, die die Übung als Ganzes ausmacht, einzubauen. Sonst wird die Aufmerksamkeit eher auf die Anstrengung, sich an die Folge zu erinnern, gerichtet, als auf die genaue Ausführung der Teilbewegung, z. B. wird Gewichtsverlagerung vervollkommnet, ehe die Folge der Bewegung versucht wird, die das Gehen ausmacht.

Unterweisung kann mündlich gegeben werden, durch Demonstration oder durch passive Bewegung.

Mündliche Unterweisung. Zwanglose Erklärung. Dem Patienten wird mit einigen einfachen Worten gesagt was er zu tun hat, z. B.

Heben Sie Ihre Arme zur Seite!

Versuchen Sie, eine Faust zu *machen!*

Knie *anbeugen; ausstrecken!*

Sparsamkeit der Wörter ist für die Klarheit wichtig und eine einzige Anweisung, die sofort ausgeführt wird, läßt dem Patient keinen Zweifel, was von ihm verlangt wird. Zahlreiche Anweisungen und lange Erklärungen sind verwirrend, da die erste im allgemeinen vergessen ist, wenn die Übung anfangen soll. Gleichermaßen wird die ständige Wiederholung von unnötigen Sätzen wie „ich will von Ihnen, daß" und „ja, so ist es richtig" besser weggelassen, da sie wenig oder nichts zur Erklärung beitragen.

Formelle Kommandos. Diese werden heute selten benutzt, aber sie sind eine passende Methode, eine Übung, die gut bekannt ist, zu beginnen. Sie bestimmen den Zeitpunkt, zu dem die Übung zu beginnen hat, sodaß viele Patienten sie im Gleichklang ausführen können oder nach einem deutlichen Takt, der durch eine musikalische Begleitung diktiert wird. Ein formelles Kommando ist wichtig, um einen guten Start bei den meisten Wettkampfspielen oder Tätigkeiten zu erreichen. Jedes Kommando besteht aus drei Teilen, (I) vorbereitendes oder beschreibendes Wort, (II) Pause, (III) vollziehendes Wort, z. B.

Grätschsprung, mit Armheben und -senken,	. . . .	fertig!
auf die Plätze	. . . .	los!
(I)	(II)	(III)

Unterweisung durch Vorführung. Der Gebrauch, der von Vorführung beim Lehren einer Übung gemacht wird, ist weitgehend individueller Entscheidung überlassen. Einige betrachten sie als wesentlichen Faktor, jede Übung darzustellen, andere ziehen vor, sie nur zu benutzen, wenn die Gelegenheit sie verlangt und als Zusatz zu mündlicher Erklärung. Jede Demonstration, die von der Krankengymnastin gegeben wird, muß so vollkommen und so genau wie möglich sein, sodaß der Patient ein korrektes geistiges Bild der Übung erhält. Viel wertvolle Zeit kann verschwendet werden, während der Patient inaktiv bleibt, um eine lange Demonstration zu beobachten, wenn er nützlicher beim Versuch beschäftigt wäre, die Übung zu „machen". Es ist oft für die Krankengymnastin günstiger, die Übung mit dem Patienten gleichzeitig zu ihren eigenen Anweisungen zu machen, außer wenn für sie eine Ruhepause nützlich wäre. Es ist interessant und sehr heilsam, mit Hilfe einer Stoppuhr den Anteil der Behandlungszeit zu bestimmen, in dem tatsächlich vom Patienten geübt wird, im Verhältnis zu der Zeit, die ausschließlich von der Krankengymnastin für Reden und Demonstrieren benutzt wird.

Unterweisung durch passive Bewegung. Es ist selten nötig, diese Methode anzuwenden, außer bei Patienten, die blind oder taub sind oder bei solchen, die lange inaktiv sein mußten und während der Zeit das Bewegungsmuster vergessen haben, da es durch kinästhetisches Empfinden verzeichnet wird.

Korrekturen. Die Verwendung von Korrekturen ist unvermeidlich, aber sie können durch klare genaue Anweisungen auf ein Minimum reduziert werden und wenn möglich, ist es immer besser, einen Fehler vorauszusehen und zu verhüten. Mündliche Korrekturen sollten beständig bildend in ihrer Art sein, und sie können gegeben werden, während die Übung gemacht wird oder während der Ruhepause zwischen einzelnen Übungen. Die Reaktion des Patienten auf Verbesserungen hin muß beobachtet werden und passendes Lob oder Ermunterung gegeben werden, wenn wirkliche Anstrengung zu Verbesserung gemacht wurde. Z. B. *Heben Sie den Kopf höher* oder *das ist besser!* Wenn nicht ein Kommentar gegeben wird, meinen die Patienten oft, ihre Bemühungen seien unbemerkt vorübergegangen, und sie schätzen es immer, wenn ihnen gesagt wird, wie sie vorankommen.

Für Gruppenarbeit können die Korrekturen allgemein oder individuell sein.

Allgemeine Korrekturen. Diese werden gegeben, wenn mehrere Mitglieder der Gruppe Nutzen aus ihnen ziehen oder, um einem nervösen oder unaufmerksamen Patienten die Gelegenheit zu geben, seine Ausführung zu verbessern, ohne die Aufmerksamkeit der Gruppe auf seinen Fehler zu lenken.

Individuelle Korrekturen. Der Patient wird beim Namen genannt, ehe eine mündliche Korrektur dieser Art gegeben wird, oder die Krankengymnastin kann manuelle Hilfe und Führung geben, indem sie neben einem scheuen oder nervösen Patienten steht.

Patienten zeigen oft ein großes Interesse, sich gegenseitig zu beobachten, zu korrigieren und zu ermutigen, und dies sollte bei geeigneten Gelegenheiten gefördert werden, vorausgesetzt, ihre Anstrengungen werden sorgsam überwacht.

Die Stimme des Lehrers. Die Stimme der Krankengymnastin ist von großer Wichtigkeit bei der Wiedergabe der Art, des Tempos, des Rhythmus und der Intensität der Übungen. Die Ausdrucksweise muß gut sein, sodaß jedes Wort klar und ohne Anstrengung gehört werden kann. Eine Stimme, die relativ tief ist, ist vorteilhaft, da sie leicht produziert wird und angenehm zu hören ist. Der Stimmumfang sollte für den Raum und die Größe der Zuhörerschaft passend sein, und jede Neigung zum Schreien, besonders bei Gruppen, muß unterdrückt werden.

Änderungen in Höhe und Umfang, in der Dauer der Worte und der Folge der Sätze machen es möglich, die genaue Natur einer großen Vielfalt von Tätigkeiten wiederzugeben und sichern die Betonung, wo sie nötig ist. Eine Stimme, die anpassungsfähig und mannigfaltig ist, verlangt Aufmerksamkeit von den Zuhörern und ist niemals langweilig.

Jeder Patient, der Unterweisung für aktives Üben bekommen hat, sollte fühlen, daß er daraus profitiert hat und die Behandlung genießt. Zusätzlich sollte er deutlich verstehen, daß von ihm durch den Gewinn an Wissen und Erfahrung geeigneter Übungen erwartet wird, daß er mitarbeitet und seine Gesundung durch Üben zu Hause beschleunigt.

Anhang

Abgeleitete Stellungen

Die Stellung der Arme, Beine oder des Rumpfes kann in jeder der Grundstellungen oder bei den Übungen, die aus ihnen entwickelt werden, geändert werden, um damit die Wirkung der Stellungen abzuändern.

Der Zweck der Abänderung kann sein:

1. Größe und Stabilität der Unterstützungsfläche zu vergrößern oder zu verringern.
2. Schwerpunkt zu heben oder zu senken.
3. Maximale örtliche oder allgemeine Entspannung zu sichern.
4. Stellung des Körpers im Verhältnis zur Schwerkraft zu ändern.
5. Kontrolle der Fixation für einen bestimmten Teil des Körpers zu stellen, sodaß die Bewegung auf einen bestimmten Bereich lokalisiert werden kann.
6. Muskelarbeit, die zur Beibehaltung der Stellung benötigt wird, zu vermehren oder zu vermindern.
7. Hebelkraft zu vergrößern oder zu verkleinern.
8. Eine brauchbare Stellung zu schaffen, aus der eine bestimmte Übung ausgeführt werden soll.

Stellungen, die aus dem Stand abgeleitet sind

Durch Änderung der Armhaltung (Abb. 176). Es wird nur die Beschreibung und statische Muskelarbeit, um die Stellung der Arme zu halten, unten angegeben, die der Grundstellung, der sie hinzugefügt wird, wird nicht wiederholt (s. Grundstellungen, S. 36).

Arme in Hüfthalte

Die Hände ruhen auf den Kämmen der iliaca, die Finger, die gestreckt und adduziert sind, liegen ventral und die Daumen dorsal. Die Handgelenke sind gestreckt, die Unterarme proniert, die Ellenbogen gebeugt und die Schultern abduziert. Die Ellenbogen zeigen genau zur Seite.

Muskelarbeit. Die Adduktoren des Schultergelenks und die Extensoren der Ellenbogen arbeiten leicht, um die Hände zum Rumpf zu drücken.

Wirkungen und Anwendungen. Da die Arme vom Rumpf und von der Achselhöhle weg und zu den Beckenkämmen gehalten werden, ermöglicht diese Stellung der Krankengymnastin, den Patienten während einiger

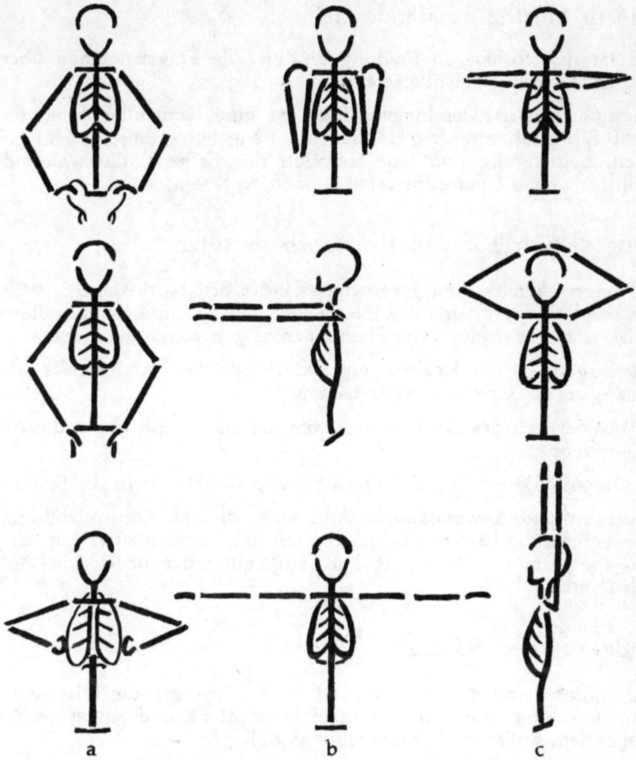

Abb. 176

a { Arme in Hüfthalte
Arme in Hüfthalte, Hände tief
Handrücken seitlich auf den Brustkorb gestützt

b { Hände auf den Schultern
Arme in Vorhalte
Arme in Seithalte

c { Arme in Seithalte, Ellenbogen gebeugt
Hände auf dem Kopf
Arme in Hochhalte

Rumpfübungen um die Schultern zu greifen. Die fixierte Stellung der Arme verhütet ihr Schwingen bei Rumpfübungen. Da dieser Schwung gewöhnlich die Bewegung vergrößert und den Thorax frei läßt, so sollte diese Stellung vermieden werden, wenn sie nicht einem bestimmten und nützlichen Zweck dient. Früher wurde sie viel benutzt, nur um die Übung ordentlich erscheinen zu lassen!

Arme in Hüfthalte, Hände tief

Diese ist der vorherigen Stellung ähnlich, die Finger werden über die Vorderseite der Hüftgelenke gelegt.

Wirkungen und Anwendungen. Dies ist eine Kontrollstellung, da der Patient fähig ist, mit den Händen die Beugebewegung im Hüftgelenk, Kippen, Seitneigung und jede Rotation des Beckens, die während der Ausführung einer Übung auftreten können, zu tasten.

Hände seitlich auf den Brustkorb gestützt

Die Fingerrücken werden gegen die seitliche Brustkorbwand gepreßt, die Unterarme sind proniert, die Ellenbogen gebeugt und die Schultern abduziert und innenrotiert. Die Ellenbogen zeigen genau zur Seite.

Muskelarbeit. (I) Die Flexoren und Extensoren des Handgelenks arbeiten reziprok, um das Gelenk zu stabilisieren.

(II) Die Flexoren der Ellenbogen halten die Hände gut gegen die Achselhöhle nach oben.

(III) Die Adduktoren der Schultern pressen die Hände in die Seiten.

Wirkungen und Anwendungen. Auch dies ist eine Kontrollstellung, die es ermöglicht, die Lage der Bewegung mit den Händen zu tasten. Sie wird angewandt, um die Bewegung bei Seitneigung der Brustwirbelsäule zu lokalisieren.

Hände auf den Schultern

Die Schultern sind außenrotiert und stark adduziert, die Ellenbogen gebeugt, die Unterarme mit gebeugtem Handgelenk und Fingern supiniert, um über dem Außenrand des Akromions zu liegen.

Muskelarbeit. (I) Die Außenrotatoren und die Adduktoren der Schulter arbeiten kräftig.

(II) Die Retraktoren und Depressoren der Schulterblätter arbeiten stark als Fixatoren.

(III) Die Flexoren der Ellenbogen und die Supinatoren des Unterarms arbeiten, um die Stellung der Unterarme beizubehalten.

(IV) Die Flexoren der Handgelenke und Finger arbeiten leicht.

Wirkungen und Anwendungen. Die Stellung ist für die Haltung des oberen Rückens korrigierend, und der Thorax ist gedehnt. Sie kann daher bei einigen Rumpfübungen eingenommen werden, um ihre Wirkung zu verstärken oder vor Armstreckübungen benutzt werden. Volle Beugung der Ellenbogen reduziert die Hebelkraft für die Abduktoren des Schultergelenks und macht sie so zu einer geeigneten Stellung, um aus ihr Abduktionsbewegungen auszuführen, wenn diese Muskeln schwach sind.

Arme in Vorhalte

Die Arme sind gehoben und die Ellenbogen gestreckt, sodaß die Arme schulterbreit parallel auseinander gehalten werden und zum Körper im rechten Winkel stehen.

Muskelarbeit. (I) Die Armheber halten die Stellung gegen die Schwerkraft.

(II) Die aufgelagerten Rückenmuskeln kontrollieren die Bewegung der Schulterblätter um die Thoraxwand nach ventral, die mit Armhebung verbunden ist.

(III) Die Extensoren der Ellenbogen, die radialen Flexoren des Handgelenks und die Extensoren der Finger arbeiten leicht, um die Arme gestreckt zu halten.

Wirkungen und Anwendungen. In aufrechter Stellung bringt das Heben der Arme nach vorne den Schwerpunkt des Körpers vor, und es besteht eine natürliche Neigung, dies durch extreme Streckung der Lendenwirbelsäule auszugleichen. Kontrolle der Schulterblattstellung durch die Retraktoren und Depressoren ist wesentlich, um eine Behinderung der Atembewegung zu vermeiden. Die Stellung wird vor einigen Arm- und Rumpfübungen in sagittaler Ebene benutzt und um das Gleichgewicht bei Seitwärtsbalancieren zu unterstützen. Die Hände können auf einem Gerät unterstützt werden oder sie können ein Gerät fassen, und dies verhindert den Einsatz der Armheber, wenn die Arme benutzt werden, um den Körper für Bein- oder Kopfübungen zu kontrollieren oder zu stabilisieren.

Arme in Seithalte

Die Arme sind gestreckt und seitwärts zu einer horizontalen Stellung gehoben.

Muskelarbeit. (I) Die Abduktoren der Schulter arbeiten kräftig mit den Außenrotatoren der Schulterblätter, um die Arme zu stabilisieren.

(II) Die Extensoren der Ellenbogen, Handgelenke und Finger arbeiten, um die Gelenke in einer geraden Linie zu halten.

(III) Die Neigung, den Schultergürtel zu heben, wird durch die Schulterblattsenker kontrolliert.

Wirkungen und Anwendungen. Die Abduktoren der Schulter arbeiten mit einem auffallenden mechanischen Nachteil, da die Länge des Lastarmes des Hebels weitgehend die des Kraftarmes übertrifft. Die Stellung ist für die Haltung des oberen Rückens korrigierend, erleichtert die Körperbalance und ist für Armschwungübungen passend.

Es kann nur ein Arm gehoben werden und wenn die Hand um eine Unterstützung in geeigneter Höhe greift, ist der Körper für Bein- und Rumpfübungen stabilisiert. Die Handflächen können nach vorne gedreht werden. Letzteres bringt eine zusätzliche Außenrotation im Schultergelenk mit weiterem Anspannen der oberen Rückenmuskeln mit sich.

Arme in Seithalte, Ellenbogen gebeugt

Der Oberarm steht wie bei der Seithalte, aber der Unterarm ist in den Ellenbogen voll gebeugt, und die Handflächen zeigen nach unten.

Die Stellung wird vor dem Zusammenziehen der Schulterblätter und vor Armschwungübungen angewandt, oft um die Rumpfrotation zu vergrößern, wenn die Arme abwechselnd benutzt werden.

Hände auf dem Kopf

Der Oberarm ist geringfügig über Seithalte gehoben, die Ellenbogen sind gebeugt, so daß sich die Fingerspitzen berühren und leicht auf dem Kopf aufliegen. Die Ellenbogen zeigen zur Seite.

Muskelarbeit. (I) Die Abduktoren der Schulter und die Außenrotatoren der Schulterblätter arbeiten, um die Elevation der Arme zu erhalten, während die Retraktoren und Depressoren der Schulterblätter die Stellung des oberen Rückens kontrollieren.

(II) Die Extensoren der Ellenbogen arbeiten gegen die Schwere, um Druck der Hände auf den Kopf zu vermeiden.

(III) Die Flexoren des Handgelenks halten die Hände in einer Linie mit den Unterarmen.

Wirkungen und Anwendungen. Der Thorax ist gedehnt, und die Stellung des Kopfes wird durch die Berührung der Finger kontrolliert. Elevation der Arme hebt den Schwerpunkt des Körpers als Ganzes. Die Stellung wird angewandt, um die Haltung des Kopfes und des oberen Rückens zu üben und zu kontrollieren oder um die Hebelkraft für Rumpfübungen zu vergrößern.

Die Finger können sich einige Zentimeter über dem Kopf berühren, als ob sie einen Rahmen für das Gesicht bilden.

Arme in Hochhalte

Die Arme sind voll erhoben, sodaß sie in einer Linie mit dem Körper sind, parallel zueinander und mit den Handflächen zueinander zeigen.

Muskelarbeit. (I) Die Abduktoren, Extensoren und Außenrotatoren der Schultern arbeiten kräftig in Verbindung mit —

(II) den Außenrotatoren der Schulterblätter, um die Arme in dieser Stellung zu halten.

(III) Die Extensoren der Ellenbogen halten sie gestreckt.

(IV) Die Handgelenke und Finger werden durch das Zusammenspiel zwischen den Muskeln, die über dem Handgelenk arbeiten, und den Extensoren der Finger in einer Linie gehalten.

Wirkungen und Anwendungen. Die Muskeln arbeiten kräftig, oft wegen der Spannung der verkürzten Antagonisten, besonders der Mm. pectoralis major und minor und latissimus dorsi. Spannung des ersteren dehnt den Thorax, und die Atmung (Ausatmung) ist schwierig. In aufrechter Stellung ist die arterielle Durchblutung zu den Armen durch die Schwerkraft gehindert. Die Stellung ist für schwache Patienten und solche, die unter Atembeschwerden leiden, ungeeignet. Sie ist stark korrigierend für die Haltung des oberen Rückens und gibt ein Gefühl der Streckung in der Wirbelsäule. Elevation der Arme hebt den Schwerpunkt des Körpers und liefert zusätzliche Hebelkraft bei vielen Rumpfübungen. Elevation zu diagonaler Stellung reduziert die Wirkung der Stellung. Die Hände können irgendeine Stütze über Kopfhöhe ergreifen, oder die Finger können gefaltet werden. Wenn ein Arm die Stellung hält, erhält eine seitliche Beugung der Wirbelsäule das Gleichgewicht. Dies kann bei der Behandlung von Skoliosen ausgenutzt werden.

Stellungen, die angewandt werden, um den Schultergürtel zu fixieren

Die Arme können seitlich gehalten werden, während die Hände geeignete Geräte ergreifen. Sie können stark außenrotiert werden oder über der Brust verschränkt werden. Diese Stellungen werden bei Kopfübungen benutzt.

Durch Änderung der Beinstellung (Abb. 177). Diese Stellungen bedeuten eine Änderung der Form oder Größe der Unterstützungsfläche. Nur die Beschreibung und die statische Muskelarbeit, die von der Grundstellung abweicht, wird gegeben.

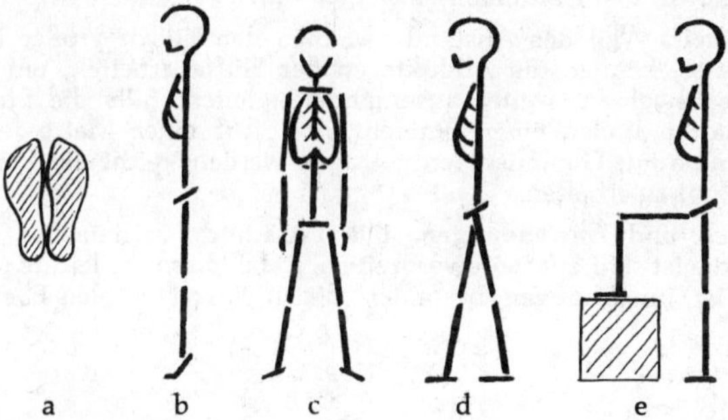

Abb. 177 a Stellung der Füße bei Schlußstellung
b Zehenstand
c Grätschstellung
d Schrittstellung
e Stand auf einem Bein, erhöht

Schlußstellung

Die Beine sind in den Hüften nach innen gedreht, sodaß die Innenränder der Füße aneinanderstoßen.

Muskelarbeit. Die Beinmuskeln arbeiten stärker als in der Grundstellung.

Wirkungen und Anwendungen. Die Größe der Unterstützungsfläche ist reduziert, und das Gleichgewicht ist schwieriger zu halten. Sie ist daher eine Steigerung der normalen Stellung. Entspannung der Außenrotatoren der Hüfte ergibt oft einen Verlust der Spannung des ganzen Beines, einschließlich der Spannung der Längsgewölbe der Füße. Wenn der Fuß fixiert ist, entsteht eine Kontraktion dieser Muskeln.

Zehenstand

Die Fersen werden zusammengepreßt und vom Boden abgehoben.

Muskelarbeit. Die Plantarflexoren der Fußgelenke arbeiten kräftig gegen die Schwerkraft, um die Fersen zu heben. Alle Beinmuskeln arbeiten stärker als in der Grundstellung, um die Balance zu halten.

Wirkungen und Anwendungen. Die Unterstützungsfläche ist verringert und der Schwerpunkt gehoben, daher wird dies als eine Gleichgewichtsstellung angewandt. Kräftige Arbeit für die Fußmuskeln spannt die Längsgewölbe, und es herrscht eine Neigung des ganzen Körpers, sich zu strecken. Dies ist von Wert bei der Behandlung von haltungsschwachen Füßen und allgemeinem Haltungstraining.

Grätschstellung

Die Beine sind abduziert, sodaß die Fersen zwei Fußlängen weit auseinander sind. Die Füße bleiben im gleichen Winkel wie bei der Grundstellung, und das Gewicht ist gleichmäßig zwischen ihnen verteilt.

Muskelarbeit. Weil der Abstand zwischen den Füßen größer ist als die Beckenbreite, können die Adduktoren der Hüfte arbeiten, um die Beine davor zu bewahren, weiter auseinanderzugleiten, falls die Stellung auf einem glatten Boden eingenommen wird. Auf einer Matte jedoch oder wenn Schuhe mit Gummisohlen getragen werden, reicht die Reibung aus, um Stabilität zu erhalten.

Wirkungen und Anwendungen. Die tatsächlich vorhandene Unterstützungsfläche ist sehr zur Seite verbreitert, sodaß dies eine leichte und stabile Stellung ist, um Übungen, besonders die in einer frontalen Ebene, auszuführen.

Schrittstellung

Ein Bein ist direkt nach vorne gestellt, sodaß die Fersen zwei Fußlängen auseinander sind und in derselben Linie. Das Körpergewicht ist gleichmäßig zwischen ihnen verteilt.

Muskelarbeit. Es besteht eine Dehnspannung in den Strukturen ventral der Hüfte und in den Wadenmuskeln des hinteren Beines. Daher arbeiten die Extensoren der Hüfte und des Knies dieses Beines stark, um die Stellung zu halten.

Wirkungen und Anwendungen. Die Unterstützungsfläche ist sehr in ventraler — dorsaler Richtung erweitert und stabilisiert den Körper für Übungen in einer sagittalen Ebene. Rotation des Beckens gegen die Seite des vorderen Beines wird durch die Stellung des hinteren Beines verhütet. Die Stellung kann daher benutzt werden, um Rotation auf die Wirbelsäule zu lokalisieren. Spannung in den Ischiokruralen des vorderen Beines verhütet ebenso ein Kippen des Beckens nach ventral bei Rumpfübungen.

Stand auf einem Bein

Das ganze Gewicht des Körpers wird von einem Bein unterstützt, das andere kann frei sein oder in allen möglichen Stellungen unterstützt werden.

Muskelarbeit. (I) Die Abduktoren der Hüfte des Standbeines arbeiten, um den Schwerpunkt über der Unterstützungsfläche durch ein leichtes Seitwärtskippen des Beckens zu erhalten und –

(II) die lumbalen Seitneiger der anderen Seite arbeiten, um den Rumpf in eine Linie zu bringen.

(III) Alle Muskeln des unterstützenden Beines arbeiten stärker als in Grundstellung, um das zusätzliche Gewicht zu unterstützen und um die Balance zu bewahren.

Wirkungen und Anwendungen. Das Spielbein ist für Bewegungen frei. Balance ist schwieriger, da die Größe der Unterstützungsfläche reduziert ist.

Das unbelastete Bein kann in vielen Stellungen gehalten werden, z. B. auf einem Hocker mit gebeugter Hüfte und Knie. Dies verringert die Spannung der Bauchdecke auf dieser Seite und kann nach manchen Bauchoperationen verwandt werden. Der Fuß kann mit gestrecktem Knie auf einem Gerät in geeigneter Höhe unterstützt werden. Unterstützung des Fußes in Richtung nach vorne ergibt eine Dehnspannung in den Ischiokruralen und ein Geraderichten der Lendenwirbelsäule. Unterstützen seitlich vermehrt die seitliche Kippung des Beckens und die lumbale Seitneigung. Schließlich können die Zehen nur leicht auf dem Boden ruhen. Dies hat eine zusätzliche spannende Wirkung auf die Fußgewölbe, und das Bein kann in jeder Richtung unterstützt werden.

Durch Stellungsänderung des Rumpfes (Abb. 178)

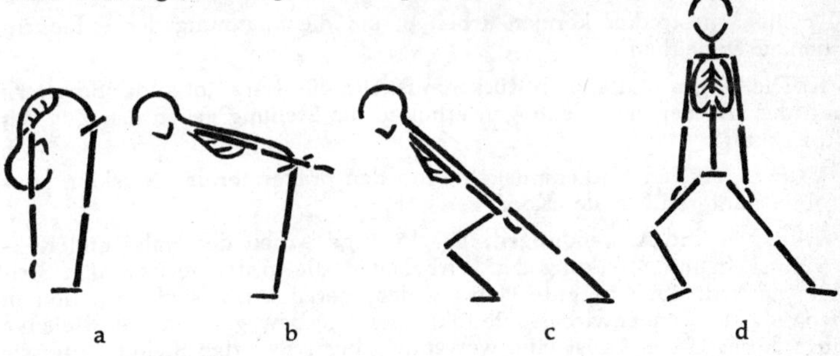

Abb. 178 a Entspannte tiefe Beugung
b Rumpfsenkhalte
c Ausfallschritt
d seitlicher Ausfallschritt

Entspannte tiefe Beugung

Die Hüften sind gebeugt, und Rumpf, Kopf und Arme sind entspannt, sodaß sie nach vorne und unten hängen. Die Balance wird durch leichte

Plantarflexion der Fußgelenke erhalten, die eine Neigung des Beines nach hinten verursachen.

Muskelarbeit. Sehr wenig Arbeit wird verlangt, außer in der Gegend der Fußknöchel, wo die Dorsalflexion die Stellung der Gelenke stabilisiert, während die tiefen Fußmuskeln den Boden greifen.

Wirkungen und Anwendungen. Die Höhe der Beugung nach vorne wird durch die Dehnspannung, die sich in den Ischiokruralen und Lumbalmuskeln entwickelt, diktiert. Die Stellung kann angewandt werden, um lokale Entspannung des oberen Körpers zu üben und um die Ausatmung zu unterstützen. Sie wird vor Streckübungen der Hüfte und Wirbelsäule benutzt, besonders solchen, die nach und nach auftreten, wie beim Aufrollen zur aufrechten Stellung. Die Stellung ist für schwache und ältere Patienten ungeeignet, da die herabhängende Stellung des Körpers eine vermehrte Blutzufuhr zum Kopf verursacht. Dies kann Blutleere beim Aufrichten zur aufrechten Stellung zur Folge haben und außerdem ein Schwindelgefühl. Wenn sich die Knie in dieser Stellung beugen dürfen, wird die Dehnspannung in den Ischiokruralen und Lumbalmuskeln verringert und geben ein Gefühl der Entspannung für den ganzen Körper.

Rumpfsenkhalte

Die Hüftgelenke sind gebeugt, während Rumpf, Kopf und Arme in einer Linie bleiben und nach vorne geneigt werden. Die Neigung der Beine nach hinten ist größer als bei der vorherigen Stellung. Der Winkel, in dem der Rumpf in der Hüfte geneigt wird, ist gewöhnlich ein rechter, aber er hängt von der Spannung der Ischiokruralen ab, die das Kippen des Beckens nach vorn kontrollieren, wenn die Knie gerade sind.

Muskelarbeit. (I) Die Fußmuskeln arbeiten wie bei der vorherigen Stellung.

(II) Die Kniestrecker können arbeiten, um die Spannung der Ischiokruralen auszugleichen.

(III) Die langen und queren Rückenmuskeln, die Retraktoren der Schultern und die Strecker der Ellenbogen erhalten die Stellung gegen den Zug der Schwerkraft.

(IV) Die dorsalen Nackenmuskeln, von den prävertebralen Muskeln kontrolliert, unterstützen den Kopf.

Wirkungen und Anwendungen. Die kräftige Arbeit der Hals- und Rückenmuskeln mit Streckung der Wirbelsäule, die in der horizontalen Stellung auftritt, übt eine gute Haltung der oberen Wirbelsäule. Fixation in Beugung der Lendenwirbelsäule lokalisiert die Bewegung auf die Gelenke über dieser Höhe. Es ist eine wertvolle, aber schwierige Stellung, um sie genau einzuhalten.

Durch Änderung der Beinstellung und der Rumpfhaltung

Ausfallschritt

Ein Bein wird in einem Abstand von drei Fußlängen direkt nach vorne gestellt, und dieses Knie wird gebeugt. Das hintere Bein bleibt gestreckt, und der Körper ist in einer Linie mit ihm nach vorne geneigt.

Muskelarbeit. (I) Die Extensoren und die Fußmuskeln des vorderen Beines arbeiten kräftig, um das meiste des Gewichts zu unterstützen, während die Extensoren des hinteren Beines den Rumpf und das Bein gestreckt halten. Die Dorsalflexoren dieses Fußes arbeiten, um die Ferse auf dem Boden zu halten.

(II) Die Kopf- und Halsmuskeln arbeiten wie bei der *Rumpfsenkhalte*, aber da ein Grad an Drehung und seitlichem Beckenkippen in Abweichung von dem vorderen Bein besteht, wird die Balance durch die Arbeit der Rumpfrotatoren und Lumbalmuskeln auf dieser Seite erhalten.

Wirkungen und Anwendungen. Die Muskelkraft und die Koordination, die verlangt werden, um die Stellung zu halten, sind beträchtlich, und sie kann bei der Behandlung von Rückgratverkrümmung angewandt werden.

Wenn den Armen oder Schultern Unterstützung gegeben wird, dann ist es eine ausgezeichnete Stellung, bei der das Körpergewicht eingesetzt werden kann, und zwar um Druck oder Widerstand in Richtung des Ausfalls zu geben.

Das vordere Bein kann nach außen gestellt werden oder nach der Seite, oder die Zehen des gestreckten Beines können gestreckt werden, sodaß sie nur leicht auf dem Boden ruhen.

Ausfallstellungen in der Frontalebene sind gleich in bezug auf die Stellung der Beine, aber der Körper bleibt immer in senkrechter Stellung.

Stellungen, aus dem Kniestand abgeleitet (Abb. 179)

Wie beim *Stand* wird nur die Beschreibung und die statische Muskelarbeit, um die Stellung zu halten, gegeben, die der Grundstellung wird nicht wiederholt.

Die Stellungen der Arme sind die gleichen wie beim *Stand* und können zu der *knienden* Stellung nach Verlangen hinzugefügt werden.

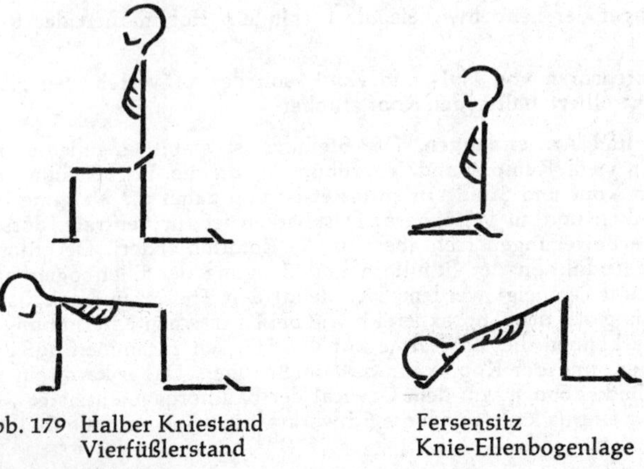

Abb. 179 Halber Kniestand — Fersensitz
Vierfüßlerstand — Knie-Ellenbogenlage

Halber Kniestand

Ein Knie unterstützt das meiste des Körpergewichts, und das andere Bein wird in Hüfte, Knie und Fußgelenk rechtwinkelig gebeugt, sodaß der Fuß in einer Richtung nach vorne auf dem Boden aufgestützt ist.

Muskelarbeit. (I) Die Abduktoren des Hüftgelenks des unterstützenden Beines und die lumbalen Seitneiger der anderen Seite arbeiten, um den Rumpf auszubalancieren (wie beim Stand auf einem Bein).

(II) Die Extensoren der Hüfte und Knie des vorderen Beines arbeiten leicht, um die Balance zu unterstützen.

Wirkungen und Anwendungen. Diese Stellung ist dem *Stand auf einem Bein mit Erhöhung* ähnlich und kann durch Strecken des vorderen Beines in seitliche Richtung geändert werden. Das Becken ist in dieser Stellung für rumpfseitneigende und Rotationsübungen gut fixiert, wenn der Rumpf sich in eine Richtung von dem unterstützenden Bein wegbewegt.

Fersensitz

Knie und Hüften sind gebeugt, sodaß der Patient auf seinen Fersen sitzt. Die Stellung wird manchmal für kleine Kinder benutzt, aber die meisten Leute finden sie sehr unbequem.

Vierfüßlerstand

Der Rumpf ist horizontal, unter den Schultern von den Armen unterstützt und im Becken von den Oberschenkeln, die senkrecht gehalten werden müssen. Der Kopf wird mit dem Rumpf in einer Linie gehalten.

Muskelarbeit. (I) Die Muskeln der Schulter- und Hüftgelenke arbeiten, um die unterstützenden Gliedmaßen im rechten Winkel zum Rumpf zu stabilisieren.

(II) Die Beuger der Lendenwirbelsäule verhindern Hohlmachen des Rükkens.

(III) Die Extensoren von Hals und Kopf, von den prävertebralen Halsmuskeln kontrolliert, halten den Kopf erhoben.

Wirkungen und Anwendungen. Die Stellung ist stabil, angenehm und geeignet für viele Rumpf- und Kopfübungen, da die Wirbelsäule vom Gewicht von Kopf und Schultern entlastet ist und daher die Neigung hat, sich zu strecken und zu verlängern. Das Becken ist für ventrale, dorsale und seitliche Bewegungen frei, aber für die Rotation fixiert. Der Rumpf kann durch Abduktion der Schultern und Beugung der Ellenbogen nach vorne und unten geneigt werden. Dies dehnt den Thorax und lokalisiert die Seitneigung auf den Thoraxbereich wie bei KLAPPschen Kriechübungen. Andererseits können die Unterarme mit den Händen zusammen auf dem Boden bleiben, und der Kopf kann auf ihnen ruhen. Dabei kann ein geschwächter Beckenboden von dem Gewicht der Bauchorgane entlastet werden, oder der Uterus kann durch die Schwerkraft in seine normale Stellung gebracht werden.

Stellungen, aus dem Sitz abgeleitet

Wie bei der knienden Stellung werden nur die Beschreibung und die Muskelarbeit, die von der Grundstellung abweicht, gegeben. Die Stellungen der Arme sind dieselben wie beim Stand.

Stellungen der Beine (Abb. 180)

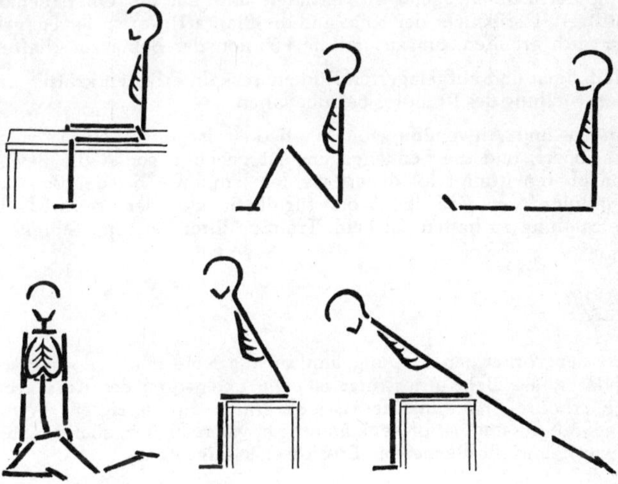

Abb. 180 Reitsitz, Seitsitz, Hocksitz, Sitz mit geneigtem Rumpf, Langsitz, „Ausfallsitz"

Grätschsitz

Er ist der Grundstellung gleich, außer daß die Beine abduziert sind, sodaß die Füße bis zu zwei Fußlängen auseinander sind. Dies vergrößert die Stabilität der Stellung, besonders wenn die Füße auf den Boden gepreßt werden.

Reitsitz

Der Patient sitzt rittlings auf einem geeigneten Gerät, z. B. einer Schwebebank, die Knie werden durch die Adduktoren der Hüfte an der Bank gehalten. Dadurch wird der Reitsitz eine sehr sichere Stellung für Kopf-, Arm- und Rumpfübungen. Wenn die Stellung auf einer hohen Behandlungsbank eingenommen wird, können die Oberschenkel an die Bank fixiert werden, um zusätzliche Sicherheit zu geben. In diesem Fall wird keine Muskelarbeit in den Beinen verlangt.

Hocksitz

Beim Sitzen auf dem Boden werden die Knie gebeugt, sodaß die Füße zusammen und flach auf dem Boden sind. Die Knie können zusammen oder auseinander sein.

Muskelarbeit. (I) Die Flexoren der Hüfte arbeiten kräftig, um übermäßige Beugung der Lendengegend zu verhüten und um die Oberschenkel zu unterstützen. Die Beuger der Knie und die Plantarflexoren der Fußgelenke können auch arbeiten, um zusätzliche Fixation der Beine zu schaffen.

(II) Die langen und aufgelagerten Rückenmuskeln arbeiten kräftig, um die aufrechte Stellung des Rumpfes beizubehalten.

Wirkungen und Anwendungen. Das Becken ist durch ein verringertes Kippen fixiert, und die Lendengegend ist gebeugt, sodaß die Bewegung auf den oberen Rumpf lokalisiert werden kann wie bei der Behandlung von Kypholordosen. Kräftige Arbeit für die Strecker der Brustwirbelsäule, um die Stellung zu halten, ist beim Training ihrer Leistungsfähigkeit von Wert.

Langsitz

Dies ist der vorherigen Stellung ähnlich, die Knie sind jedoch gestreckt, sodaß das ganze Bein unterstützt ist. Die Extensoren der Knie arbeiten, um die erhöhte Spannung der Ischiokruralen auszugleichen. Wenn die Beine gegrätscht sind, ist diese Spannung etwas reduziert, aber die Stellung ist schwierig und für die meisten Erwachsenen ungeeignet.

Schneidersitz

Auch dies ist dem *Hocksitz* ähnlich, aber die Fußgelenke werden gekreuzt und die Hüften stark abduziert und nach außen rotiert, sodaß die Knie seitlich auf den Boden gepreßt werden. Die Dehnspannung der Ischiokruralen ist reduziert, aber die Adduktoren der Hüfte sind gedehnt. Aus diesem Grund ist die Stellung für die meisten Erwachsenen unangenehm, aber geeignet für Kinder bei Kopf-, Arm- und Rumpfübungen, da das Becken fixiert und stabil ist.

Seitsitz

Für den Seitsitz auf der linken Seite bleibt das linke Bein wie beim Schneidersitz, und diese Hüfte unterstützt das Hauptgewicht des Rumpfes, während das rechte Bein abduziert und innenrotiert wird, sodaß der Unterschenkel gebeugt und seitlich ist. Das Becken ist seitwärts nach links gekippt, und die lumbalen Seitneiger auf der rechten Seite arbeiten, um den Rumpf aufrecht zu halten. Die Stellung wird benutzt, um die seitliche Beweglichkeit der Lendenwirbelsäule zu vergrößern oder zur Fixation in der *seitneigenden* Stellung, wenn eine Skoliose behandelt wird.

Sitz ohne Fußunterstützung

Die Grundstellung im Sitzen wird auf einer hohen Bank oder einem Tisch eingenommen, aber die Füße werden nicht unterstützt. Die Stellung ist für einige Fuß- und Knieübungen geeignet.

Stellungen des Rumpfes (Abb. 180)

Sitz mit geneigtem Rücken

Dies ist der *Rumpfsenkhalte* ähnlich, jedoch leichter und stabiler und ist daher für Armübungen und für Übungen der Brustwirbelsäule sehr nützlich, wenn ein Hohlmachen der Lendenwirbelsäule vermieden werden soll.

Die Arme können verschränkt und auf einem Tisch abgestützt werden, um Entspannung der Rückenmuskeln zu erlauben. Diese Anordnung ist brauchbar, um eine Rückenmassage zu verabfolgen, wenn *Bauchlage* nicht möglich ist.

„Ausfallsitz"

Die Stellung ist dieselbe wie beim *Ausfallschritt*, nur ist die Hüfte und der Oberschenkel des vorderen Beines durch einen Hocker unterstützt, die Balance ist daher leichter, und der Patient ist fähig, sich auf die Bewegungen zu konzentrieren, die dazu genommen werden können.

Stellungen, aus dem Liegen abgeleitet

Wie bei den vorherigen Schilderungen werden nur die Beschreibung und die Muskelarbeit, die von der Grundstellung abweichen, gegeben.

Haltungen der Arme. Diejenigen, die angewandt werden, sind dieselben wie in stehenden Stellungen. Die Muskelarbeit ist jedoch verändert und gewöhnlich durch die horizontale Stellung des Körpers reduziert.

Alle Stellungen, die aus dem *Liegen* abgeleitet sind, (außer Bauchlage mit Überhang) können verwendet werden, wenn der Rumpf mit den Armen unterstützt wird (Unterarmstütz). Der Oberarm ist senkrecht, und der Druck wirkt auf die Länge des Unterarms und die Handfläche. Kopf- und Halsmuskeln werden kontrahiert, um die Stellung des Kopfes beizubehalten, und die Aktivität der Schulterblatt- und Schultermuskeln wird angeregt. Die Ellenbogenbeuger und -strecker und die Handgelenk- und Fingerbeuger arbeiten, um die Stabilität zu erhalten.

Haltungen der Beine (Abb. 181)

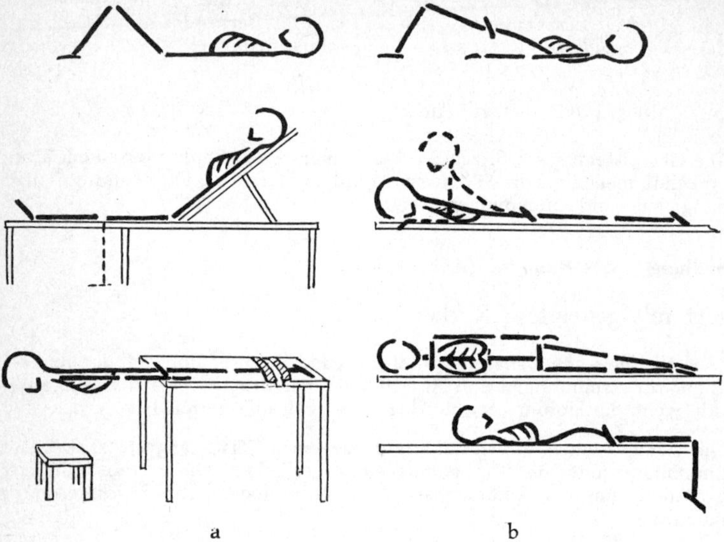

Abb. 181

a
- Rückenlage mit angestellten Beinen
- Rückenlage mit erhöhtem Rumpf
- Bauchlage mit Überhang

b
- Liegen mit angestellten Beinen und abgehobenem Becken
- (aufgestützte Unterarme) Bauchlage
- Seitlage
- Rückenlage bei Kniebeugung über den Tischrand

Rückenlage mit angestellten Beinen

Aus der *Rückenlage* werden die Hüften und Knie so angebeugt, daß die Füße auf dem Boden oder der Bank bleiben. Vorausgesetzt, daß die Füße durch Reibungswiderstand fixiert sind, ist sehr wenig Muskelarbeit notwendig, abgesehen von der Arbeit der Adduktoren und Innenrotatoren der Hüften, um die Knie vorm Auseinanderfallen zu bewahren.

Wirkungen und Anwendungen. Die Spannung der Strukturen ventral des Hüftgelenks verringert sich, sodaß das Becken nach hinten kippt und die Lendenwirbelsäule auf der Unterstützungsfläche entspannt ist. Da der ganze Rumpf entspannt, horizontal unterstützt und durch sein eigenes Gewicht fixiert ist, ist es eine leichte Stellung und wird häufig gebraucht, um Entspannung und Haltung zu üben.

Liegen mit angestellten Beinen und gehobenem Becken

Aus der vorherigen Haltung wird das Becken gehoben, sodaß der Rumpf auf den Schultern ruht und mit den Oberschenkeln in eine Linie gebracht wird. Ein festes Kissen kann benutzt werden, um das Gesäß zu unterstützen, oder die Extensoren der Hüfte können arbeiten, um die Stellung zu halten.

Wirkungen und Anwendungen. Der Druck der Bauchorgane auf den Beckenboden wird durch die Veränderung der Schwerkraft gemildert, da das Gewicht der Bauchorgane nach dorsal und kranial gegen das Zwerchfell gerichtet wird. Daher kann die Atmung leicht behindert sein. Die Stellung ist nützlich bei der Schulung der Muskeln des Beckenbodens, bei Fällen wie Enteroptose oder nach Geburten.

Rückenlage mit erhöhtem Rumpf

Der Rumpf wird in schräger Stellung durch Neigung des beweglichen Endes der Behandlungsbank unterstützt oder durch Anordnung von Kissen, während die Beine horizontal unterstützt bleiben. Es ist wichtig, darauf zu achten, daß der Rumpf in einer Linie ist, um Zusammensinken und Behinderung der Atmung zu vermeiden.

Wirkungen und Anwendungen. Der Körper ist in dieser Stellung entspannt und bequem, und sie ist geeignet für schwache und ältere Leute, da die Atmung leichter als in *Rückenlage* ist. Der Thorax wird weniger durch das Gewicht des Rumpfes belastet. Die Bewegung aller Körperteile kann aus dieser Stellung ausgeführt werden, und sie wird viel bei bettlägerigen Patienten ausgeführt und bei der Behandlung von vielen Thoraxerkrankungen.

Die Knie können angebeugt werden, um die Entspannung der Bauchdecke zu erhöhen, oder der Unterschenkel kann über das Ende der Behandlungsbank hängen und die Füße ruhen auf dem Boden.

Bauchlage

Mit dem Gesicht nach unten wird der Körper ventral voll von der Behandlungsbank oder dem Boden unterstützt. Die Haltung kann aktiv oder entspannt sein.

Aktive Haltung. Wenn diese als ein statisches Halten für Haltungstraining oder vor Übungen angewandt wird, ist der Kopf leicht von der Unterstützungsfläche abgehoben, und die Schultern werden nach unten und hinten gezogen, die Fersen zusammengehalten und die Zehen gestreckt.

Muskelarbeit. (I) Die prä- und postvertebralen Halsmuskeln arbeiten, um die Stellung des Kopfes zu erhalten.

(II) Die Retraktoren und Depressoren der Schulterblätter arbeiten, um den oberen Rücken anzuspannen.

(III) Die Außenrotatoren der Hüfte halten die Fersen zusammen.

Entspannte Haltung. Es wird keine Muskelarbeit für die entspannte Haltung gefordert. In diesem Fall wird der Kopf gewöhnlich nach einer Seite gedreht und ruht zur Bequemlichkeit und zur Atemerleichterung auf den Händen, während die Fersen nach außen zeigen. Spannung kann weiterhin reduziert werden, indem ein Kissen unter den Bauch und ein weiteres unter den Unterschenkel gelegt wird, sodaß die Hüft- und Kniegelenke leicht gebeugt sind und die Füße frei von Druck bleiben.

Wirkungen und Anwendungen. Das Atmen wird etwas durch den Druck des Körpergewichts auf Brust und Bauch eingeschränkt. Dies macht die Stellung ungeeignet für solche, die Herz- oder Atemerkrankungen haben.

Die aktive Haltung vermittelt ein Gefühl korrekter Ausrichtung des Körpers, das bei aufrechten Stellungen erforderlich ist, und da die Wirbelsäule vom Gewicht entlastet wird, neigt sie dazu, sich zu verlängern und gerade zu richten.

Die entspannte Version der Stellung ist nur für einige Leute angenehm, gewöhnlich für Junge und Schlanke.

Bauchlage mit Überhang

Diese wird auf einer hohen Behandlungsbank eingenommen. Die Beine werden vom Becken bis zu den Füßen unterstützt und mit einem Gurt fixiert. Der Körper wird mit den Beinen in einer Linie gehalten und ist ununterstützt über dem Ende der Behandlungsbank. Ein Hocker steht unter dem Rumpf, um Unterstützung für die Arme in der Ruhestellung zu geben.

Muskelarbeit. (I) Die prävertebralen und dorsalen Halsmuskeln, die Extensoren der Hüfte und die langen und aufgelagerten Rückenmuskeln arbeiten kräftig, um die Stellung des Rumpfes gegen die Schwerkraft zu halten.

(II) Muskeln, die die Schulter in Retroversion bringen, und die Ellenbogenstrecker halten die Arme an den Seiten.

(III) Die Flexoren der Lendenwirbelsäule kontrollieren den Lumbalbereich, der zur Lordose neigt.

Wirkungen und Anwendungen. Die Muskelarbeit ist für die Haltung des Rumpfes kräftig und korrigierend, und kräftigende Arm-, Hals- und Rückenübungen können angegeben werden, um diese Wirkung zu erhöhen.

Für Gruppenübungen können die Oberschenkel nur von einer Schwebebank unterstützt werden, die Füße werden zwischen Sprossenwänden oder durch Partner fixiert. Sorgfältig muß in diesem Fall beachtet werden, daß die Fixation der Füße sicher ist und daß sie beibehalten wird, bis der Körper auf den Armen in der Ruhestellung unterstützt wird.

Seitlage

Die Einzelheiten dieser Stellung ändern sich beträchtlich je nach dem Zweck, für den sie benutzt werden soll.

(I) Der Patient rollt aus der *Rückenlage* oder aus der *Bauchlage* auf die Seite, der Unterarm wird zur Unterstützung des Kopfes benutzt. Es ist eine labile Stellung, die manchmal für kräftigende rumpfseitneigende Übungen angewandt wird.

(II) Anderenteils können die Schultern durch Unterstützung des Oberarms, der auf dem Boden oder der Bank vorne liegt, stabilisiert werden. Die

Beine sind so für Bewegungen frei. Wenn die unten liegende Hüfte und das Knie voll gebeugt sind, ist das Becken relativ gut fixiert, sodaß Beuge- und Streckbewegungen auf das Hüftgelenk des oben liegenden Beines lokalisiert werden können. Dies ist besonders bei Schlingenbehandlung nützlich. Umgekehrt, wenn das Becken durch Lagerung des oberen Knies auf der Behandlungsbank stabilisiert wird, können Schulterübungen für diese Seite des Körpers angegeben werden.

(III) Eine ideale Stellung zur Entspannung wird für viele Leute durch Abänderung erreicht. Drei Kissen werden gebraucht: Eins für den Kopf, eins um den oberen Arm zu unterstützen und um die Brustregion zu entlasten und so die Atmung zu unterstützen und ein drittes, um das obenliegende Bein, das gebeugt ist, zu unterstützen (Abb. 49).

Rückenlage bei Kniebeugung über dem Tischrand

Der Patient liegt auf dem Rücken mit gebeugten Knien, und der Unterschenkel hängt senkrecht über das Ende der Behandlungsbank. Es entsteht eine Neigung der Lendengegend, sich auf Grund der Spannung in den Hüftbeugern zu lordosieren.

Stellungen, aus dem Hang abgeleitet (Abb. 182)

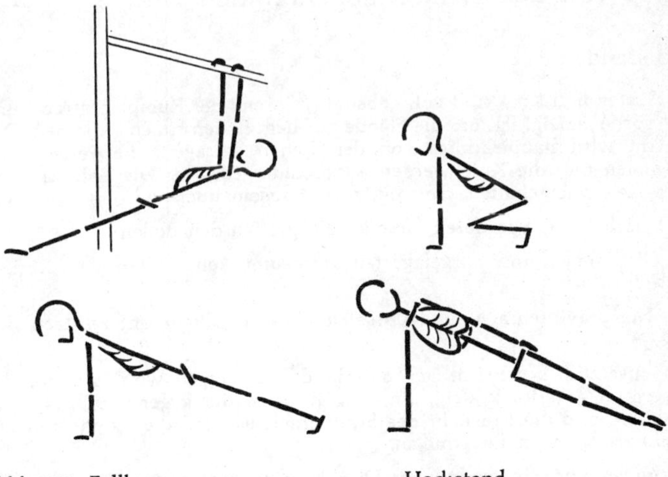

Abb. 182 Fallhang Hockstand
Liegestütz Liegestütz seitlich

Fallhang

Der Körper wird in schräger Stellung durch die Arme gehalten, die einen horizontalen Barrenholm ergreifen und durch die Füße unterstützt, die auf dem Boden bleiben. Die Arme sind senkrecht, sodaß sich die Schultern direkt unter den Händen befinden, während der Rest des Körpers geneigt und gerade ist.

Muskelarbeit. (I) Die Flexoren der Finger greifen den Barrenholm, und die Handgelenk-, Ellenbogen- und Schultermuskeln arbeiten, um den Zug an diesen Gelenken zu vermindern.

(II) Die Retraktoren der Schulterblätter arbeiten kräftig, um den Rumpf zwischen den Armen nach oben zu ziehen.

(III) Die Flexoren des Atlantookzipitalgelenks und der Halswirbelsäule arbeiten kräftig, um den Kopf davor zu bewahren nach hinten zu fallen.

(IV) Die langen und aufgelagerten Rückenmuskeln unterstützen den Rumpf.

(V) Die Hüftextensoren halten den Rumpf in einer Linie, und die Plantarflexoren pressen die Füße auf den Boden.

Wirkungen und Anwendungen. Diese Stellung verlangt kräftige Muskelarbeit für die Rückenmuskeln, besonders der Retraktoren der Schulterblätter, die gegen die Schwerkraft und das Gewicht des Körpers arbeiten.

Andere Stellungen, bei denen ein Teil des Körpergewichts von den Armen abgenommen wird

Hockstand

Die Hüften und Knie sind voll gebeugt, während der Rumpf gestreckt und nach vorne geneigt ist, um die Hände auf dem Boden ruhen zu lassen. Das Gewicht wird hauptsächlich von den Zehen getragen, die Fersen sind zusammen und die Knie werden auseinandergedrückt. Die Balance wird durch die Arme gehalten, die schulterbreit auseinander und senkrecht sind.

Muskelarbeit. (I) Die tiefen Fußmuskeln greifen den Boden.

(II) Die langen und aufgelagerten Rückenmuskeln halten den Rücken gerade.

(III) Die prävertebralen und dorsalen Nackenmuskeln unterstützen den Kopf.

Falls zusätzliches Gewicht auf die Hände genommen wird, arbeitet der M. serrator anterior kräftig, um die Schulterblätter gegen die Brustwand zu halten, und die Muskeln des Schultergelenks und die Extensoren der Ellenbogen spannen die Arme an.

Wirkungen und Anwendungen. Dies ist eine brauchbare Ausgangsstellung für kräftige Beinstreckübungen, da sie stabil ist und die beteiligten Muskeln zwischen ihren Ansatzpunkten gedehnt sind. Sie wird oft beim Üben korrekter Landung aus hohem Sprung benutzt.

Kinder finden sie leicht und bequem und lernen gern, das Gewicht auf ihre Arme zu nehmen, wie bei verschiedenen Formen des *Hockstandes* oder *„Häschensprungs"*.

Liegestütz

Die Beine sind in einer Linie mit dem Rumpf aus der *Hockstellung* gestreckt, sodaß der Körper auf den Armen, die senkrecht sind und auf den Zehen abgestützt wird.

Muskelarbeit. (I) Die Extensoren der Ellenbogen und alle Muskeln des Schulterbereiches arbeiten kräftig, um das Körpergewicht abzustützen, während der M. serratus anterior die Schulterblätter fest gegen die Brustwand hält.

(II) Die Halsextensoren, von den prävertebralen Muskeln kontrolliert, erhalten die Stellung des Kopfes gegen den Zug der Schwerkraft.

(III) Die Flexoren der Lendenwirbelsäule verhindern Durchhängen des Rumpfes.

(IV) Die Extensoren der Knie halten diese gestreckt.

(V) Wenn die Füße in Dorsalflexion fixiert sind, arbeiten die langen Flexoren der Zehen mit ausgezeichneter Hebelkraft, um den Boden zu greifen.

Wirkungen und Anwendungen. Viele Muskeln arbeiten kräftig, und die nötige Koordination ist schwierig. Die Stellung ist daher nur für die geeignet, deren Arme im Verhältnis zu ihrer Körperlänge und ihrem Körpergewicht kräftig sind. Der Körper kann eine Vierteldrehung machen, sodaß das Gewicht auf den Außenrand des Fußes und auf eine Hand genommen wird. In diesem Fall arbeiten die Muskeln auf der unteren Seite des Körpers kräftig, und die Balance ist schwierig.

Literatur

Aids to the Investigation of Peripheral Nerve Injuries. Memor. med. Res. Coun. (Lond.) 1942

Appleton, Hamilton und Tchaperof: Surface and Radiological Anatomy. 1938

Arvedson, D. L.: Technique of Swedish Medical Gymnastics, 3. Aufl. 1936

Bellis, C. E.: Crawling Exercises, 3. Aufl. 1939

Best und Taylor: Physiological Bassis of Medical Practise. 1952

Bobath, B.: Abnorme Haltungsreflexe bei Gehirnschäden, 2. Aufl. Thieme, Stuttgart 1971

Bobath, B.: Die Hemiplegie Erwachsener. Thieme, Stuttgart 1973

Boileau, G.: A Method of Anatomy, 4. Aufl. 1948

Brandeis, I.: Strike a New Line (Mensendieck). 1948

von Brandis, H. J.: Anatomie und Physiologie für Schwestern und ärztliche Mitarbeiter, 2. Aufl. Fischer, Stuttgart 1971

Buchwald Lawton, E.: Rehabilitation Monograph X. A. D. L. Activities of Daily Living. Mc-Graw Hill, New York. 1956

Cash, J. E.: A Textbook of Medical Conditions for Physiotherapists. 1950

Colson, J. H. C.: Rehabilitation of the Injured – 2. Remedial Exercises. 1947

Cyriax, J.: Deep Massage and Manipulation. Illustrated. 1945

The Correlation of Basic Sciences with Kinesiology. A. P. T. A. – O. V. R. Institute Papers. April 1955

The Correlation of Physiology with Therapeutic Exercise. A. P. T. A. – O. V. R. Institute Papers. April 1956

Daniels, L., M. Williams, C. Worthington: Muscle Testing, 2. Aufl. Saunders, Philadelphia 1957

Delorme und Watkins: Progressive Resistance Exercises. 1951

Dennig, Defoe und Ellison: Ambulation, Physical Rehabilitation for Crutch Walkers. 1951

Faller, A.: Der Körper des Menschen, 5. Aufl. Thieme, Stuttgart 1972

Feldkamp, M., I. Danielcik: Krankengymnastische Behandlung der cerebralen Bewegungsstörung. Pflaum, München 1972

Frenkel: Treatment of Tabetic Ataxia. 1905

Fulton, J. F.: Physiology of the Nervous System.

Gillison, M.: Histology of the Body Tissues. 1950

Gray's Anatomy, 28. Aufl.

Gregory und Hadley: A Class Book of Physics, 2. Aufl. 1926

Guthrie Smith, O.: Rehabilitation, Reeducation and Remedial Exercise. 1943

Halliburton and McDowall: Handbook of Physiology and Biochemistry, 3. Aufl. 1939

Heardman, H.: Physiotherapy in Obsterics and Gynaecology. 1951

Hern, K. M.: Physical Treatment of Injuries of the Brain and Allied Nervous Disorders. 1947

Hettinger, Th.: Kurzturnstunde. Thieme, Stuttgart 1970

Hettinger, Th.: Fit sein – fit bleiben, 5. Aufl. Thieme, Stuttgart 1971

Hettinger, Th.: Isometrisches Muskeltraining, 4. Aufl. Thieme Stuttgart 1972

Hill, A. V.: Mechanics of Voluntary Muscle. Lancet Nov. 24, 1951

Hoepke, H., M. Kantner: Das Muskelspiel des Menschen, 6. Aufl. Fischer, Stuttgart 1971

Kabat, H.: New Concepts and Techniques of Neuromuscular Re-education for Paralysis. In: Studies on Neuromuscular Dysfunction XIII. 1950

Kabat, H.: Studies on Neuromuscular Dysfunction. Arch. phys. Med. 33 (1952)

Keeble, C. A., E. Neil: Samson Wright's Applied Physiology, 10. Aufl. 1961

Kendall, Kendall und Boynton: Posture and Pain. 1952

Kidd, D.: Physical Treatment of Anterior Poliomyelitis. 1943

Knott, M., D. Voss: Proprioceptive Neuromuscular Facilitation, 5. Aufl. Hoeber & Harper, New York 1963

Knudsen, K. A.: Textbook of Gymnastics. 1923

Krusen, Elkine und Deaver: 1950 Year Book of Physical Medicine and Rehabilitation. 1951

Kucera, M.: Krankengymnastische Übungen. Fischer, Stuttgart 1973

Light, S.: Therapeutic Exercise. 1958

Major, E.: Medicine Ball Exercises and Games. 1939

McClurg Anderson, T.: Human Kinetics and Analysing Body Movements. 1951

Mennell, J. B.: Physical Treatment by Movement, Manipulation and Massage, 4. Aufl. 1940

Mercer, W.: Orthopaedic Surgery, 3. Aufl. 1945

Mock: Principles and Practice of Physical Therapy – Extracts from Progressive Relaxation by Jacobsen. 1938
Morehouse und Cooper: Kinesiology. 1950
v. Mülmann, A.: Krankengymnastik bei Verletzungsfolgen am Bewegungsapparat, 4. Aufl. Pflaum, München 1970
Peele, T. L.: The Neuroanatomical Basis for Clinical Neurology. 1954
Prosser, E. M.: A Manual of Massage and Movement. 1943
Randall, M. W.: Modern Ideas in Physical Education. 1952
Rathbone, J. L.: Corrective Physical Education, 4. Aufl. 1949
Rushworth, G.: On Postural and Righting Reflexes. Cerebr. Palsy Bull. 3 (1961)
Scharll, M.: Aktiv im Alter durch Gymnastik, 2. Aufl. Thieme, Stuttgart 1972
Scharll, M.: Fußgymnastik mit Kindern, 11. Aufl. Thieme, Stuttgart 1973
Scharll, M.: Orthopädische Krankengymnastik, 4. Aufl. Thieme, Stuttgart 1973
Schneider und Karpovich: Physiology of Muscular Activity, 3. Aufl. 1948
Stead: Elementary Physics. 1943
Stevenson, J. L.: Posture and Nursing, 2. Aufl. 1948
Sundaran, S.: Yogic Physical Culture. 1931
Terminology of Swedish Educational Gymnastics. Ling Physical Education Ass. 1937
Teirich-Leube, H.: Bewegungsfiebel für Krankengymnastik. Fischer, Stuttgart 1969
Thomsen, W.: Halte Dich aufrecht! Thieme, Stuttgart 1970
Tod, E. M.: Massage and Medical Gymnastics by M. V. Lace, 4. Aufl. 1951
Walsh, J. J.: ABC für Querschnittsgelähmte. Thieme, Stuttgart 1969
Walshe, F. M. R.: Diseases of the Nervous System, 4. Aufl. 1945
Watson Jones, R.: Fractures and Joint Injuries. 1943
Wieczorek, H.: Wir turnen mit den Kleinsten. Fischer, Stuttgart 1973
Wiles, Ph.: Essentials of Orthopaedics.
Zielke, K.: Taschenbuch für krankengymnastische Verordnungen. Fischer, Stuttgart 1969

Zur Übersetzung benutzte Literatur mit Angabe der neuesten Auflage

Cotta, H., H. Teirich-Leube, W. Heipertz: Lehrbuch der Krankengymnastik, Bd. III, 3. Aufl. Thieme, Stuttgart 1972
Cotta, H., H. Teirich-Leube, W. Heipertz: Lehrbuch der Krankengymnastik, Bd. IV, 4. Aufl. Thieme, Stuttgart
Daniels, L., M. Williams, C. Worthington: Muskelfunktionsprüfung, 2. Aufl. Fischer, Stuttgart 1966
Feneis, H.: Anatomisches Bildwörterbuch, 3. Aufl. Thieme, Stuttgart 1972
Forstreuter, H.: Gymnastik, 27. Aufl. Limpert, Frankfurt 1972
Klapp, B.: Das Klappsche Kriechverfahren, 8. Aufl. Thieme, Stuttgart 1973
Knott, M., D. E. Voss: Komplexbewegungen, 2. Aufl. Fischer, Stuttgart 1970
Lindelann, K., H. Teirich-Leube, W. Heipertz: Lehrbuch der Krankengymnastik, Bd. I, 3. Aufl. Thieme, Stuttgart 1968
Lindelann, K., H. Teirich-Leube, W. Heipertz: Lehrbuch der Krankengymnastik, Bd. II. Thieme, Stuttgart
Matthias, H. H.: Untersuchungstechnik und Diagnose. Thieme, Stuttgart 1966
Sckell, O.: Physik-Repetitorium für Mediziner und Biologen, 30. Aufl. Krauthammer, Olten 1972

Sachverzeichnis

M

N

O

P

Q

R

S